阅读成就思想……

Read to Achieve

心理咨询与治疗经典·AEDP系列

治愈的本能

用AEDP唤醒转化力

［加拿大］杨兆前（Danny Yeung）◎ 著

魏陨烁 ◎ 审校

The Instinct to Heal

Practice Awakening the Power of Transformance

中国人民大学出版社
·北京·

图书在版编目（CIP）数据

治愈的本能：用 AEDP 唤醒转化力 /（加）杨兆前
著.--北京：中国人民大学出版社，2023.8
ISBN 978-7-300-31998-8

Ⅰ.①治…　Ⅱ.①杨…　Ⅲ.①精神疗法　Ⅳ.
①R749.055

中国国家版本馆CIP数据核字（2023）第146615号

治愈的本能：用 AEDP 唤醒转化力

[加拿大] 杨兆前（Danny Yeung）　著

魏陨烁　审校

ZHIYU DE BENNENG: YONG AEDP HUANXING ZHUANHUALI

出版发行	中国人民大学出版社			
社　　址	北京中关村大街31号	**邮政编码**	100080	
电　　话	010-62511242（总编室）	010-62511770（质管部）		
	010-82501766（邮购部）	010-62514148（门市部）		
	010-62515195（发行公司）	010-62515275（盗版举报）		
网　　址	http://www.crup.com.cn			
经　　销	新华书店			
印　　刷	天津中印联印务有限公司			
开　　本	787 mm × 1092 mm　1/16	**版　　次**	2023 年 8 月第 1 版	
印　　张	21.75 插页 1	**印　　次**	2023 年 8 月第 1 次印刷	
字　　数	409 000	**定　　价**	99.00 元	

献给

阿尔伯特·史怀哲
他以生命教我如何崇敬

戴安娜·弗霞
她以生命教我如何去爱

以及所有受伤的人
你们以生命教我如何去治愈，并同时治愈了我

推荐序一

DF: 戴安娜·弗霞博士（Dr. Diana Fosha），加速的体验性动力学心理治疗（accelerated experiential dynamic psychotherapy，AEDP™①）创始人

DY: 杨兆前医生（Dr. Danny Yeung），本书作者

（本文以对话的方式呈现。本文原文为英文，由俞姣佳翻译中文初稿，魏陨烁校对复稿。）

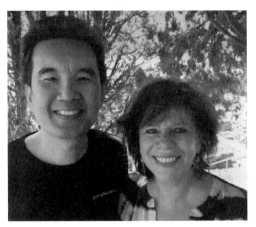

本书作者杨兆前（左）与戴安娜·弗霞（右）合影

DY: 亲爱的戴安娜，我有幸在 2003 年 2 月成为您第一批 AEDP 学生之一。当时，我向您表示，希望您能允许我将 AEDP 引入中国。对此，您有什么感觉？

DF: 亲爱的杨兆前，我们相识已经快 20 年了。如今，我们已是多年的同事。我十分

---

① AEDP 疗法及 AEDP 机构于 2022 年注册，归属于 AEDP 学院（AEDP Institute，公司名称为：AEDP Works, LLC），为了后文表述简练，不再标记。

荣幸能够为您的新书以这种对话的方式撰写推荐序。20 年前，您是我一名令人尊敬的学员，AEDP 组织能够拥有您这位学员是我们的荣幸；如今，您是令我尊敬的同事。我们一起共事，努力深化 AEDP 的理论和实践，并扩展其应用范围。对于您的这个问题，我想说，这种感受是无与伦比的，而且这对我来说也是一种认可。您对我所写的内容如此深信不疑，以至于您希望能够把它带到另一种文化中去。这让我不禁意识到了 AEDP 的力量，并且更加相信它不仅对我个人而言意义深远，而且也让我意识到 AEDP 理论想要阐述的现象是具有跨文化的普遍性的——尽管我当时没有宣之于口。这让我备感荣幸。其实，您与我分享您想要将 AEDP 带到中国的梦想，对我来说也是一种梦想——一个我之前都无法想象的梦想。

DY: 就在今天，20 年后的今天，已经有成千上万的心理治疗师接受了 AEDP 培训 [1]，并在全球六个大洲用至少 20 种不同的语言实践 AEDP。此外，AEDP 也有了自己的实证研究成果，您能对此发表一下看法吗？

DF: 从 2015 年起，我们对 AEDP 的不间断研究致力于两项工作：（1）继续在临床和理论上发展该模式，这具有不可低估的重要意义，目前的研究成果反映在 2021 年出版的关于 AEDP 的最新书籍中（Fosha, 2021）；（2）增加实证研究的部分，并开展对 AEDP 疗法有效性的研究。

费尔施泰因及其同事列文森（Faerstein & Levenson, 2016）开发了一份含有 22 项内容的 AEDP 保真度量表（fidelity scale），有效地描述了 AEDP 的必要技术。该量表在 AEDP 培训项目中对 249 名治疗师进行了培训前后效果的评估，其研究结果表明了 AEDP 培训在提高学习者相关知识和能力方面的有效性。

作为一个重要的发展里程碑，AEDP 应用国际研究团体于 2015 年成立，在全球 AEDP 社区的研究人员和临床从业人员的广泛合作基础上，启动了 AEDP 的治疗过程及治疗结果研究项目。我们采用了含有 16 个 AEDP 疗程的治疗模式。所有研究是在 5 个国家进行的，过程中研究人员会对患者 [2] 进行非住院式的自然观察。患者在治疗前完成问卷调查，并在 16 次 AEDP 治疗结束后的 6 个月及 12 个月后分别再进行随访。所有的治疗过程都进行了录像，并被用于研究。

我们已发表了第一个针对 AEDP 有效性的研究报告，该研究考察了 62 名自愿接受治疗的成年人的二元（治疗师与患者）治疗效果。这些被试按照上述 16 个 AEDP 疗程的形

---

① 有关 AEDP 的学习流程，请参见本书附录。
② 我们尊重戴安娜老师习惯地使用 "patient"（患者）一词，但为了国内读者阅读方便，正文将使用 "来访者" 一词。

式接受了治疗（Iwakabe 等人，2020）。被试在治疗前后完成了自我报告测量，评估各种心理问题和主观痛苦，以及积极心理功能的各个方面。我们的结果为 AEDP 的有效性提供了实证支持，它能在一系列心理症状中提供有意义的、显著的改善。这些心理症状包括抑郁症、体验性回避、一般痛苦症状、情绪调节困难，以及患者面临的其他重要困扰。我们还发现，被试的消极自动化思维明显减少了，尽管自动化思维和认知并不是 AEDP 疗法的主要目标。被试的一些非病理化的正面心理特质（比如，自我同情、自尊）也有明显的变化和改善。这些研究结果表明，AEDP 的目标不仅是减少情绪痛苦（即促进从消极范围到正常范围的治疗变化），还支持 AEDP 促进蓬勃生长的目标。

随后，第二个关于 AEDP 有效性研究相继发表，并揭露了 AEDP 的长期有效性和治疗终止后治疗效果的维持性（Iwakabe 等人，2022）。这项研究表明，对于所研究的 63 个治疗二元配对，在 6 个月和 12 个月对患者进行跟踪回访时，发现他们都保持了治疗后的治疗效果。患者在心理病理学（比如，抑郁症、消极自动化思维、体验性回避）的测量上获得了较大的效果（d=0.74 至 d=1.60），在积极心理学（比如，幸福感、自我同情）的测量上也获得了改善。与亚临床症状的患者相比，有更普遍和严重问题的患者往往会取得更好的效果（所有 d 系数都大于 1.0），他们中有更多的人在 6 个月和 12 个月跟踪回访时，都体现出了临床上的显著变化。这些结果为 AEDP 在缓解各种心理问题、提高积极功能和促进蓬勃生长方面的长期有效性提供了实证支持。

当我分享我们的研究项目成果时，我被这个由临床医生和研究人员组成的国际研究团体的热情、能量和不懈的奉献精神所感动，并感到振奋。如今，我们的研究项目仍在进行中，还有许多进一步的研究即将发表。

DY：在我的这本《治愈的本能：用 AEDP 唤醒转化力》一书中，第一部分是按照 AEDP 的 22 项必要技术来撰写的，这与您的"9+1 情感改变过程"是一致的，除了 AEDP 的核心精神"+1"①，您能多谈谈 AEDP 的核心精神吗？

DF：AEDP 的核心精神是"大于部分之和"。它是一种感觉（felt sense），存在于治疗师的内心、思想、肉体，以及灵魂中。与其他拥有更为具体的干预措施的疗法相比，AEDP 用一种更透彻的方式影响着治疗师与患者的互动。除了 AEDP 提到的 9 个情感变化过程和 22 种必要技术外，AEDP 的核心精神是为患者提供一种特质或精神。这种特质比所有这些情感变化过程和技能的应用更广大，AEDP 治疗师需要用最生动的方式给患者传

---

① 戴安娜老师的"+1"，是指 AEDP 的精神（spirit）。戴安娜老师在看过本书后确认，本书第二部分的内修篇的论述，把 AEDP 的精神由内向外地呈现出来了。AEDP 的精神蕴藏在人性深处对至真至善至美的修养中。因此，本书关于内修的论述，只能说是对无限精神大海中的一个点滴反映。

递这种特质。

DY: 受亚克·潘克塞普（Jaak Panksepp）的"养育之爱 /CARE 系统"中提到的大脑七类情绪系统的启发，我引入了养育力（nurturance）作为转化力的补充部分，希望能将 AEDP 治疗师隐含的工作明晰化，您能对此发表看法吗？

DF: 将"养育"这个概念作为一个领域并将转化力作为其关注重点，是一个美妙且重要的贡献。它将一直存在于 AEDP 关系和依恋取向中的隐含内容显化了：它在转化力（即积极的神经可塑性）的纵向维度上添加了养育力的横向元素，作为转化力需要得到重视并蓬勃发展的必要条件。

DY: 由于您慷慨地鼓励您所有的学生创造和丰富 AEDP 模式，因此我在本书的第二部分，试着探索了 AEDP 治疗师的内在生活，通过静观存在、道家的"虚"和"静"，以及儒家"诚"和"敬"的实践体现出来。也就是说，AEDP 治疗师不只是"做"，更是"存有"（being），您对此有什么看法？

DF: 在本书的这个部分，您将 AEDP 从"做"扩展到"存有"。您把 AEDP 的精神体现了出来，具体化了它，并赋予它生命，引用东方的道家和儒家的静观实践与西方的人文主义作家和哲学家（布伯、史怀哲、列维纳斯）的概念并进行完美的结合。您在这里的工作是原创的，更是出色的，我很欣赏您对 AEDP 理论和实践的成长和新兴发展所做的贡献。

DY: 正是出于对您无尽的感激之情，以及 AEDP 转化了我的生活，使之变得更好、更有意义，我很希望把这本书献给您。

DF: 谢谢，我很荣幸！米开朗琪罗曾说，他没有创造他的雕塑，但它们就在大理石中，他只是把那里的东西展现了出来；莫扎特也曾说，他没有创造音乐，而是他听到了音乐，他只是音乐的传声筒。在我最有灵感的时刻，这就是我的感受——现象 – 治愈的现象（phenomena-phenomena of healing）、养育的现象、情感的现象、转化的现象，这些现象就在那里，有自己的思想和心灵（Fosha, 2009）。我只是在观察、描述、概念化和利用"那里的东西"。我也一直重视 AEDP 的涌现方面，因为我知道这个模型，就像转化过程一样，根植于现象之中，是无限的。也就是说，它将不断出现和发展。

在横向方面，我一直都知道并提到过，每个治疗二元组合都是独特的。在每个疗程中，与 AEDP 和当时过程中的独特气质相互作用，共同创造了组合中每个成员的核心自我的独特特征。同样，AEDP 作为一种模式，它也反映了通过此书作者杨兆前医生的经验、知识和核心自我的独特视角而看到的、观察到的、描述的，以及概念化的东西。

在这本书中，杨兆前医生以一种只有他才能做到的方式扩展和深化了 AEDP。他引入了"养育力"的概念，作为转化力的促进环境和水平维度，以及治愈和自我矫正的驱动力的纵向元素。将其与东西方传统的人道主义、哲学和静观方面的元素相结合，我们在认真"聆听"后，便可将其作为化解滋生痛苦的孤独的解药。当被对方接受时，这个关键因素加上了 AEDP 的纵向和横向两个方面，令患者最终获得同情心、治愈和解放。

最后，我很荣幸能够为这本书写推荐序，并怀着喜悦和谦卑的心情接受这本书的奉献，也对作者杨兆前医生和他对 AEDP 的贡献表示热爱和钦佩。

The Instinct
to Heal

Practice Awakening the Power of
Transformance

推荐序二

得益于好友魏陨烁的引荐，我与杨兆前博士相识于 2019 年夏天的多伦多。记得第一次见面时，虽然杨博士的普通话中夹带着英语和粤语腔，但配合着他丰富的面部表情和他的真诚热情，一下子拉近了我们之间的距离，让我们聊得不亦乐乎。他一面热情洋溢地向我介绍了 AEDP，一面又时不时地谈到老子、孔子、弗洛伊德、比昂，让我惊叹于他深厚的文化底蕴和对东方文化的推崇，也让我想起 2013 年，正念减压疗法创始人乔·卡巴金（Jon Kabat-Zinn）博士来上海举办讲座时，曾以唐诗和中文字义解释"正念"——"众鸟高飞尽，孤云独去闲，相看两不厌，只有敬亭山"，让人有一种被带入的浸润和滋养。

基于多年来在心理学与东方文化融合方面的探索与实践，我与杨博士兴致盎然地聊到如何将 AEDP 疗法介绍给更多国内的心理咨询师和治疗师，彼此都对这一点充满了期望和憧憬。对于 AEDP，杨博士是真爱，他一直潜心研究 AEDP 与中国本土文化的融合，并从 2005 年起就致力于推动 AEDP 在中国的发展。

为了确保国内咨询师和治疗师系统地学习 AEDP 疗法，自 2019 年起，在冯倩、赵晓薇、王明燕，以及上海东方广播电台《相伴到黎明》前主持人张靖等伙伴的努力下，我们多次召开越洋会议，反复研讨和论证课程的专业设置、学员筛选和伦理保障等问题。在充分的准备之下，尽管 2020 年因疫情阻断了线下学习的机会，但我们依然严谨有序地成功完成了在线课程的设计和推进。

2021 年 12 月 3 日至 2022 年 3 月 25 日，我们开办了首期"AEDP 疗法概论"课程，吸引了来自全球各地的华人咨询师和治疗师踊跃报名。经过筛选，共有 90 多名学员参与了首期学习。尽管他们有着不同的流派背景、来自不同的文化环境，但都对 AEDP 疗法给予了极高的反馈，认为这种疗法具有温暖、整合、自强不息和极具共情等特点。

首期学习结束后，我们于 2022 年 7 月开办了进阶课程——"AEDP 疗法培训 | 唤醒转化的元力：一阶 AEDP 沉浸课程"。这个课程让进阶学习的学员们更深入地体验到了

AEDP 的奥妙，大大提升了他们作为咨询师和治疗师的转化力和养育力。培训结束时，他们已经热切地向往下一阶段更深入地学习了。

在与杨兆前博士的合作中，每一位与他有交集的伙伴都感受到了他的温暖和支持、他对合作者的信任和尊重，以及对新人的提携和呵护。在整个课程学习过程中，杨博士非常关注每一位学员，不仅耐心地逐一解答每个人的问题，还会记住每个人的名字和面孔！在与学员交流时，他总是鼓励和肯定学员的优点，让大家感到很温暖。

我有幸先拜读了杨博士的最新力作《治愈的本能：用 AEDP 唤醒转化力》。在这本书中，杨博士用了一个有中国特色的疗程口诀，帮助我们内化了一套繁复的治疗模式：一力，两学，三个抓住，两个追踪无间，十六个纵横转进，一个重视，三个元处理。在整本书中，我对第二部分的"内修篇"有着强烈的共鸣。庄子曰："道之真以治身，其绪余以为国家，其土苴以治天下。"正所谓"成事先成人"，一个善于治身之道的人，他知道真正的力量来自哪里。杨老师从静观心、虚静心、诚敬心三个方面进行了科学的论证，探索 AEDP 与儒家诚与敬的共鸣和融合，探索道家虚与静的心态，并用作 AEDP 治疗师自我的修养培育；从中国的传统智慧，尝试复兴"虚静诚敬"的精神，把它融入 AEDP 治疗师的生活态度和生活方式中，以此为仁心的根本，仁术便会自然由内至外地流露，并作为 AEDP 治疗师的品格特质，以及来访者和 AEDP 治疗师共同的圆满成长。

掌握这些内在修养的方法，可以让心理咨询师和治疗师在临床中更有底气，更能调动来访者的内在动力，帮助他们实现心灵的转变和成长。经杨博士演绎的这种融合了东西方智慧的治疗方法，对于丰富心理治疗领域的理论和实践具有很大的推动作用。

期望能和杨博士以及大家一起，将 AEDP 在中国传播得更深、更远，帮助越来越多的来访者、咨询师和治疗师获得心灵的治愈与成长。

在此祝贺杨博士的新书出版，这无疑将为 AEDP 在中国的推广做出更大的贡献，同时也期待杨博士未来有更多作品呈现，让更多的人了解和认识 AEDP 在心理治疗领域的价值。

吴　霞

舒辅（上海）信息技术有限公司顾问

SAP 大学生心理健康事业部总监

上海心理协会专家委员会委员

推荐序三

　　杨兆前老师的大作《治愈的本能：用 AEDP 唤醒转化力》在国内出版，实在是一件功德无量的事。承蒙杨老师邀请我为该书写推荐序，我感到非常荣幸。

　　2014 年，我与杨老师结缘。那年 11 月，我邀请杨老师来上海市精神卫生中心开展为期两天的 AEDP 培训。这是 AEDP 首次被介绍到我国内地，也是我第一次接触 AEDP。

　　在培训中，杨老师谈起他成为一名 AEDP 心理治疗师，并矢志将 AEDP 介绍到我国内地的心路历程，有两件事给我留下了深刻的印象。

　　第一件是他是如何与 AEDP 相遇并成为一名 AEDP 治疗师和资深的培训师的。杨老师是一名加拿大的全科医生，也是一名心理治疗师，传统的心理治疗方法并不能让他感到满意。2003 年，他第一次接触到 AEDP 并参加了 AEDP 创始人戴安娜·弗霞博士开设的工作坊，他立刻感到 AEDP 就是他一直寻找的方法。我想，他那时的喜悦心情应该可以用"心心相印"来形容吧——我相信这也是包括我在内的很多人第一次接触 AEDP 时的感受。

　　第二件是他矢志将 AEDP 介绍到我国内地的使命感。2003 年，杨老师在加拿大读到一篇媒体采访时任上海市精神卫生中心院长肖泽萍的报道。在这篇报道中，肖泽萍谈到了当时我国内地的精神卫生状况和精神卫生事业的发展。文中提到的我国内地巨大的精神卫生需求与有限的精神卫生资源的矛盾，尤其是心理咨询和心理治疗专业人员的缺乏，给杨老师留下了深刻的印象。当时杨老师就立志，一定要将 AEDP 介绍到我国内地，让更多的心理咨询师和心理治疗师学习、掌握 AEDP。我被杨老师的这种使命感深深地打动。通过正在跟随戴安娜博士学习 AEDP 的叶欢老师的牵线搭桥，我于 2014 年向杨老师发出邀请，请其来上海开展为期两天的 AEDP 的培训，实现了杨老师的夙愿。

　　借着杨老师这次培训的东风，我们在 2015 年有幸请到了 AEDP 创始人戴安娜博士，偕同杨老师和叶欢老师，在上海市精神卫生中心开展了为期五天的 AEDP 培训。尽管已过去了多年，但当时三位老师的理论讲授，尤其是戴安娜博士和杨老师通过他们真实的治疗录像来展示 AEDP 是如何工作的，让我和参加培训的学员备感震撼，当时的情景至今回想起来依然历历在目。此后，杨老师和叶老师每年都会来上海开展培训，即使后来因为疫情而无法来沪，也会通过线上培训继续坚持。可以说，如今 AEDP 已在我国内地扎根、开花、结果，因此杨老师的大作的出版也可以说是顺理成章、水到渠成。

AEDP 是戴安娜博士于 20 世纪 90 年代在精神动力学心理治疗的基础上，整合当代的依恋理论、转化理论、情感神经科学等心理治疗领域的最新进展而发展出的一种心理治疗方法，可以说它代表了心理治疗最新的发展方向。与传统的心理治疗方法相比，AEDP 的突出特征是疗愈取向，而不是精神病理学取向的；强调从一开始就疗愈，让来访者在第一次治疗中就获得新的体验。这种疗愈来自我们与生俱来的自我修复和蓬勃生长的内驱力，被戴安娜博士称为"转化力"。AEDP 治疗师要积极地利用这种转化力，帮助来访者增强他们固有的能力，成为他们的最佳自我。AEDP 另一个突出的特征在于对体验性的强调，尤其是身体的体验。正如戴安娜博士所说："AEDP 的创新根植于对以身体为基础的自下而上的处理，并且这是改变的根本。"AEDP 通过四个状态的转化过程以及各种图示，为如何开展体验性的工作提供了清晰的路线图，这一点尤为令人印象深刻。我相信，通过阅读杨老师的书，你也一定会与我有同感。不过，要想真正地体会 AEDP 的魅力和力量，那么肯定还是需要参加 AEDP 培训，并将 AEDP 的理论和技术运用到帮助来访者的过程中。

目前，国内大多数的心理治疗理论和方法都来自西方。由于文化的差异，很多心理咨询师和心理治疗师在理解和把握西方心理治疗理论和技术上会遇到很多的困难。在 2014 年来上海之前，杨老师已经在我国香港地区开展了多年的 AEDP 培训，对于培训我国心理咨询师和心理治疗师，有着丰富的经验。为了帮助我国内地心理咨询师和心理治疗师更好地学习和把握 AEDP 的理论和方法，杨老师提出了他原创的 AEDP 治疗口诀——"一力，两学，三个抓住，两个追踪无间，十六个纵横转进，一个重视，三个元处理"。这个口诀总结并概括了 AEDP 的精髓，非常便于我国内地心理咨询师和心理治疗师的学习和掌握，并能从中感受到杨老师的拳拳之心。

不仅如此，杨老师在 AEDP 原有的理论基础上，还结合中国传统文化中道家和儒家的理论，对 AEDP 的理论和实践进行了进一步的拓展和深化，并提出将道家的虚静心和儒家的诚敬心作为 AEDP 治疗师修己的操练。我相信，你在读到这部分的阐述时，也会和我一样，有"于我心有戚戚焉"之感。

　　我相信，这本书能帮助心理咨询师和心理治疗师更新和加深对心理治疗帮助来访者发生积极变化的机制和过程的理解，从而更有效地帮助来访者。因此，我衷心地向每一位心理咨询师和心理治疗师推荐这本书。

徐　勇

上海市精神卫生中心副主任医师

自　序

　　每一本书，都有一些写在前面的话，以记述作者在写作这本书时的心路历程。以下为本书自序。

《躺椅上的老虎》

　　我想起放在我办公桌面上的一份报纸中的一 张黑白照片。它刊登在 2003 年 1 月 11 日星期六的加拿大《环球邮报》（*The Globe and Mail*）上，是特约记者杰弗瑞·约克（Geoffery York）所撰《躺椅上的老虎》（*Couching Tiger*）一文中的插图。

　　在这张照片的左半部，是一位看上去 40 来岁的中国女子，身穿典型的中国棉袄及深色的高领毛衫，坐在一张宽阔的皮制沙发上，腰背挺直。她的双手，正拿着放在大腿上的档案。她的表情十分严肃，眼睛向前直望，仿佛与作为读者的我通过眼神交流。

　　照片的右半部，有一张简朴的铺着方格花纹布的床。躺在床上的，是一位看上去 50 来岁的中国女子，面容瘦削，似乎还带着点沧桑困倦，双目朝天，双唇微启，仿佛正在呢喃细语。

　　照片的上半部中央有一个相框，里面有一张穿着西装的老人家的侧面半身照片。他戴着眼镜，满面白须，一看就是个外国人。在这张照片下面，有一段记述。

　　精神科医生与她的患者及头上的弗洛伊德照片一起，说："在上海，人人都关心自己的工作……如果有人失业，他就会觉得自己没用，认为这是一件非常丢脸的事。"

挥之不去的画面

　　每当我脑中浮现上述那张照片，尤其是回忆照片中精神科医生的神情时，我的眼睛就仿佛与她的眼睛再次相视，从而产生一种被召唤的感觉。

好像是对我说："谁来帮助我们？"

我经常不敢聆听自己内心的这个问题，因此纵使这个念头多次浮现在我的脑海中，我也往往会逃避、压抑。也许是缺乏自信，我会自问："我何德何能，哪有资格去照顾他们？我只不过是加拿大多伦多甚至是仅占少数的华人中的一名小医生，纵然是有心，又怎么有能力去帮助远在隔了一个太平洋的中国朋友们呢？简直是天方夜谭！"

纵使我多次想逃避、压抑，但都以失败告终——那张照片经常浮现在我的脑海中。有一天，我终于可以对自己说，无论有多困难，我都想试一试！

初遇 AEDP

2003 年 2 月 8 日，我的生命产生了深层次的转化。

那天，我去参加一个由华盛顿精神病学院（The Washington School of Psychiatry）举办的心理治疗学术研讨会，主题讲员是应邀由纽约前往华盛顿的犹太裔心理治疗大师戴安娜·弗霞。

戴安娜提出的 AEDP，融会贯通了依恋理论（attachment theory）、情感理论（emotions theory）、情感与大脑科学研究（affective neuroscience）、短程心理动力治疗法（short-term dynamic psychotherapy），以及转化现象研究（transformational studies）。

AEDP 融摄了多年来我所研读、参考及各家各派的心理辅导和治疗的学说。更加吸引我的是，AEDP 提供了一个内心转化的路线图，且最终抵达的地方，竟然是真我呈现的身心整合状态。

当时我的第一个反应是，我找到了宝贝，这是一把开启内心世界的钥匙，我要与中国人分享这个宝贝。当我对照《躺椅上的老虎》发出的呼唤及 AEDP 呈现的回应时，我的内心交织着感召的兴奋、热切和激动。与此同时，我也体悟到了"我在这里，请差遣我"的敬畏、震撼与卑微。

初尝融会贯通

自承接昔日的感召至今，我的心中一直坚持着这样的信念：必须把一套源自西方文化的心理治疗模式经过消化后，再整合东方文化的理念与符号，才能更好地落实并应用在中国人的精神土壤上。

对此，我与张吴国仪博士于 2009 年合著出版了《雨后天虹：心灵创伤与感动治疗》一书，其中以七重"放"的介入或治疗干预（包括放眼、放下、放松、放开、放入、放出、放心），引导来访者从自我防御的境界至真情流露的境界，最终抵达真我呈现的境界。这个

"三境七介"的路径，算是首次把 AEDP 落实到汉语文化中的创新尝试。

然而，AEDP 是一个动态演化的模式，其潜在的自强不息力，使戴安娜老师与我们努力深化与优化对生命转化的精细觉察。比如，在 2009 年，我们认为在真情流露境的境界至真我呈现的境界之间出现的转化性情感是一种过渡性的标记，它指向核心情感（core affect），待处理完毕后，真我就可能会呈现。然而，随着我们的深入观察，发现这些转化性情感并不单纯是过渡性的标记，还是另一个可以专注与品味的状态或境界。因此，我们便把这个新的状态更新为一个更丰富的内心转化的路线图。

初试形成具有中国特色的疗程口诀

命运的安排让我在被感召后的 10 年，先把 AEDP 传至中国香港，培养了一批 AEDP 治疗师和认证的督导。在这个过程中，同学们亦相应地培养我成为较成熟的教师。

万事无偶然！

正当我可以把教导 AEDP 的接力棒交给香港的督导之际，内地的门也为 AEDP 打开了——经过叶欢老师的引荐和徐勇老师的邀请，戴安娜老师于 2015 年 6 月中旬，在内地举办了第一次的 AEDP 沉浸课程。

作为助教的我，十分敬佩内地的同学们努力记下大量的新信息，有如完成几千块的拼图游戏。我自问："可否以最精简且能与中国文化产生共鸣的方式，把 AEDP 的核心精髓表达出来？"

沉浸课程期间，我依稀记得是 6 月 17 日星期三凌晨 4 时左右，我醒来后躺在位于上海市精神卫生中心附近酒店的床上，反复揣摩如何精化、简化 AEDP 的治疗方法与流程，脑海中突然浮现"感通无隔、觉润无方"八个字——这是牟宗三先生引述中国大哲程明道对"仁"的诠释！再把它精简一点，便是"感通觉润"了。刹那间，我有一种顿悟的感觉！ AEDP 的核心原理便是"感通觉润"！

尽管来听课的同学们之前都曾接触过一些国学知识，但要引经据典地理解"感通觉润"的原意则会有点吃力。无妨，按字面的简单理解也可以：感受来访者的内心世界，到达一个通透的境界，再依凭这个觉察与感觉，去滋润他们的身心与精神。[1]

不过，我又觉得，"感通觉润"好像太精简了，可能会使同学们摸不着头脑，甚至会觉得天旋地转！于是，我继续自问：可否让 AEDP 的理论与实践更具中国特色？

忘记了是哪一年的某个星期日上午，我在听一些不相关的演讲时神游了，专注静思什

---

[1] 本书第 10 章对"感通觉润"有更详细的分析。

么是最贴近中国国情的 AEDP 操作流程，想起中国人都是喜欢用诸如"五个这样""三个那样"的记忆方式，便顺着这个思路，产生了具有中国特色的 AEDP 疗程口诀：一力，两学，三个抓住，两个追踪无间，十六个纵横转进，一个重视，三个元处理。

这个口诀在 2016 年秋季的 AEDP 课程中正式登场，也是本书的重要框架之一。

将 AEDP 作为一种生活方式

能够用一个具有中国特色的疗程口诀帮助同学们去内化一套繁复的治疗模式，希望是对得起老师，亦对得起江东父老的。不过，有一点我还未满足，就是除戴安娜老师之外，西方的所谓"大师级"的治疗师或教师们，在治疗室内与治疗室外，他们个人生命的呈现判若两人。

就如发展于 19 世纪末的心理治疗就算到了今天，对治疗师自体的处理也大多聚焦于如何使治疗过程更有效，防止治疗师过度疲劳或是受到二度创伤等议题。换言之，从心与术的角度来说，西方的趋势是重"术"而忽略了"心"。

因此，直到最近，西方的心理治疗著作中才出了一本专著——唐娜·M. 奥兰治（Donna M.Orange）的《滋养临床医生和人道主义者的内心世界：精神分析的伦理转向》（*Nourishing the Inner Life of Clinicians and Humanitarians: The Ethical Turn in Psychoanalysis*）。该书论述了西方的智慧传统对治疗师个人精神生命（心）的滋养。有见及此，我亦当仁不让，希望从中国的传统智慧出发，尝试复兴虚静诚敬的精神，并将其作为一种生活方式，以此为仁心的根本，仁术便会自然由内至外地流露。

文化精神价值

回顾过去，我自幼便深受阿尔伯特·史怀哲（Albert Schweitzer）医生的生平的启发。在生命的旅程中，每当我感觉有点迷茫、不知道为什么活着的时候，只要我重读史怀哲的生平与哲学，内心的指南针便会再次为我指明方向，我也会重新振作起来。

史怀哲心所怀抱着的，超越了为民为国，而是人类的时代与文化。就此，自 2003 年开始学习 AEDP 起，我的关注就并非只是如何应用在对个人的治疗上，而是不断静思如何应用在文化上。就此，观察我们当代"空心文化"的困境与连带的"自恋文化"的病态，我亦尝试提出以 AEDP 的路径，重建有意义的生命，以及培养聆听万物并让万物被聆听到的精神价值。

当下，浮现于我脑海中的，是凡·高的作品《播种者》。面前依旧是一颗金黄色的暖阳，吸引着我漫步向前。尽管朝阳之旅走了近 20 年，我却从未有倦怠的感觉，仿佛觉得自己永远在路上⋯⋯

前　言

AEDP 是如何操作的？这是本书要解答的核心论题。

本书分为三部分，分别是：外功篇、内修篇、生命篇。各部分概述如下。

- **第一部分**：探讨作为我们与生俱来的、向治愈方向驱动的转化力理论，转化过程的现象学，以及 AEDP 的 22 项必要技术（这也是 AEDP 治疗师必须掌握的临床技能、干预技术）的临床实践。

- **第二部分**：探讨作为 AEDP 治疗心态的二元静观性在场。具体而言，为了让 AEDP 融通东亚文化，我将会以道家的虚静心与儒家的诚敬心作为 AEDP 治疗师修己的操练。

- **第三部分**：在这个部分，我建议大家将 AEDP 作为一种生活方式，并探讨 AEDP 将如何帮助人们解决当代文化中的困境，包括当代自我的空洞与无意义感、具有普适性的个人无法承受的孤独感，以及修炼以 AEDP 为依据的聆听作为对当代自恋性大流行病的解药。

从内容来看，第一部分是以我原创的 AEDP 疗程口诀"一力，两学[1]，三个抓住，两个追踪无间，十六个纵横转进，一个重视，三个元处理"为框架的。

在第 1 章的"一力"中，我将会聚焦转化力现象。转化力是治愈和人类趋向复杂性的基础，也是人类与生俱来的内在驱动力。转化力的大脑神经生物学基础是积极的神经可塑性[2]。其核心（即转化力）的独特之处，在于其根植于心理动力学理论、聚焦情感的现象学在临床环境中的实际应用，以及与大脑神经生物学研究的整合。转化力与道家哲学中的核心概念"道"产生共鸣。其实，养育力现象是任何主体间关系中的转化力的完美动态唤醒

---

① 两学，是转化过程的现象学与 AEDP 的 22 项必要技术。本书的第 3、5、6、8 章将详细介绍 AEDP 的 22 项必要技术。

② 神经可塑性是指大脑通过体验而得到改变的能力。

者，而最好的例证就是在临床中的来访者 - 治疗师的二元关系。

AEDP 在实践中有两根支柱，即转化过程的现象学与 AEDP 的 22 项必要技术。本书的第 2 章"两学"中展示了第一根支柱。它详细解释了转化过程的现象学，即四个状态与三种状态转化图（4 states & 3 state transformations diagram），有时这也被称为"内心转化路线图"。

第 3 章基于"溺水的女儿"这个案例，详细分析了整个疗程，展示了"一力两学"的临床应用。

第 4 章介绍了"三个抓住"，这是探讨 AEDP 的 22 项必要技术的前奏。在每次 AEDP 会面的开始，都隐含着来访者想要寻求帮助的问题、与该问题相关的激动场景（emotionally evocative scene）①的例子，以及 AEDP 的治疗联盟（therapeutic alliance），本章对这三方面进行了明确的说明。在治疗联盟的三个部分（治疗目标、治疗任务和治疗关系）的指导下，我将会提出治疗过程中 AEDP 工作的操作流程。

第 5 章的"两个追踪无间"，重点介绍了 AEDP 的 22 项必要技术中的两项。对来访者的追踪无间与敏感回应：第一项是通过体验三角的框架，即最差自我和最佳自我的角度；第二项是通过四个状态与三种状态转化图的角度。

第 6 章"十六个纵横转进"，将进一步解释 AEDP 的 22 项必要技术中的另外 16 项。这些技术被比喻为纵向功夫与横向功夫：前者指以身体感觉为基础的情感干预；后者指以依恋理论为基础的关系干预。本章将提供有关这些干预的例子，并示范治疗师该说什么、如何说。我将进一步详细介绍场景重塑及 AEDP 对"真我"（true self）与"真他"（true other）的革命性概念。

第 7 章基于"脱离凶恶"这个案例，详细分析了整个疗程，进一步展示了纵向功夫与横向功夫应用中的纵横转进姿态。重点将放在通过场景重塑的方式处理愤怒、悲伤和厌恶等核心情感。

第 8 章"一个重视，三个元处理"，将介绍 AEDP 的 22 项必要技术中的最后四项——重视正向情感与发展，以及三个元处理的相关干预。我将提供关于这些干预的例子，包括该说什么、如何说。

第 9 章基于"对！我能"这个案例，详细分析了整个疗程，重点聚焦"一个重视，三个元处理"的临床应用。

到了第二部分，第 10 章着重探讨作为 AEDP 治疗心态的二元静观性在场。本章以杜甫的《春夜喜雨》一诗开篇，我将探索这首诗的核心信息，即同频式的觉知。这种同频式

---

① 激动场景，指能够刺激我们产生强烈情感的场景。详细讲解请参见本书第 4 章。

的觉知是由主体间的感通作为管道的，而主体间的感通又是以二元静观性在场为基础的。我将进一步探讨"在场"的概念，包括它与神经觉知的关系、对在场的研究，以及二元静观性在场的现象如何在 AEDP 中应用。

随后，我们把 AEDP 的经典模式谨慎地向外延伸。在第 11 章"虚静心"中，我们将探索道家的虚与静的心态，用于培养 AEDP 治疗师的自身修养。我将引用《道德经》和《庄子》中的相关论述与解释，并在 AEDP 治疗过程中落实应用虚与静的心态。

在第 12 章的"诚敬心"中，我将继续探索 AEDP 与儒家的诚与敬的共鸣和融合。本章探讨了四个层次的诚，包括客观真实（指 AEDP 治疗师对外在真相与真理的诉求）、说话态度（指 AEDP 治疗师对内在的真情表达）、个人品格（指 AEDP 治疗师的个人品格），以及成己成物（指来访者与 AEDP 治疗师共同的圆满成长）。与史怀哲、马丁·布伯（Martin Buber）、伊曼努尔·列维纳斯（Emmanuel Levinas）的智慧相融合，崇敬的实践是另一种明在化 ①AEDP 治疗心态与培养 AEDP 治疗师自我修养的做法。

我在第三部分大胆地提出，AEDP 的精神与洞见能超越心理治疗的界限，可以将 AEDP 作为一种生活方式。在第 13 章"爱与治愈"中，我将整合 AEDP 与韩剧《虽然是精神病但没关系》中的议题，包括创伤治愈的过程，在全球范围内都呈现出来的让人无法忍受的孤独状态，以及通过依恋式的爱的治愈力来化解孤独。

第 14 章"从空心人到有心人"中，以诗人罗雨的诗集《空心人》开始，这本诗集哀叹后现代自我的空虚和无意义感。这哀叹之后，我将会引述一个"8+1"节疗程的 AEDP 治疗案例：案例中的来访者的无意义感被转化为幸福的有意义与生命的蓬勃生长感。此外，我还会把当代新儒家学者唐君毅对创造有意义生活的步骤与 AEDP 的见解加以整合。

在第 15 章"聆听万物，更让万物感觉被聆听到"中，我试图探讨当代文化中我们苦难的根源与治愈方法。聆听的实践体现了 AEDP 的精神与洞见，具有转化性的治愈倾向，是与当前自恋性文化相关的疏离感和孤独感毒素的解药。聆听，是对普适性的渴望被看到、被听到和被感受到的敏感回应。聆听可以在这四个维度上实践：自体对自体、自体对他者、自体对生态、自体对超个人。最终，通过我们聆听万物与让万物被聆听到，我们怜悯心的呈现和对万物的接受，将给万物带来治愈和释放。

---

① 明在化（explicit）与暗在化（implicit）对应，指的是清楚的、明白的。

读者须知

　　本书临床案例的内容都是获得来访者的允许后才被在书中引用的。纵使如此，本书亦对来访者与案例中其他人物的真实身份与名字，以及可被识别的细节进行了更改，以保护他们的私隐。

　　本书临床案例的治疗对话，写在"（　）"符号中的，是治疗师或来访者的非语言表现，如身心状态、语气或语速等。写在"[ ]"符号中的，是对治疗师或来访者的语言与非语言表现的理论反思或解释。有关治疗师写在"[ ]"符号中的采用的 AEDP 的 22 项必要技术，请参考本书第 2 章。

目　录

The Instinct to Heal

Practice Awakening the Power of Transformance

第一部分

外功篇

第 1 章

一　力

撒哈拉沙漠的奇迹

　　耶利哥玫瑰的名字听起来就很唯美，这种植物原产于北非的撒哈拉沙漠。听到它的名字，你也许会想象到绚烂的花海。实际上，耶利哥玫瑰看起来像一个卷曲的干树枝球，似乎已经枯死了。不过，它并没有死，只是处于休眠状态。即使是在撒哈拉沙漠这种极度缺水、气候极为恶劣的环境中，它也能存活数年。它的种子荚非常活跃，隐藏在干枯的树枝里。卷曲的小枝球起到了外部防御的作用，可以保护内部的种子荚免受干旱的折磨。

　　这棵植物如何能从休眠状态转变为活跃状态？换言之，这个看起来毫无生气的干树枝球是如何复活的？答案是水。只要有一点水分，就能让耶利哥玫瑰从卷曲的干树枝球在几个小时后变得郁郁葱葱。因此，耶利哥玫瑰又被称为 "九死还魂草"。

　　这个从表面看似无生命的 "死物" 转化为有活力的生命体，从休眠状态转化为活跃状态的复活过程，是一个强有力的比喻，象征着我们内在的一种元力，使我们的适应能力最大限度地获得提高；同时，我们天生的生长能力也能帮助我们在适当的条件下茁壮成长。这种惊人的先天元力就是 AEDP 所论述的转化力。这转化的元力是首要的总体动力，是在推动我们的生命发展与心理治疗中转化现象的潜在能力（Fosha，2007，2008，2009，2021；Yeung & Fosha，2015）。

转化力

转化力是 AEDP 的中心、核心和基础假设。戴安娜老师对转化力的描述如下：

我们对转化有着根本的需求。我们天生就有成长和治愈的能力。我们天生就有自我修复的能力，恢复被阻碍的增长。我们需要自我的扩张和解放，放下防御的障碍，拆除虚假自我。我们被一种强烈的渴望塑造，被了解，被认可，这是我们努力接触到自己被凝固的部分的后果（Fosha，2008，p.290）。

转化力致力于实现最大的适应能力、一致性、活力性、真实性和关联性（Fosha，2007，2009；Yeung & Fosha，2015；Yeung，Fosha，Ye Perman & Xu，2019；Fosha，2021）。

再进一步地说，转化力是我们在以下四个维度上与生俱来的成长、发展和转型的能力。

- **直向维度**。这是从过去到未来的维度，最大限度地延长我们的寿命，提高我们的生存、适应能力，让我们蓬勃生长。
- **深度维度**。这是我们内心深处对真实的、内外一致的渴望的维度。
- **横向维度**。这是拓展我们与众生的主体间关系的维度，重点在于众生之间分享积极的体验，产生非零和互动，即所有相关的双赢局面。
- **纵向维度**。这是天地的超体验维度，是让我们过上有意义的生活的动力，并发现我们生活的最终目的。

转化力与神经可塑性

转化力是通过现象学的视角来表达的，在这里，现象学被理解为"出现在体验者意识中的一切"（Moran，2000，p.4）。由此可见，现象学属于精神层面。深入到大脑神经生物学的层面，可以说转化力与积极的神经可塑性是相对应的。因此，积极的神经可塑性是转化力的大脑神经基础。可以说，积极的神经可塑性是大脑通过体验向整合的转变（Siegel，2012）。

在现象学的层面上，转化力是一个流动和动态的过程，伴随着最终的和不断展开的心理与生理状态的方向出现。这种深度整合的终极状态，在 AEDP 中被命名为"核心状态"[①]。其特点包括：开放、同情和自我同情；智慧、慷慨、善良；清晰；平静、流畅、轻松；对事物感觉"对劲"的感觉；构建连贯一致的自传体叙事的能力；"这就是我"的真我

---

① 核心状态又被称为"状态四"或"真我呈现境界"，将会在本书第 2 章中展开详细的探讨。

呈现体验（Fosha，2007，2009；Yeung & Fosha，2015；Yeung，Fosha，Ye Perman & Xu，2019；Fosha，2021）。

在神经生物学的层面上，AEDP 概念化框架（conceptual formulation）中的核心状态与九种身心功能（包括身体调节、同频式的沟通、情绪平衡、反应灵活性、共情、洞察力、恐惧调节、直觉、道德）有着深刻的共鸣，与大脑前额叶区域的整合活动相关。因此，转化力是积极的神经可塑性在现象中的落实行动（Yeung & Fosha，2015）。

再深入地说，转化力和积极的神经可塑性的现象学，在一个已知有助于积极的神经可塑性的特定因素中得到了最好的说明，即长时间的持续注意力（Siegel，2012）。

值得强调的是，在转化力方面，AEDP 是通过对转化力的出现的每时每刻追踪与治疗师的最佳反应来进行过程性的落实 ①，并通过肯定和强化来实现。治疗师每时每刻地追踪，并邀请来访者相应地每时每刻地注意，恰恰是注意力的长时间持续，因此催化了积极的神经可塑性的出现。

易言之，AEDP 的临床实践，就是在激发大脑神经，塑造新的积极的神经网络！

临床案例 1.1　　　　　　　　　　"你对她的深爱感动了我"

一位男士在治疗面谈时感叹，他最近与伴侣分居，在他每次想帮助和照顾伴侣时都会被她拒绝，因此饱受情感虐待。治疗师想知道来访者对情感虐待他的伴侣的反复照顾是不是一种受虐的现象。当治疗师不将来访者的关怀视为受虐行为，而认为是来访者对伴侣真诚爱护的转化力表现时，来访者和治疗师都发生了重大转变。尤为要注意的是，在以下对话中，来访者和治疗师在他们的胸部区域内和躯体上都有持续的注意，这与促进积极的神经可塑性走向整合有关。

治疗师：（放慢语速，微笑，温和）我微笑，是因为你对她的深爱感动了我。[清楚地意识到来访者对情感虐待他但与其分居的伴侣的无休止的爱，可能是一种转化力的表现。治疗师将自我暴露感动的感觉作为对来访者的肯定。]

来访者：（使劲点头，沉思）嗯，嗯……我无法告诉你我到底梦到她多少次了。我梦见我们依然有关系，但这并不意味着我想与她复合……[带有边界的关爱与珍惜。]

治疗师：（加重语气）是的！[追踪并预测他坚持的边界是作为转化力的一种表现。治疗师的强烈肯定反应。]

来访者：（戏剧性的叹息）哦！我不认为"我得回去了"。但我觉得，我与她的那种

———————————

① 过程性的落实，是指治疗师 / 咨询师在治疗 / 咨询的过程中发现、肯定、放大来访者的转化力，将转化力落实。

强烈的联结感从未消失过。[同时适切地照顾自己和照顾伴侣。自我和关系维度的转化力表现。]

　　治疗师:（放慢语速，好奇）你对仍然深爱着她的那个部分有什么感觉? 你的那个部分，仍然会梦到她。[转化力表现形式的进一步探索与重视。]

　　来访者:（宣告性地）我感觉很好，这说明我很关心她。如果我能把这个部分关上，或是忘掉这个部分，我就会怀疑我自己是谁。[真诚性作为心理维度的转化力表现。]

　　治疗师:（放慢语速，好奇）所以……保持身体的内在，特别是你对她的深爱。[预测、预知和重视转化力表现。为维持和深化躯体积极体验而建立的平台。促进积极的神经可塑性。]

　　来访者:（沉思）沉重……（咯咯笑）在这三四分钟的谈话中，我告诉了你这些之后，我从一个更沉重的地方到了一个更积极的地方。[躯体的感觉转移了。]

　　治疗师:（快乐地）我也感觉到我身体的沉重感消失了。[治疗师自我暴露。注意到此时此刻治疗师的沉重感消失。]

评注

　　来访者持续的躯体关注促进了积极的神经可塑性，在临床和现象学上与治疗师对转化力的表现的觉察与确认相关联。此外，核心状态的现象也证明了转化力是走向整合的动力。再强调一下，转化力是积极的神经可塑性在现象中的实践;积极的神经可塑性是转化力现象的神经生物学基础。

　　接下来，治疗师会再次邀请来访者注意身体内正在发生的事情，即持续关注他当下的经历。以下列出的每一种特征都是由来访者体验和表达的，是核心状态的现象学。在治疗师的邀请下，在体验中停留不少于 30 秒 [1]，会得到进一步的品味和深化:

- 一种轻松的感觉或是放松的感觉;
- 感觉良好的体验，让人感觉很 "对劲";
- 预测未来类似事件的智慧;
- 他在经历中的复原力，他现在已经克服了当下的困难，并相信自己将来也可以克服它;
- 怜悯他人，让他人自由选择自己的未来;
- 感觉找到 "自我是真我" 的自体体验;

---

① 有关停留 30 秒的原因与技巧，请参考本书第 8 章的 "再思元处理的技巧" 部分。

- 平静、舒适和自由的感觉；
- 以重新修建他现在的家园和景观为象征，重建新的自我意识。

转化力与实现趋势

卡尔·罗杰斯（Carl Rogers）是当事人中心疗法的创始人和开发者，他提出了一种在所有个体和生物体内实现的趋势。他是这样描述的：

当事人中心疗法，依赖每一个生命有机体中存在的实现趋势，即生长、发展和实现其全部潜力的趋势。这种存在方式相信人类朝着更复杂和完整的发展方向发展。我们要释放的正是这种定向流动（Kirschenbaum & Henderson，1989，p.137）。

罗杰斯对现实化趋势的描述可以追溯到古代。在《阿尼玛》（De Anima）一书中，亚里士多德提出了"隐德来希"（entelechy）[①]的存在，指的是有机体实现其全部潜能的内在动力（Aristotle，1986）。

这一概念后来由包括康德、黑格尔、克尔凯郭尔、尼采与海德格尔在内的启蒙运动的哲学家发展而来。之后，罗杰斯和马斯洛（Maslow）在现代心理治疗中进一步发展了这个概念（D'Sa，2014）。

从表面上看，AEDP 的转化力与"实现趋势"的概念有着显著的趋同。然而，我们在更深入地研究后发现，在 AEDP 的概念化框架中，转化力与实现趋势之间存在着以下细微的差异。

- 转化力是在心理动力学的视觉理解的背景下了解人类功能的；阻抗则是所有防御功能的总和（Yeung & Fosha，2015）。
- 转化力是以情感为中心的，它是由希望赋予力量的；阻抗则是由恐惧驱动的。此外，转化力还表现在一种活力和正向的体验上（Yeung & Fosha，2015）。
- 转化力被认为是一种与神经生物学呈现于积极的神经可塑性正相关的现象。

转化力与道

转化力不仅是力量的隐藏，还是力量的显现。这是一种天生的能力，因此它是潜在的、未实现的。它的力量在人的发展的四个维度（生理、心理、社会学和超越的体验）上动态地表现和实现。虽然转化力是一种明显地发生在人类身上的现象，但它隐含在所有生命形式中。也就是说，其他生命中也都隐含着转化力的存在，例如耶利哥玫瑰中萌芽的种子荚，

---

① 希腊文原意为"完成"。

或是在混凝土缝隙中茁壮成长的雏菊。

这种转化力现象与道家经典《道德经》中的道有着深刻的共鸣。《道德经》的作者老子对道有什么想法？道，有两个层次的现实——宇宙和个人。换言之，超越和临在①。

根据美国汉学家韩禄伯（Robert Henricks）的说法，宇宙的实相的道先于一切事物存在并产生所有其他事物——天地、物质宇宙和天地万物，中国人称之为"万物"。韩禄伯认为，个人层面或临在的道与转化力几乎相同：

……在产生了万物之后，"道"继续以一种能量或力量的形式存在于每一个单独的事物中——也许，这是生命的力量。作为一种能量或力量，它不是静止的；相反，它不断地推动每一个单独的事物成长和发展，并以一种特定的方式成长和发展——以一种符合其"本性"（性）的方式。在道家哲学里，最重要的是做本性的你（Henricks, 1999, p.162）。

因此，AEDP 的转化力就是道家哲学中"临在的道"。接受 AEDP 治疗的个体通过转化力获得力量，并最终在真实的自我体验中茁壮成长。以道家哲学自我修炼的个体，被临在的道或生命的元力赋予力量，最终以我们的本性成就我们的存在。

此外，AEDP 实践中的转化力与"为道"②有着深刻的共鸣（Mou, Z, 2015, p.127）。在 AEDP 实践中，治疗师觉察并放大任何转化力的表现，让它在来访者身上得到进一步发展。此外，为道被理解为"不生之生"。"不生之生"指的是什么？牟宗三引用王弼对《道德经》的注释，在《中国哲学十九讲》③一书中解释道："在道家生之活动的实说是物自己生自己长。"

接着，牟宗三还在该书中写道：

王弼注曰："不禁其性，不塞其源。"如此它自己自然会生长。"不禁其性"禁是禁制，不顺着它的本性，反而禁制歪曲戕贼它的本性，它就不能生长。"不塞其源"就是不要把它的源头塞死，开源畅流，它自会流的。这是很大的无的工夫④，能如此就等于生它了，事实上是它自己生，这就是不生之生，就是消极的意义。

注意，创造是从不存在中产生存在，或者简单地说，是从无到有。隐含在这一行为中的，是转化的过程。转化不仅仅是改变，它还是一个超越当前形式的过程，故被称为"转

---

① 临在（immanent），指有觉察力地安住于当下。

② 为道，出自《老子》，意为"修道"。

③ 本书中关于此书的引文，均援引自由贵州人民出版社于 2020 年出版的版本。

④ "工夫"在中国文化的语境中指"修炼"，与"功夫"所指的"招数"有别。本书第 14 章引用的徐复观在《中国思想史论集》中的话也是这个意思。

化"。这是一个深刻彻底的蜕变，就像毛毛虫变成蝴蝶，从低级的存在到高级的存在。转化是创造发生的过程。

AEDP治疗师觉察和放大任何转化力的表现或临在的道，不是抑制、禁制或堵塞来访者的成长，而是有助于来访者的发展和最大限度地蓬勃生长。

转化力与养育力

再思耶利哥玫瑰的比喻：一如这颗处于休眠状态的植物，需要水分把它的种子荚唤醒，激发蕴藏于这植物中的转化力。那么，把潜藏于我们体内的转化力唤醒的"水"又是什么？这"水"又是如何在生命成长与心理治疗的过程中呈现的？

我认为，呈现在生命成长与心理治疗过程中的"水"是养育力。

这是有情感大脑神经科学研究作为依据的。养育力是源于养育性的爱（nurturing love），或大脑照顾系统的一种现象。这个照顾系统（或称"养育性的爱"），有以下几个现象（Panksepp & Biven，pp.283–293）。

- 养育新生儿并与他们建立联结是一种大脑的本能冲动，也就是说，养育力是以生理层次的大脑神经现象为基础的。
- 母性与大家庭式的养育力的现象得到了人类学研究的广泛肯定与赞扬，换言之，养育力普遍地呈现在人类的历史与各民族文化中。
- 许多动物种类的"父性"（雄性）的大脑中也有类似母性的大脑照顾系统。也就是说，无论是雌性的动物还是雄性的动物，都能体现出养育力。
- 母性的养育现象并不是普遍地存在于所有动物种类中，比如，爬虫类动物就没有养育的冲动。然而，所有的哺乳类动物与雀科鸟类动物，都普遍存在着养育下一代的现象（这种养育甚至是牺牲式的）。
- 养育的冲动与性欲的冲动源于不同的大脑网络系统。换言之，爱与性虽然可以同时出现于同一个关系中，但是二者又可以是独立的。
- 催产素（oxytocin）是大脑照顾系统分泌的主要激素。

养育力是激发与唤醒转化力的关键因素，也会在AEDP的理论与实践中呈现出来。

值得强调的是，戴安娜老师与我一致认为，与点点滴滴的雨水相比，在AEDP的疗程中，养育力更像一股气场或能量场，如无远弗届的磁场般地渗透、贯通、包围着来访者！

转化力与 AEDP

作为AEDP的核心概念，转化力的被觉察也属于AEDP的变化机制之一。"转化力的被觉察"是指，AEDP 治疗师从一开始就要不停地扫描来访者的语言和非语言表现，觉察其中任何的转化力、复原力和联结的微光，并通过肯定来访者的正向方面的体验和行为来做出回应。

临床案例 1.2　　　　　　　　　　　"被包容了的！多说一点"

　　一位曾患有复杂性创伤后应激障碍（complex post-traumatic stress disorder，CPTSD）的来访者，预计治疗师会因短期休假离开一阵子，她担心自己无法在治疗师休假期间独自应对生活的问题。

　　来访者：（声音颤抖）我害怕。[来访者说出她的焦虑。]

　　治疗师：（富有同情心、接受与好奇）你在身体的什么位置注意到了害怕？[关注焦虑感与相关的躯体体验。]

　　来访者：（向内聚焦）在我的肚子里……它在转动。被包容了的。[被包容是转化力的正向表现。]

　　治疗师：（语气加重）被包容了的！多说一点。[觉察到作为转化力表现的复原力微光。治疗师放大来访者的被包容体验。]

　　来访者：（变得好奇了，声音的颤抖减弱）它没有泄漏的感觉。[来访者以前曾感到肚子空荡荡的，这加剧了她的无助感。然而，当下却没有这空荡荡感。]

　　治疗师：（放慢语速，平衡）保持腹部的这种被包容了的感觉。[肯定来访者的正向体验，进一步加强大脑回路中的神经元连接。]

　　来访者：（闭上眼睛。向内注意，在体验中待着）……[接受治疗师的引导。]

　　治疗师：（放慢语速，平衡）你注意到了什么？[进一步探索和深化她的体验。]

　　来访者：（平静）丰满。[转化力的呈现被进一步丰富化和放大。]

> **评注**
>
> 这是一个临床疗程的小片段，展示了 AEDP 治疗师如何扮演"转化力侦探"的角色。刹那间，一个临床的取向，是决定放大"被包容了"的正向体验，而不是关注来访者的焦虑。注意到与正向的体验保持在一起，进一步强化大脑回路，并引发了正向体验的螺旋式上升。

临床案例 1.3　　　　　　　　　　　"之前有一种很深的感觉"

　　一位来访者坐下来开始接受治疗。AEDP 治疗师从一开始就注意到了其转化力的非语言表现——表达核心情感的冲动。

来访者:(坐在椅子上,竭力抑制泪水,可以听到细微的鼻音。暂时把视线从治疗师身上移开)嗯……我儿子来了……他在短信中说,可以来探望我们。[移开视线的姿势暗示了来访者对焦虑的防御。]

治疗师:(暗中放慢语速,非常细心,非常温柔)呃……嗯,比利?[觉察到来访者在治疗一开始就有哭的冲动了。暗中但有意识和刻意地放慢语速会有助于激活来访者的副交感神经系统,从而缓解其焦虑情绪。]

来访者:(放慢语速)是的……他……你知道,你可以看出他很紧张。不管怎样,他对他父亲说的话都比对我说的多。无论如何,我只是让他做他该做的事。我让他带了几件衣服,不是所有的……他说他正在被禁止外出。[对治疗师的暗中且有意识地放慢语速,来访者也在无意识中放慢了语速。同时,来访开始讲述故事,这是左脑运作的过程,远离右脑主导的情感体验。]

治疗师:(暗中放慢语速,温柔)我答应过你,我们会去看这个故事①,但是之前有一种很深的感觉……我只想确定我要把所有的注意力都放在内心深处。[治疗师温柔而坚定的邀请,专注于情感体验,而情感体验的完整处理将带来深刻的转化和蓬勃体验。]

来访者:(低下头,闭上眼睛,眼泪流了下来)好的……嗯……[来访者的泪水表明治疗师的临床选择是正确的。]

治疗师:(温柔的语气)嗯……我们有很多时间。[温柔的语气是一种非语言,体现了治疗师的心理抱持,安慰来访者。治疗师明确而有意识地放慢语速,进一步缓解来访者的焦虑情绪。]

来访者:(含泪)我不知道,我想是吧。我只是……我想是因为我的孩子对我很重要,所以我……你知道的,我希望我能联系到他们。[来访者真诚表达深切愿望。]

> **评注**
>
> 转化力是指,我们天生的本能冲动从虚假自我中解放出来,渴望被看到、被听到、被感觉到,最终被由内而外地真诚表达出来。在治疗师与来访者的互动中,来访者任何核心情感的微光,都是来自来访者真诚自我的信号。因此,AEDP 治疗师总是着重留意来访者的核心情感,因为它是从无意识的深处冒上来的。

---

① 故事是指来访者在治疗过程中忆述发生过的事情。

临床案例 1.4　　　　　　　　　**"让自己存在"**

一位来访者和她的 AEDP 治疗师回顾和元处理①他们的治疗关系，并反思来访者多次疗程中的转化体验。

来访者：（好奇，顽皮的语气）你怎么知道我转化了？[AEDP 治疗师认为这个问题并不是来访者对治疗师的挑战，而是来访者真正和真诚地想了解。]

治疗师：（微笑着，自信、高兴）这很容易回答。你现在有一种轻松的感觉，你感到很放松，没有体现出任何压力的迹象。[治疗师在这一刻已经意识到，多年来，来访者每次赴约都迟到五分钟。来访者每次走进治疗室时都会表现出不好意思，并一再抱怨她没有时间。这种不寻常的迟到行为被治疗师视为防御性行为。]

来访者：（温暖，有点尴尬）好像我在与你会面时总是迟到。要想改变这种行为，会让我觉得很有压力。[来访者表达的内容与治疗师之前的想法产生共鸣。来访者感到的压力是她给自己施加的，而不是来自治疗师。]

治疗师：（温暖）你这么做有你的理由。还有，你说一段时间后会离开健康中心。我的感觉是你有自己的节奏，你只是在等待时机。我信任并尊重你。[确认她迟到的原因。来访者曾多次说过她想离开健康中心，但没有采取任何行动，这也被治疗师视为她对经济不稳定的防御措施。]

来访者：（深思熟虑地）我在等我的养老金生效后，再从健康中心退休。多年来，为了生存，我不得不忽视我内心深处的渴望。[深入了解她的防御功能和心理动力来源。]

治疗师：（加重语气）的确。我认为这是很有道理的，否则你怎么生存下去？[治疗师不是对来访者的防御病理化，而是肯定和接受来访者的防御是适应不安全环境的最佳尝试。]

来访者：（含泪）你的理解让我感动。[感动是一种正向的情感信号，表明治疗师的最后一句话触及了来访者的转化力表现——渴望被看到、被听到、被理解。]

治疗师：（放慢语速）让我们腾出空间，保持这种感觉，保持 30 秒。[持续关注正向体验，在神经生物学层面加强突触连接。]

来访者：（眼睛缓缓睁开。愉快）现在我能告诉你我对你的感受吗？[来访者元处理治疗师 - 来访者关系。]

治疗师：（愉快，加重语气）当然！[肯定来访者的诉求。]

来访者：（非常温暖、温柔，加重语气）你对我充满欢迎，并愿意接受！有时，我的

---

① 有关元处理的理论与实践，将会在本书第 8 章展开详细的探讨。

内心是这样的——我又来了。我也在向我的心理医生抱怨同样的事情。我没有自己的时间，我也没有为改变自己的行为做任何努力。即使在我们遇到干扰和产生误解的时候，你依然和蔼可亲，乐于接受我对你的负面情绪。感谢你对我充满欢迎，并愿意接受！[来访者对治疗师的温柔和感激意味着她已经在深层次上发生了转化。]

治疗师:（愉快，加重语气）不客气！你刚才说的我完全接受了。我不觉得你在抱怨，而是觉得你在挣扎求生。谢谢你允许我的欢迎和接受。[治疗师保持开放和欢迎来访者对其正向关系体验的反思，尤其是当来访者反思负面关系体验时，这种体验已被修复。]

评注

这个临床案例说明了转化力的另一个关键方面——防御行为并未被视为病态现象，而是来访者在适应不安全情况时的最佳尝试。同时，当来访者感到足够安全时，来访者会放弃她的防御行为，而且她也的确做到了。此外，治疗师将来访者的迟到理解为她在试图做自己。让治疗师感兴趣的是，来访者每次迟到都不会超过五分钟，因此并不会影响治疗过程。来访者一生都是"乖"女孩，五岁时目睹了母亲自杀未遂。她在那一刻就被动地需要成长起来了，因为她需要做"乖"姐姐来照顾弟弟；同时，她还必须是"乖"女儿，照顾她重度抑郁的母亲；此外，她还必须是个"乖"继女，尽管她的继父在情感上和身体上虐待了她。然而，在我们的治疗师–来访者关系中则恰恰相反——我对来访者的欢迎、接受和开放，让她不必是个"乖"的来访者，可以只是她最真实的自己。这是一个矫正性情感体验。事实上，在经过更多轮的元处理后，这位来访者宣称她可以在我面前"让自己存在"（Let myself be）。

小 结

- 转化力是一种总体性的动力，也是我们在发展过程中和心理治疗中推动转化现象的潜在能力。我们甚至可以说，转化力是内在的，存在于所有生命中。
- 转化力是 AEDP 的中心、核心和基础假设。转化力致力于实现最大的适应能力、一致性、活力、真实性和关联性。
- 从大脑神经科学角度看，转化力是积极的神经可塑性在现象学中的落实行动。积极的神经可塑性是大脑通过体验向整合的转变。
- 与当事人中心疗法相比，AEDP 的转化力与罗杰斯的实现趋势的概念有着趋同。同时，AEDP 的表述又存在着一些细微的差异：转化力是以情感为中心的，它是由希望赋予力量的；阻抗则是由恐惧驱动的。此外，转化力表现为一种活力和正向的体验。

- AEDP 的转化力是道家哲学中临在的道。AEDP 实践中的转化力与为道有着深刻的共鸣。

- 养育力是激发与唤醒转化力的关键因素，亦是在疗程口诀的"一力，两学，三个抓住，两个追踪无间，十六个纵横转进，一个重视，三个元处理"的现象中落实与呈现出来。

两　学

心境转化的现象，在 AEDP 的治疗过程中呈现出四个层次的身心状态。"呈现"是指一层一层地转化推进，一层超越一层，同时又是一层包含一层。

AEDP 的核心理论框架由"一力两学"组成，"一力"是指转化力，即转化驱动的积极改变力量；"两学"则是指一套 AEDP 四个状态转化过程的现象学和学习一套必要技术（Fosha，2017，2021；Yeung et al.，2019）。

四个状态转化过程的现象学

四个状态转化过程的现象学是心境转化的地图。心境转化的现象，在 AEDP 的治疗过程中呈现出四个层次的身心状态（见图 2-1）。"呈现"是指一层一层地转化推进，一层超越一层，同时又是一层包含一层。"身心状态"也可以理解为心境，包括可观察到的和自我觉知的生理现象以及感觉到的心理现象，如呼吸的快慢、精力的强弱、身体冲动的力量、情感、身体感觉、脑中的映象，以及认知等。

状态一：心境呈现应激、痛苦和症状及转化力现象

来访者在刚进入治疗室时，常常处于状态一中。状态一包括防御、应激、挫败，以及牢固的防御、病态性的自体状态和抑制性的情感（比如，焦虑、羞耻、内疚等）。防御本身并非全都是负面的，它起源于儿童期依恋对象未能帮助我们化解伤痛时，是我们当时自然产生的保护机能，能帮助我们缓解痛苦。与此同时，身心处于状态一的来访者受自强不

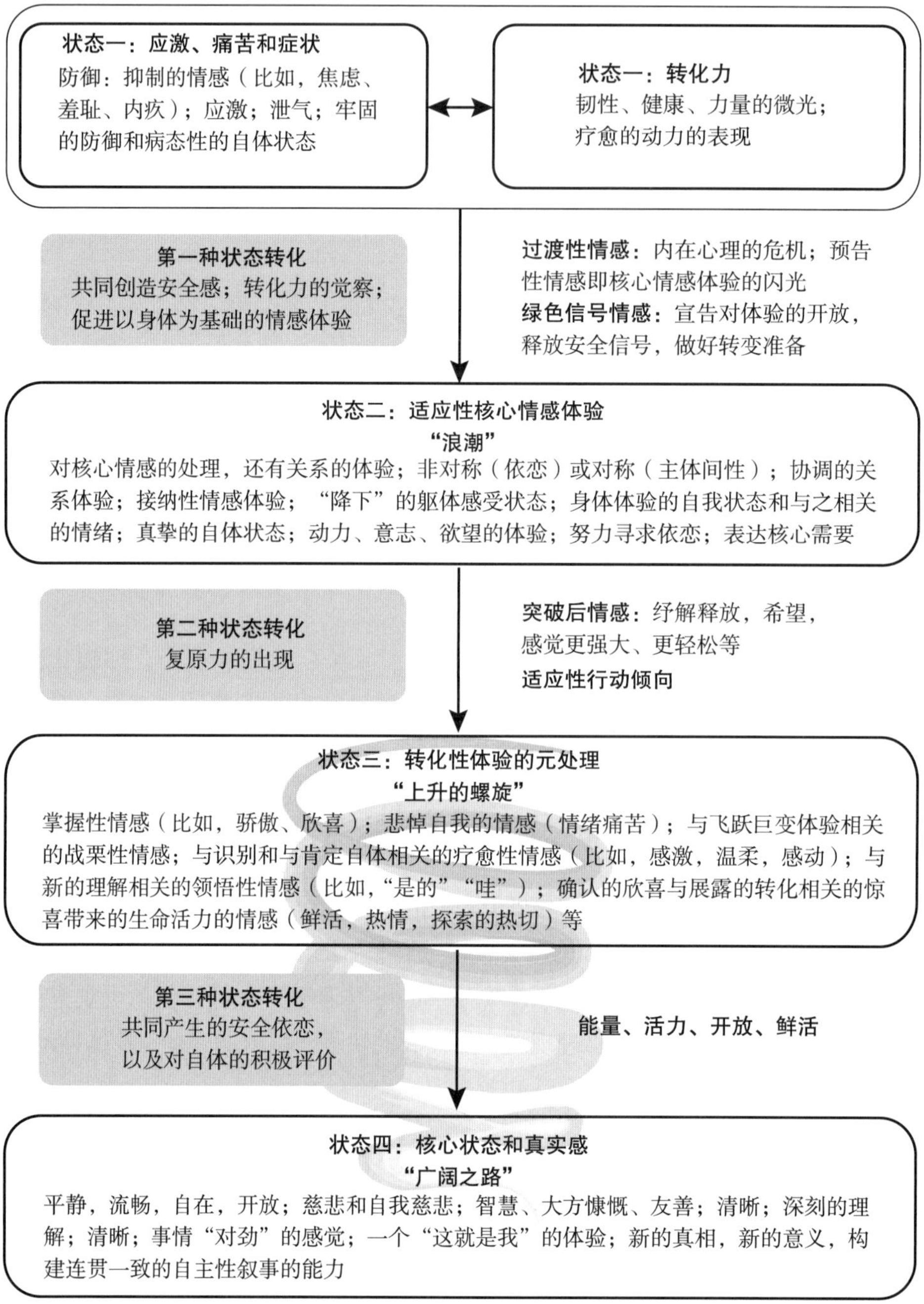

状态一：应激、痛苦和症状
防御：抑制的情感（比如，焦虑、羞耻、内疚）；应激；泄气；牢固的防御和病态性的自体状态

状态一：转化力
韧性、健康、力量的微光；疗愈的动力的表现

第一种状态转化
共同创造安全感；转化力的觉察；促进以身体为基础的情感体验

过渡性情感：内在心理的危机；预告性情感即核心情感体验的闪光
绿色信号情感：宣告对体验的开放，释放安全信号，做好转变准备

状态二：适应性核心情感体验
"浪潮"
对核心情感的处理，还有关系的体验；非对称（依恋）或对称（主体间性）；协调的关系体验；接纳性情感体验；"降下"的躯体感受状态；身体体验的自我状态和与之相关的情绪；真挚的自体状态；动力、意志、欲望的体验；努力寻求依恋；表达核心需要

第二种状态转化
复原力的出现

突破后情感：纾解释放，希望，感觉更强大、更轻松等
适应性行动倾向

状态三：转化性体验的元处理
"上升的螺旋"
掌握性情感（比如，骄傲，欣喜）；悲悼自我的情感（情绪痛苦）；与飞跃巨变体验相关的战栗性情感；与识别和与肯定自体相关的疗愈性情感（比如，感激，温柔，感动）；与新的理解相关的领悟性情感（比如，"是的""哇"）；确认的欣喜与展露的转化相关的惊喜带来的生命活力的情感（鲜活，热情，探索的热切）等

第三种状态转化
共同产生的安全依恋，以及对自体的积极评价

能量、活力、开放、鲜活

状态四：核心状态和真实感
"广阔之路"
平静，流畅，自在，开放；慈悲和自我慈悲；智慧、大方慷慨、友善；清晰；深刻的理解；清晰；事情"对劲"的感觉；一个"这就是我"的体验；新的真相，新的意义，构建连贯一致的自主性叙事的能力

图 2-1　AEDP 四个状态转化过程的现象学

息的转化力驱动，这种转化力来自其自我的复原力，健康、力量的微光和对疗愈的趋向。治疗师可以从两方面着手：一方面，抓住来访者的转化力现象，把它们放大；另一方面，作为来访者依恋的对象，与来访者共同重建安全的环境，引导来访者软化并放下自我防御，从而进入状态二。从状态一进入状态二，可能会出现过渡性情感（内在心理的危机）和预告性情感（核心情感体验的微光）。我将通过以下临床案例来说明（我将本章案例整体命名为"内心的密室"）。

临床案例 2.1　　　　　　　　**"我让我内心的密室锁起来"**

来访者背景

保罗（化名），一位中年的男性社会工作者，被派往北极附近的原住民居住的社区工作。他在这人烟稀少的社区工作了六年，他是该社区唯一的社会工作者，经历过很多恐怖的、血淋淋的场景，包括协助警察第一时间前往谋杀或自杀的案发现场。这些高度刺激性的外在因素，淹没了这位社会工作者的内在应对能力。这外强内弱的失衡，给他带来了心理创伤。与此同时，这人烟稀少的社区缺乏医疗和精神心理健康服务的资源，加上他独自面对这些不断重复的创伤性场景，心理的应激和痛苦无法获得治疗、愈合和疏导，最终形成了创伤后应激障碍。

对于保罗来说，创伤后应激障碍最让他难受的地方，是他无法摆脱每天重现在他脑海中的可怕景象，以及他所产生的相应的身体反应，这使得他长期活在这些焦虑的阴影下。加上保罗认定自己是流血不流泪的男子汉大丈夫，但他又意识到自己竟然面对不了这些场景，便形成了强烈的羞耻感和挫败感。为了逃避被脑海中的创伤场景的折磨，以及连带的焦虑感、羞耻感及挫败感的肆虐，保罗最终选择了用饮酒的方式来麻醉自己。他这种逃避现实的做法，让他与妻子和心爱的孩子日渐疏远，这也让他产生了强烈的内疚感，连同让他无法承受的孤独感，导致他借酒消愁愁更愁。

幸好，保罗的体验并非彻头彻尾的绝望。从转化力的角度来说，他曾经认真学习过正念的冥想练习。坚持做冥想练习，提高了保罗观照自己心境的能力。这种能力与西方心理学传统的心智化（mentalisation）能力共鸣，也有助于他接受心理动力学相关的心理治疗法。

以下是保罗在刚开始接受 AEDP 治疗时，在最初的五分钟与治疗师的对话。请重点观察他呈现的现象，包括语言的内容、非言语性的语气和身体表达，以及借助四个状态的理论框架追踪他的表达。稍后，我们将探讨 AEDP 的必要技术，届时再深入评注治疗师语言背后的干预技术。

治疗师:(放慢语速，友善地微笑) 我想和你探讨今天工作的焦点。[准备设定治疗主题。]

来访者:(语速快，咯咯笑) 那些让我受伤的事。[状态一。]

治疗师:(继续放慢语速，微笑) 你在北极时让你受到伤害的事。我们将在接下来的一个小时左右的时间里利用这次机会去处理它，可以吗？[抓住治疗主题。]

来访者:(语速快。向下看，深深叹一口气) 可以，可以……它让我付出的代价太大了。

治疗师:(继续放慢语速，加重语气) 它让你付出的代价太大了。[接受防御，同时肯定来访者认定的代价。]

来访者:(开始放慢语速) 那儿所有的东西都比我们想的要贵很多。这使我的婚姻关系变得紧张，让我对我妻子、对自己都充满怨恨，因为我把她关在门外——是我把她推出去的，我把我内心的密室锁了起来，因为我不得不找个地方喘息。[婚姻方面的痛苦。内心的密室是来访者的防御。]

治疗师:(继续放慢语速，加重语气) 内心的密室。

来访者:(继续放慢语速) 当我去北极的时候……

治疗师:(继续放慢语速，加重语气) 唔……

来访者:(手势作爆炸状) 一切都扑到了我身上。当我走进一个混乱的社区时，愤怒感和憎恶感最先跑了出来。[工作方面的痛苦。]

治疗师:(继续放慢语速，加重语气) 对。

来访者:我的领导对这个社区没有爱，因为他被社区里的人伤害过，或是类似这样的事。

治疗师:(继续放慢语速，加重语气) 嗯。

来访者:(手上下移动) 所以就有那种相反方向的力量，是一种冲突、矛盾、较量。

治疗师:(继续放慢语速，加重语气) 我们会在将来的某个时候进入这个故事。不过，如果我们把你的注意力转向内在……慢下来……给那个痛苦留出一点空间……我也明白你一定不想让别人进来。同时，像你和我说过的，这种不让别人进来（比如不想让你的妻子进来）的情况，也会让你的内心非常孤独。因此，我很好奇……你在这一刻的感觉怎么样——我指的是，同我在一起对你来讲感觉怎么样。[明显地邀请来访者放慢。放大转化力，建构依恋关系。]

评注

在这短短五分钟的对话里，我们可以看见状态一的现象。首先，我们可以先假设，所有来访者在开始治疗的那一刻都是带着防御的，这是正常的表现。防御和我们穿的衣服很相似，没有人是赤裸裸、不穿衣服到处走的。就算我们去医院做体检或接受治疗，也都是穿着衣服去的，直至医生让我们脱下衣服做检查，我们才会照做。当然，在心理治疗的关系中会加多一个元素，即治疗师给来访者的安全感，这能缓解来访者的防御。

保罗在这段对话中呈现出了状态一的特征，包括他陈述的痛苦，比如他在婚姻方面及工作方面的痛苦。防御的现象包括语速快、咯咯笑、向下看。语速快，是体验其焦虑的自然反应。焦虑是危险信号，会激活交感神经，引发攻击或逃避的生理反应（包括心跳加速、呼吸加速、说话加速等）。保罗的咯咯笑与其陈述的受伤内容不协调，但这可以在一定程度上减轻他受伤的痛楚感。你可以回想自己的经历，在你感到难过痛苦的时候，看喜剧能帮助你暂时减轻痛苦感。向下看是保罗为了逃避治疗师的眼神，是其羞耻感的自然反应。这个动作与保罗的内心密室功能相同，目的是躲、把自己藏起来。保罗的深深叹气，是在潜意识中缓解焦虑，在生理层次启动副交感神经，让心跳减慢、呼吸减慢，以保留身体能量。保罗的手势不仅是一种身体语言，还能启动随意肌肉，这样能帮助他释放焦虑的能量。

从这个临床案例可见，聚焦来访者的非言语表达，尤其是留意其身体呈现的信息，是非常重要的。

状态二：适应性核心情感体验

来访者进入状态二，集中消化和处理核心情感的体验。核心情感很像一波又一波、一浪接一浪的浪潮。以来访者悲伤地哭泣为例，最初是饮泣，随着一浪接一浪地深化，接下来是大声的号哭，最后慢慢恢复平静。由饮泣至号哭，有如潮涨；最后的平静，有如潮退。核心情感往往具有特征性的身体体验，在状态二中可被觉察和感受，从而进行深入工作。这个工作过程包括：核心情感由身体内向外流动的情感（也许是悲哀、愤怒、珍爱、喜乐等），被来访者察觉和意识到，由来访者真诚地、不加修饰地对他人（治疗师）以恰当、准确的方式表达出来，被治疗师"看见"和接纳；在来访者感受到治疗师的接纳后，这个核心情感中蕴藏已久的转化力量便会被释放出来；对核心情感的处理还包括关系的体验：非对称（依恋）或对称（主体间性[①]）；协调的关系体验；接纳性情感体验；"降下"的躯体感受状态；身体体验的自我状态和与它们相联系的情绪；真挚的自体状态；动力、意志、欲望的体验；努力寻求依恋；表达核心需要。来访者心境的核心情感或心底话的袒露表达，与治疗师的接纳相联结，构成二元主体间的深度共鸣，从而转入状态三。在从状态二进入状态三的过程中，会出现正向情感崭露的韧性。与此同时，来访者因真情流露而产生突破后，相应呈现的情感包括纾解释放、希望，感觉更强大、更轻松，以及适应性行动倾向。

[①] 主体间性（英语 intersubjectivity，德语 intersubjektivitaet），又被译为"交互主体性""主体际性"。

临床案例 2.2　　"我感觉第一次，真的我把另一个人带到了那儿"

保罗在进入状态二的过程中，倘若他再度孤独地面对同一种创伤性体验，那么这势必会导致他再度受伤。为了避免历史重演，治疗师通过邀请他重复觉知，并肯定他接收和接受治疗师的在场，从而共同创造安全感。他不仅感受到了安全，还感受到内心的密室的在场——这内心的密室令他感觉被堵住和困着。治疗师承诺与他一起，待在这内心密室中，保罗明言这令他感到被抱持，而且很像一个满身伤痕的战士被带离战场时的感觉。在治疗师邀请他一起接近那内心的密室时，对话如下。①

来访者：（颤抖地吸了口气）……[状态一进入状态二的过渡性情感：准备哭泣的冲动。]

治疗师：（放慢语速，温柔）唔……[用语气让来访者感受安全。]

来访者：（哭泣渐渐加强）……[状态二：悲伤的体验与表达。]

治疗师：（放慢语速，温柔）保罗，什么涌出来了？[预测激动场景出现。预备场景重塑。]

来访者：（继续哭泣，深深地呼吸）伤口。[聚焦身体感觉。]

治疗师：（放慢语速，温柔）请帮助我和你一起想象，我们和那个被锁住的密室的关系是怎样的？[用"我们"化解来访者的孤独。]

来访者：（继续哭泣）就在门外。[描绘激动场景的细节，渐渐进入场景重塑。]

治疗师：（放慢语速，温柔）就在门外……帮助我想象被锁住的密室的样子[邀请来访者进一步描绘激动场景的细节，加深情感体验。]

来访者：（继续哭泣）都被墙堵死了。[进一步描绘激动场景的细节和场景重塑。]

治疗师：（放慢语速，温柔）都被墙堵死了。

来访者：（继续哭泣）有一扇沉重的大门。[进一步描绘激动场景的细节和场景重塑。]

治疗师：（放慢语速，温柔）有一扇沉重的大门。用你的手去感受那扇门，可以用各种方式。把它拿到这里来。对的，保罗，用你的双手，就是那样。没关系，只是觉察……[聚焦身体感觉。邀请来访者进一步描绘激动场景的细节，加深情感体验。]

来访者：（继续哭泣，深深地呼吸，把手抬起一点儿）……[继续深入状态二。]

治疗师：（放慢语速，温柔）我在这儿，我和你在一起。嗯，慢慢来，慢慢地做。[用"我们"化解孤独，继续放慢语速。]

来访者：（继续哭泣，深深地呼吸）……[继续深入状态二。]

---

① 为了避免因重复使用同样的形容词而给读者带来的烦琐感，请留意来访者在以下对话中，全程都是闭上眼睛和语速缓慢的，不再在文中标记。

治疗师:（放慢语速，温柔）是的，它的代价太大了，保罗。墙在那儿或许是有原因的，但是它让你付出的代价太大了，你不得不独自承受它。不过，你现在不是一个人了。[继续描绘激动场景的细节和场景重塑。]

来访者:（继续哭泣）……[继续深入状态二。]

治疗师:（放慢语速，温柔）嗯嗯……不用抑制。[深化情感流露。]

来访者:（继续哭泣，呻吟）……[继续深入状态二。]

治疗师:（放慢语速，温柔）对……对的，保罗……尽情地哭吧，不用有所顾忌。[深化情感流露。]

来访者:（继续哭泣）……[继续深入状态二。]

治疗师:（放慢语速，温柔）请帮助我和你一起想象那个画面，保罗，你看到了什么？[用"我们"化解孤独，深化情感流露。]

来访者: 充满了……有一个……[进一步描绘激动场景的细节。]

治疗师:（放慢语速，温柔）没关系，充满了什么？

来访者:（继续哭泣，摇着头）……[进一步描绘激动场景的细节。]

治疗师:（放慢语速，温柔）请帮助我和你一起看到它，帮我们和你一起看到它。[用"我们"化解孤独，深化情感流露，二元情感调节。]

来访者:充满了人。我只是……我帮……我无法帮……[进一步描绘激动场景的细节。]

治疗师: 那里充满了你无法帮助的人们。

评注

在这个过程中，来访者的内心世界觉知、接收和接受治疗师的在场，使其接受在治疗师的陪伴下进入状态二。在激动场景的描绘中，来访者与治疗师已经贴近来访者的深层创伤，尤其是他内心的眼睛看到"无法帮助的人们"，我们可以想象到来访者面对自杀或被谋杀等案发现场的恐怖景象。

接着，来访者在激动场景亦看见被他推开和拒绝于门外的妻子与孩子。来访者用饮酒的方式来麻醉自己，他感到羞耻，表现出了懊悔的悲伤和哭泣。幸好，来访者依然接受治疗师的在场。面对此情此景，治疗师问来访者，昔日的他需要今日的他和治疗师为他做什么？来访者立即明确地表示，希望帮他把墙拆掉。可惜，尽管来访者的心愿意，但是他的肉体却软弱，并认为这密室的羞耻太多了。以下是来访者与治疗师的进一步对话。[①]

① 为了避免因重复使用同样的形容词而给读者带来的烦琐感，请留意来访者在以下对话中，全程都是闭上眼睛和语速缓慢的，不再在文中标记。直至最后，治疗师邀请来访者睁开眼睛为止。

来访者:(悲鸣的啜泣)那儿是我一次又一次生存的地方,是我的羞耻。[保罗的防御是为了生存而存在的。]

治疗师:那儿是你一次又一次生存的地方,是你的羞耻……我不想闯进去吓到你。[接纳来访者的防御。]

来访者:(悲鸣的啜泣)……[更深入的状态二。]

治疗师:(放慢语速,温柔)如果我只是在墙的外面,那么我可以和你一起在这里吗?[化解孤独。]

来访者:(更大声地啜泣)……[更深入的状态二。]

治疗师:(放慢语速,温柔)你能听到我在外面吗,保罗?你允许我在墙的外面和你一起吗?[用"我们"化解孤独,二元情感调节。]

来访者:(大声号哭,轻轻点头)……[接纳性情感,来访者点头明示同意。]

治疗师:(放慢语速,温柔)好的。我只是在墙的外面,我只是在墙的外面。你不知道如何从密室里出来,你不知道。不过,没关系。你不知道如何……试试看,你能否把你的双手放在你的心口?[聚焦身体,二元情感调节。]

来访者:(啜泣,没有动)……[也许羞耻感令来访者犹疑,也许来访者努力在超越。]

治疗师:(放慢语速,温柔)试试看,保罗……

来访者:(啜泣,没有动)……[也许羞耻感令来访者犹疑,也许来访者努力在超越。]

治疗师:(放慢语速,温柔)试试看,慢慢地。

来访者:(啜泣开始减退,慢慢地把右手放在心口)……[接纳性情感,来访者身体配合。]

治疗师:(放慢语速,温柔)很好。试一试,没关系。

来访者:(啜泣继续减退,把另一只手放在心口)……[接纳性情感,聚焦身体,来访者身体配合。]

治疗师:(放慢语速,温柔)留意我就在这儿陪着你,在你的左手边。同时,请你仍然紧紧地、温柔而坚定地握着你的手。我会轻轻地敲那扇门。在你内心最深处的房间里,如果你可以听到我的声音,就请轻轻地把门打开。只有你允许我进去和你在一起,我才会进去。你,和我一起,没有羞耻。没关系。帮我和你一起想象,保罗。[治疗师用自己作为来访者的真他①,亦同时为来访者做情感的二元调节。]

来访者:(开始平静)我正坐着看着那些墙。[接纳性情感,描绘场景细节。]

治疗师:你在看着你内在的墙。

来访者:(平静)看着那些为试图走出去而留下的抓痕。[接纳性情感,描绘场景细节。]

---

① 关于"真他"的解释,详见本书第6章。

治疗师：我们在里面吗？［用"我们"化解孤独，二元情感调节。］

来访者：（平静，点头）……［治疗师润物无声地潜进了来访者的深层创伤场景。］

治疗师：（放慢语速，温柔）谢谢你。没关系，我会和你一起待在这儿。当你准备好了，我们就会走出去，一步一步地走。无论如何，一旦你准备好走出去，我们就一起，抬左脚……抬右脚……我是说，哪怕是现在也可以，只要你准备好了。［聚焦身体，场景重塑。］

来访者：（平静，搓动着双脚）……［接纳性情感，来访者身体配合。］

治疗师：对，没错。你还有一些时间……我们现在从外层的房间出来了吗？

来访者：（平静）已远去了。［状态二处理完毕。］

治疗师：已远去了。好的，那让我们回到现在我们所在的这间屋子，一旦你感觉自己准备好了，就可以慢慢地睁开眼睛。

来访者：（睁开眼睛）我感觉第一次，真的我把另一个人带到了那儿。［状态二处理完毕。］

评注

回顾来访者状态二的处理，先由接近内心密室到密室的中央，最后来访者一步一步地走出来，是一段漫长的过程。我们回想来访者在状态一的讲故事模式，转为状态二的闭上眼睛、放慢语速，形容内心世界的现象，便是"降下"的躯体感受状态。所谓"降下"，是指来访者的觉知焦点从头脑层次的故事陈述转向内心层次，是意识以身体为基础的情绪感受现象。相应地，来访者主要呈现的核心情感，最鲜明的是深深的悲伤。这悲伤，来访者通过一波又一波的啜泣、渐渐加强的饮泣，到大声号哭地表达出来。在这个过程中，来访者多次呈现接纳性情感，治疗师则成了来访者安全依恋的对象，亦可借此修复来访者深重的羞耻感。治疗师邀请来访者想象的"昔日的我"和"今天的我"，便是自我状态的例子。至于状态二其他的现象，虽然并未在这位来访者的体验中呈现，但会在本书的其他临床案例中交代。

状态三：转化性体验的元处理

在状态三的过程中，来访者流露释放的核心情感将会显现出适应性行动倾向。来访者会产生解脱、希望、轻松或个体变强大的感觉。如果说来访者从状态一进入状态二的疗愈过程与绝大多数心理治疗中的所谓"突破"有很多相似，那么在状态三中处理疗愈，从而释放进一步的转化突破，以及促进该过程发生元处理则是 AEDP 独有的。具体过程如下。

- 来访者对治疗的突破过程进行反省和观照。

- 感受新一轮的情感，举例如下。

  - 掌握性情感。这是因无所顾忌的真情表达，克服过去的限制，化解自体被囚禁、因羞耻与恐惧被孤独激发的欣乐、自豪、自信感，并在同时伴随产生的躯体力量与正能量。

  - 悲悼自我的情感。这是为过去因自困而流逝的生命和机遇的情绪痛苦感。

  - 疗愈性情感。这是对自体被确认与被肯定的触动感，以及对治疗师的协助而产生的感激、温柔与感动的情感。

  - 战栗性情感。这是情感释放后全新而又陌生的生活希望，以及与飞跃巨变体验相关的惊讶和正向的战栗感。

  - 领悟性情感。这是因与新的理解相关的，如"是的""哇"等情感。

  - 顿悟感。这是因确认的欣喜而产生的情感。

  - 生命活力的情感。这是因崭露的转化而出现的惊喜所引发的鲜活、热情、探索的热切之情。

AEDP 治疗师充分觉察并利用这些现象，引导来访者加深体验，存养扩充[①]地品味，渐渐转入状态四。

临床案例 2.3　　　　　　　　"刚才的体验那么深远"

保罗刚刚从内心的密室走了出来，承认自己把另一个人带到了那儿。[②] 以下是他对这次体验的描述。

来访者:（凝望治疗师，语气平静缓慢）刚才的体验那么深远。[状态三，掌握性情感的自豪感。]

治疗师:（放慢语速，温柔）那么深远……谢谢你……谢谢你……嗯……你现在感觉怎样? [元处理。]

来访者:（语气平静缓慢）很艰难……感觉就像……嗯……来之不易的平和。[状态四的平静感。]

治疗师:（放慢语速，温柔）现在，请你和这个来之不易的平和待在一起。[深化和重视正向情感。]

---

① 存养扩充，源自孟子对四端的修养方式。我受其启发和影响，将其应用在状态三与状态四上，引导来访者存留、育养、扩大，以及被疗程当下的正能量或正气充满。存养扩充法的步骤参见第 8 章。

② 参见临床案例 2.2 中来访者说的最后一句话。

来访者:（语气平静缓慢）是的。[深化体验。]

治疗师:（放慢语速，温柔）继续和这个"来之不易的平和"待在一起，允许自己去充分体验这种和平。[进一步深化和重视正向情感。]

来访者:（语气平静缓慢）很顺畅。[状态四的流畅感。]

治疗师:（放慢语速，温柔）很顺畅，好的。允许你自己感觉顺畅。[再进一步深化和重视正向情感。]

评注

这个片段显示了状态三与状态四往往是混合在一起、环回出现的。状态三的情感被统称为转化性情感，这是指状态二的负面情感经过完满处理后被转化了，从而出现了正向发展和正向情感。这现象有如暴风雨后呈现的彩虹，带有苦尽甘来、否极泰来的特点。我们发现，在理论的层次，状态三的现象有六种可能出现的转化性情感。在实践的层次，这六种转化性情感出现在同一节的治疗中是稀有的。

状态四：核心状态和真实感

在状态四，身体体验的特征表现为平静、流畅、活力和放松的感觉。状态四中呈现的积极心境现象（比如，广阔之路、含苞待放的娇弱花蕾）需要继续汲取营养，才能将其具有的积极力量发挥到极致，圆满绽放。这些积极的方面包括：

- 心境的开阔性，即对他人慈悲和自我慈悲，超越自我为中心的道德情操，大方慷慨、友善；
- 深刻的理解；
- 清晰，即事情"对劲"的感觉；
- 一种"这就是我"的体验；
- 新的真相、新的意义；
- 获得生活的智慧，即面对自己当下的处境，了悟如何处理才是最适切的方法。

来访者经常会表达的另一个特别的体会是"当下的这个我是不加掩饰的，是真正的自我，也是最忠于自己的我"。此时，如果治疗师进一步引导来访者回顾其生命历程，来访者就可能会重新构建连贯一致的自主性叙事，从中可体现其生命独特的意义，这种心境状态或境界契合东西方文化中关于"智慧"的经验描述。

临床案例 2.4 　　　　　　　　　　　　**"更自由了"**

　　保罗在深化和品味了当下的流畅感之后，用了一个"卸下全副武装设备担子"的比喻来形容如释重负的放松感和自在感。治疗师追踪来访者在状态四的心境中，引导来访者借此机会重新建构自己与家人的关系。①

　　治疗师：（放慢语速，温柔）当你在那种内心状态下，也允许你自己在这种身体状态里，无论是内心还是身体，你所有的一切都能尽情地看后面、看前面，这让你感觉怎么样？继续和这种新的感觉，和这个"格外清新"待在一起，在画面中想象你的妻子、你自己、你的孩子，帮助我去和你一起想象。[再进一步深化和重视正向情感。]

　　来访者：（眼睛向上望）更自由了。[状态四。]

　　治疗师：（放慢语速，温柔）更自由了。

　　来访者：（眼睛向上望）负担更少了。[状态四。]

　　治疗师：负担更少了。好的，好的。

　　来访者：（凝望治疗师）玩耍。

　　治疗师：玩耍！和谁？

　　来访者：（凝望治疗师）和我的家人。[重构与家人的关系。]

　　治疗师：和你的家人。好的……那么，请你跟和他们一起玩耍的这个感觉在一起……对你来说，和他们一起玩耍的感觉怎么样？

　　来访者：（咯咯笑）很好。

　　治疗师：那很好，那很好。现在，可能只剩一分钟了。允许你自己回到这间屋子，眼睛依然是睁着的。我注意到你在咯咯笑，你在笑什么？

　　来访者：（平静）就是身为一名父亲，在想到和孩子们玩耍时就会情不自禁地咯咯笑出来了。

　　治疗师：身为一名父亲，想到和孩子们玩耍……确实，身为一名父亲，很好……

评注

　　首先，我们必须强调来访者的眼睛向上望的重要性。我们发现，在状态二与状态三的处理完毕后，倘若来访者的眼睛向上望，就预示着他将进入整合的过程（Fosha，2017）。所谓"整合"，是指把先前零碎和混乱的不同部分重新整顿和组合起来，建构成一个有条

---

① 为避免重复因用同样的形容词而产生的烦琐感，请留意来访者在以下对话中，全程都是睁着眼睛、语速缓慢的，不再在文中标记。

理、身心内外贯通一致的有机体。这种现象大有《中庸》中"天地位焉，万物育焉"的味道，指的是天地万物（包括人）的适切到位和"对劲"的感觉。与此同时，天地万物（包括人）的转化，创生和养育的内在元力，被畅通无阻地觉知和唤醒了。

再进深一层，另一个体验了状态四的人说："我感觉现在我们所有人和环境都好像融为一体，没有了边界……我的身体感觉很温暖，感觉能量在整个空间中流动！"（魏陨烁，2016）①状态四的现象是心理学上的"超个人的合一"（transpersonal unitive）体验，是一种人与人共融、人与环境的共融现象（Yeung，2021）。这超个人的合一体验带有超越层次的特质，与古今中外的静观传统的现象共鸣（Fosha & Yeung，2006）。还有很多状态四的特质，比如，再生、开悟、圆融、照见等现象，尽管我们不会在此将它们详述，但它们都反映了状态四的广阔之路。在这广阔之路上，呈现出无穷无尽的现象和生生不息的境界（Fosha，2017）。

最后，此临床案例中的来访者呈现和孩子们玩耍的想象与冲动有多重意义。较明显的一重意义是，身为父亲，他与孩子们从拒于门外的关系重构到恢复健康的投入互动。他的投入不单只是情感，还包括身体，是身心贯通一致的表现。另一重要意义是，有脑神经科学家提出，玩耍的先决条件是安全感和自我感觉良好，任何负面情感都会打消玩耍的意欲（Panksepp & Biven，2012）。换句话说，来访者的玩耍意欲反映了他没有丝毫的负面情感，有的是自我感觉安全和良好的心境。

我们来对这部分内容做小结。AEDP 呈现的是一套现象学，这是 AEDP 核心理论框架中"两学"中的第一学。这套现象学是一幅心境转化的路线图，更进一步说，是心境转化的指南针，引导治疗师伴随来访者，重寻内心世界的故乡。

在此，谨借明代大哲学家王阳明先生的诗作《咏良知四首示诸生（其三）》收尾：

> 人人自有定盘针，
> 万化根源总在心。
> 却笑从前颠倒见，
> 枝枝叶叶外头寻。

---

① 这是国内的一位 AEDP 学员在上海精神卫生中心为期五天的 AEDP 的春季培训中，在第三天分享的状态四体验。在 AEDP 的培训中，学员们的体验往往很像集体接受 AEDP 治疗，亦同时体验四个状态的现象。

AEDP 的 22 项必要技术

AEDP 治疗师只有掌握了 AEDP 的 22 项必要技术，才能陪伴来访者重回内心世界的故乡。这套技术便是"两学"的第二学了，它不仅是 AEDP 的必要干预技术，还是 AEDP 治疗师必须掌握的临床技能。

在戴安娜老师创立和发展 AEDP 的初期，经常被我们这第一代嫡系（即接受她直接和亲自教授及督导的徒弟们）问这样的问题："什么是 AEDP？ AEDP 理论框架的核心跟其他心理治疗流派的区别是什么？"

我们问这个问题，并不代表我们不懂如何做 AEDP 治疗；相反，我们都可以凭直觉把 AEDP 治疗做得很好，但在我们被问到"什么是 AEDP"时，好像又无法简单地回答。在我们观看戴安娜老师和我们彼此的治疗视频时，都能凭直觉感知这个像 AEDP，那个有点像又有点不像 AEDP，另一个则完全不像 AEDP。我们是否可以对"哪些技能是属于 AEDP 的"或"什么是最能代表 AEDP 的技能"达成共识？

其实，我们是想从最本质上确立 AEDP 独有的特色，这个身份角色的问题也终于得到了解答。

2016 年，刊登于《心理治疗整合学刊》（*Journal of Psychotherapy Integration*）的研究报告《加速的体验性动力学心理治疗的保真度量表的验证》（*Validation of a Fidelity Scale for Accelerated-Experiential Dynamic Psychotherapy*），确立了 AEDP 的必要技术（Faerstein, I., Levenson, H., & Lee, A. C., 2016）。这项研究有 249 位参与 AEDP 培训的学员和 13 位 AEDP 的培训老师，验证了 AEDP 的 22 项必要技术。这些技术是 AEDP 的学员无论是在认知的知识层次还是实践的胜任层次都必须要学习的。

它有异于一般的动力学心理治疗的干预技术，亦因此构成了 AEDP 的干预特色，是 AEDP 的正本。换句话说，在一节心理治疗中，过程中越多出现这些技术，便可以算是"越像" AEDP 了；相反，越少出现这些技术，便"越不像" AEDP 了。

以下为 AEDP 的 22 项必要技术：

1. 留意转化的显现（复原力的微光 [①]、强项 [②]、关系感，以及来访者对与生俱来的最佳自我的追求倾向），重视它们超过重视阻抗和病态的现象；

2. 明显地放大转化的动力；

---

① 复原力的微光（glimmers of resilience），指来访者在治疗过程中的忆述或在当下呈现超越逆境的心理素质或行为。

② 强项（strength），指来访者在治疗过程中的忆述或在当下呈现个人的心理能力或行为。

3. 使用 AEDP 临床技能明显地使来访者感受到开心、认同和 / 或喜悦；

4. 深切、积极地让来访者感受到超镜映回应 ①；

5. 治疗师借助自身的真实情感体验或审慎的自我暴露，用共情展示积极的情感交流；

6. 积极地使用"我们"一词向来访者传达治疗师与来访者共同努力的信息；

7. 在治疗过程的二元关系中能明显地营造依恋体验；

8. 维持一个体验的焦点；

9. 通过目光、语气、说话速度及其他非言语的活动与情感同频；

10. 能（明显地 / 暗地里）放慢治疗过程；

11. 引导来访者留意情感 / 身体的体验；

12. 时时刻刻地追踪防御、焦虑，以及核心情感；

13. 以一个非面质化的、非病态化的（例如，接受、绕过、融化和 / 或验证防御）立场处理防御；

14. 询问与情感体验相关的身体反应；

15. 引导来访者深化核心情感体验；

16. 引出一个真实的他者 ②，以确保来访者不会独自面对压倒性的情感体验；

17. 针对来访者转化体验中的特定现象（AEDP 的四个状态和三种状态转化）而选择适切的干预技术；

18. 处理核心的情感体验，直至完成；

19. 重视正向情感或转化并与其工作；

20. 元处理，引导来访者在体验一个情感体验之后再进一步处理这个体验 ③；

21. 元处理来访者对治疗关系的体验；

22. 元处理来访者各种大小的改变，尤其是具有治疗作用的转化体验。

在介绍了 AEDP 的 22 项必要技术之后，我们将从必要技术的角度重新探讨它落实在临床中是什么样子。接下来，我想邀请你重读临床案例 2.1 至 2.4，聚焦治疗师的部分，我将进一步探讨和补充这些临床案例中治疗师的必要技术。

---

① 超镜映回应（beyond mirroring），指相对于被动的镜映回应，治疗师以主动的投入和积极的共情来表现对来访者的关怀。

② 指治疗师和 / 或来访者内化的"真实的他者"。

③ 这个句子是从英文翻译过来的，有点累赘难明。"元处理"的英文原文是"meta-processing"，而"meta-processing"又是"meta-therapeutic processing"的缩写，指来访者在接受治疗中，体验疗愈性的过程后的处理。

再思临床案例 2.1

首先，治疗师每时每刻无间断地追踪来访者处于哪个状态中，并做出相应的干预（技术 17）。这项技术和无间断地追踪来访者呈现的防御、焦虑和核心情感现象（技术 12），是全覆盖、全天候、全方位地渗透四个状态的。这好像是治疗师一眼盯着来访者呈现的现象，另一眼盯着技术 17 和技术 12，从而决定接下来立刻要用的干预技术。当然，这种有意识的做法是 AEDP 初学者的入门基础功夫，最终要做到从有意识地使用这些技术深化至无意识地使用，达到"忘我"境界，亦是"剑随神走"的境界。所谓"剑"，是指治疗干预；所谓"神"，是指治疗师的直觉，与《庄子·养生主》中庖丁解牛的那句"官知止而神欲行"同频。①

我想再次强调技术 17 和技术 12 的重要性，因为其余的 20 项必要技术都是预设使用了技术 17 和技术 12 后呈现出来的信息。可以说，技术 17 和技术 12 主导了治疗过程中其他必要技术的使用。

再思临床案例 2.1，治疗师用了很多技术 10 中明显地 / 暗地里的放慢语速，目的是在心理层次降低焦虑，并相应地降低防御。与此同时，在大脑神经系统层次，激活副交感神经的前支，减少攻击或逃避的防御行为的出现。治疗师还使用了技术 13，接纳来访者的防御，并在同时"顺水推舟"地确认来访者的觉悟，即防御的代价太大了，目的是引导来访者放下防御。

此外，治疗师的友善和微笑是使用了技术 3。尽管这是一项技术，但必须是真诚地发自内心的感受，这也是可以被来访者觉知的。治疗师曾多次在其他时间温馨地说来访者的外表好像一名硬汉，但他的内心世界却像一只柔软可爱的玩具熊，来访者也欣然接受了这个形容。因此，治疗师便对来访者的情感产生了喜悦并通过技术 3 体现了出来。

在引导来访者进入状态二的境界后，治疗师记得来访者有练习正念冥想的习惯，这是来访者能体现出自强不息的强项，是他转化力的呈现，所以治疗师使用了技术 1 和技术 2，邀请来访者把注意力转向内心世界。这种把注意力转向内心世界的能力，都是正念和冥想的基本功夫。我们看见来访者的配合和之后过程的有效性，验证了治疗师使用技术 1 和技术 2 的精准到位。

再思临床案例 2.2

治疗师在引导来访者进入态二之际，由于预设了来访者之所以受创伤，是因为来访者

---

① 你可能会问，可以将直觉应用于心理治疗中吗？我的回答是，当然可以。几位大师级的治疗师，如罗杰斯和威尔弗雷德·比昂（Wilfred Bion）都曾探讨过治疗直觉的现象。

孤立无援地面对了压倒性的刺激，因此在再次引导来访者重现创伤性的回忆与体验之前，治疗师必然会使用到技术 7，如透过来访者的觉知，接收和接受治疗师的在场来营造安全的依恋关系。进一步地说，在临床案例 2.2 中，还可见到技术 6，治疗师刻意地在话语间多次使用"我们"这一代词，表示将与来访者共同努力和面对，借此化解来访者的孤单，进而使来访者体验矫正性情感体验。生命最大的痛苦，莫过于一个人在茫茫天地中，在悲欢离合的无常之常态中，独自怆然面对生老病死等创伤。因此，AEDP 重要的治疗技术，就是通过治疗师身心的在场来陪伴来访者，见证其独特的存在和经历，化解其自我因长期依赖防御而内心封闭的孤独与寂寞。加上技术 16，治疗师以自己作为真他，与来访者共同承担其强烈到无法独自承担的如洪水海啸般澎湃和压倒一切的情感。

在处理状态二中，场景重塑可以说是 AEDP 的治疗干预技术的最高境界。"场景重塑"的英文"portrayal"有"描绘"的含义，它的目标是重塑来访者原来创伤的场景。昔日，在来访者之前受过创伤的场景中，他因孤独地面对压倒性的情感而产生了创伤的症状；今日，在治疗过程的当下，就算再次激发同一个创伤的场景，也会因为来访者觉知，以及接收和接受了治疗师的在场而不再感到孤单，使其情感被激活。在治疗师的悉心调节下，来访者的情感得以体验和表达，直至完成或状态发生转变。临床案例 2.2 呈现了场景重塑的过程。在重塑的过程中，越是把场景的细节描述得绘声绘形，加上运用了技术 8、技术 11、技术 14，越能深化来访者的情感体验与表达（技术 15），场景重塑的疗效越鲜明深刻。

再思临床案例 2.3

一旦来访者进入状态三，治疗师就往往跟来访者的体验一样，都是放松的。因为状态三呈现出来的情感都是正向的，或是朝向正面发展的，所以治疗师的干预技术是重视这些正向情感或发展（技术 19）。所谓"重视"，是指在正向情感与负向情感的比较下，正向情感更受重视，治疗师会更加选择性地聚焦正向情感及其发展，通过邀请来访者与这正向情感待一会儿以深化来访者对正向情感的体验。

治疗师关于状态三的重点是干预，即元处理（技术 20、技术 21、技术 22）。在临床案例 2.3 中，来访者第一次带另外一个人（指治疗师）进到这么深的地方，体现了来访者对治疗师的信任与亲切（技术 21）。与此同时，亦因来访者有勇气带治疗师进入内心世界这么深远的地方，故来访者是自动地处理疗愈后的现象，治疗师只需给来访者空间去做元处理（技术 20）即可。

再思临床案例 2.4

　　当来访者进入状态四时，来访者的疗愈过程变成了全自动化，治疗师的干预便是积极的、不刻意的。这个现象大有老子在《道德经》中所说的"无为"和"万物将自化"的境界。应用在状态三和状态四的现象中，治疗师只需无为，即不作妄为，顺着来访者，使用技术 15 和技术 19，在这真我呈现的境界中做一个见证者，则万物如来访者，将自己自发自动地转化。

小　结

- 什么是 AEDP？AEDP 是一套博大精深的、整合了不同理论的心理治疗模式。我们也可以简单地用具有中国特色的语境来解释 AEDP——一力两学，这也是整套 AEDP 的理论框架。

- 这"一力两学"的理论框架是我在吸收和揣摩 AEDP 的精髓后，特地为有中国文化背景的治疗师们创建出来的，更适合他们的学习和思维模式。在此，我也鼓励有中国文化背景的 AEDP 治疗师们，在体悟 AEDP 的特色之后做同样的创建。

- 两学之一，是四个状态转化过程的现象学。这种现象学是心境转化的地图，也是一个指南针，让治疗师清晰地觉知如何引导来访者朝向身心得到疗愈的终极境界。

- 两学之二，是学习 AEDP 的必要技术。这套技术工包括 22 项，是经过 249 位参与 AEDP 培训的学员和 13 位培训老师验证和研究总结出来的。这项研究结果已发表在国际级别的心理治疗学刊上。

- 本章探讨了 AEDP 的理论层次的部分。接下来，我将聚焦实践层次，旨在把 AEDP 的 22 项必要技术借弗洛伊德的"心理治疗如棋局"的比喻，做更详细和深入的探讨。

第 3 章

"一力两学"的临床应用

> AEDP 是不能被手册化的治疗法……也不是乱来和任治疗师自由发挥的，它是有章有法、有自己的特色的。
>
> 戴安娜·弗霞

本书的前两章探讨了 AEDP 中"一力两学"的总体概念和理论框架。我努力尝试把一套极复杂的心理治疗模式暗在的内部逻辑明在化。

戴安娜老师经常在课堂上说，"AEDP 是不能被手册化的治疗法"。她的意思是，不能简单地说第一步做这个、第二步做那个之类的。她还说"心理治疗的过程是杂乱和棘手的"，意思是来访者往往在治疗过程中呈现的变数是无限的。原因很简单，每一位来访者的故事都是不同的，但奇妙的是，这些故事的背后好像又有规律。自弗洛伊德开始，以及以后不同的心理治疗流派，都是想找出人性和内心世界的规律。对此，戴安娜老师也说："AEDP 也不是乱来和任治疗师自由发挥的，它是有章有法的、有自己的特色的。"作为学生的我在问，什么是 AEDP 的章法呢？AEDP 固然有它与众不同的特色，但这些特色是否有内部的逻辑呢？落实在临床过程，既然我们说 AEDP 的一大特色是"疗愈从来访者与治疗师开始接触的一刹那就开始了"，那么这又是怎么一回事？

相信你在读过第 1 章和第 2 章后，会初步理解 AEDP 的总体概念和理论框架，因此也能更容易领悟以下临床案例（我将本章案例整体命名为"溺水的女儿"）。[①]请注意，从临床案例 3.1 至 3.12 都出自同一节治疗，即它们是同一节治疗过程中的 12 个连贯的场景。

---

① 本章临床案例逐字稿初稿由唐妮译。

我之所以将这 12 个场景分开呈现，是因为希望你能更容易地消化每一个场景的信息，以及借助 AEDP "一力两学" 的框架分析背后发生的事情。值得强调和留意的是，这临床案例验证了来访者在心理治疗过程中的奇妙变数。你能接得住这些千变万化的变数吗？关于这个问题，在你读到本书第二部分 "内修篇" 时，可能会找到关于如何应对的指引。

临床案例 3.1   "这些天我有些不能平静"

来访者背景

莉百加（化名），一位 58 岁的女性来访者。在她 12 岁左右时，她的父母离婚了。之后，来访者与母亲同住，她的父亲娶了母亲的妹妹为妻，从此与来访者及其母亲断绝关系。来访者的母亲在离婚后，经常带不同且不三不四的男人回家，就算发生性行为也毫不遮掩，并被来访者看见过。来访者于 16 岁时离开家庭，尽管她向往被爱，却从未谈过恋爱，且至今未婚。

来访者长期感觉寂寞和孤独。来访者曾接受过心理治疗，由一位名叫詹姆斯的治疗师和他的妻子安娜共同以动力心理治疗法 [1] 帮助了她，疗效颇佳。詹姆斯和安娜被来访者视为 "足够好" [2] 的父母，但遗憾詹姆斯因病去世，故来访者主动找我帮助她。关于这一节的治疗议题，我在事前毫不知情，但治疗刚开始还未到一分钟，治疗议题便显现出来。

来访者:（语速快,右手指向心）我昨天和今天早上都非常非常焦虑,我一直想着来这儿,我也一直想着你……[应激与痛苦,状态一。转化力的微光与发现:公开确认治疗师为内化了的依恋对象。]

治疗师:（柔软）谢谢你……[注意到来访者想哭的面部微表情,暗地里放慢语速。接受和确认来访者将治疗师内化为依恋对象。]

来访者:（语速仍然很快）这的确可以让事情不一样,我一直想着你,这的确能帮助我平静下来。不过,这些天还是有一些事情让我有些不能平静。[治疗师作为内化了的依恋对象显然是有效的,但并不足以帮助来访者应付最近的挑战。]

治疗师:（柔软）的确。[共情式认同。]

来访者:（语速仍然很快,胡乱摆动的手势）我想告诉你的是发生在我身上的另一件大事。你知道的,我在网上征友……[小时候被父亲遗弃,"一个男性依恋对象" 是来访者的核心议题。抓紧治疗议题。]

治疗师:（温柔）嗯。[共情式抱持。]

---

① 治疗师采用的是传统的动力心理治疗法，而非 AEDP 。

② "'足够好'（good enough）的父母" 这个概念，最先由唐纳德·温尼科特（Winnicott，1990）提出。

来访者:（语速仍然很快，胡乱摆动的手势）……我尝试去结识一些人，并在之前几个星期认识了一些人，但都没有产生火花。我只给自己定了一条标准，就是不找多伦多以外的人，但是这个人我也去了解了，但我没有……他说他在多伦多北部的一个农场，但我并没有意识到他是在郊外，那儿很远……[陈述激动场景的开端。]

> **评注**
>
> 　　戴安娜老师经常强调，AEDP 的一大特色是"疗愈从来访者与治疗师开始接触的一刹那就开始了"。这是指在每一节治疗的开始，治疗师便聚焦来访者疗愈的潜能，这疗愈的潜能便是转化力了。
>
> 　　在上述临床案例中，治疗师在疗程还未到一分钟时便注意到了来访者呈现出了状态一的现象，亦注意到来访者转化力的微光并加以确认。此外，来访者明显地呈现焦虑，而治疗师对此追踪无间并立刻做出相应的干预——以语气和语速营造安全依恋的氛围和气场。疗程开始未到一分钟，治疗师既觉知来访者的内心状态，亦使用了七项 AEDP 的必要技术。可见，AEDP 的"一力两学"的理论框架得以临床实践，"一力两学"的内部逻辑亦融摄和验证了 AEDP 的"疗愈从来访者与治疗师开始接触的一刹那就开始了"这个特色。

　　在这里，了解来访者的成长和治疗背景将有助于治疗。显而易见的是，来访者的父母没有给予她半点安全感，在来访者的心目中，父母是不会照顾或保护她的，甚至是会离弃她的和置她于危险的；相反，来访者的前任治疗师夫妇那种被视为如"足够好"的父母的关系，意味着营造安全依恋关系的重要性和有效性。这营造安全依恋关系的策略，融摄了 AEDP 的两大特色。

　　第一，"以转变为基础的治疗效用论"，意思是指了解来访者出现病态只是一个途径，借此通往疗愈才是终极目的。来访者过去的生命历程在哪里"出错"了，就要对准"出错"的位置在当下体验，治疗、转变和"矫正"来访者将来的命运，是 AEDP 治疗师的终极关怀。

　　第二，AEDP 以"一种刻意正向和投入情感的治疗师姿态"出现，这是安全依恋关系的特征。所谓"投入情感"，指的并不是 AEDP 治疗师被来访者的压倒性的情感卷进去；相反，AEDP 治疗师不仅要代入来访者的情感世界，还要作为来访者澎湃情感的容器。

　　这两大特色，我们可以从临床案例 3.2 中体会到。

临床案例 3.2　　　　　　　　"感觉就像我被抛弃了似的"

来访者:（面部表情僵硬，语速开始放慢，头垂了下来）问题在于，我完全沉浸在自己的想象中。[聚焦内在心境。] 所以，前面一切都好，我在第二天给他发了一封电子邮件，说希望他安全到家……[放慢语速，焦虑感减弱。头下垂的姿势可能体现出了羞耻感。]

治疗师：（温柔）哦……[共情式抱持。预测陈述的发展——来访者感到被遗弃。治疗师预测来访者将会呈现压倒性的情感，所以加强了自己的定力，调节自己以面对来访者的澎湃情感。]

来访者：（胡乱摆动的手势，头垂着）有些事我说过……你知道困扰我的并不是……但是……我跟他说"我想再见到你，和你多聊聊"之类的话。那天晚些时候他简短地回复了我，他说与我见面是一件美好、温暖的事情，他还说我很漂亮，他很想抱我、亲我等，但他并没有说我们什么时候还可以再见面。[继续陈述激动场景。]

治疗师：（温柔）哦……[共情式抱持。]

来访者：（胡乱摆动的手势，头垂着）他在前天（也就是星期五）告诉我，他侄子会在那天过去和他住。他在给我发了这条信息之后，就再也没有给我发任何信息。（加重语气）我在星期日那天的状态很糟……[激动场景的高峰。]

治疗师：（更温柔）嗯……[加深共情式抱持，抓住激动场景。]

来访者：（胡乱摆动的手势，加重语气）我觉得我已经被甩了……[治疗师的预测被证实——来访感到被遗弃。]

治疗师：（更温柔）哦……[加深共情式抱持。]

来访者：（加重语气，更加激烈）我在愤怒的波浪中摇摆不定……[防御性愤怒，其强烈程度表明与来访者过去关系中的创伤有关。]

治疗师：（更温柔）哦……[加深共情式抱持。]

来访者：……就像昨天白天。我在星期五确实收到了一封他写得很长的邮件，但是我星期六的整个白天一直都处于惴惴不安中。[防御性愤怒，其强烈程度表明与来访者过去关系中的创伤有关。]

治疗师：（更温柔）哦……[加深共情式抱持。]

来访者：（加重语气）星期日时，我感觉很糟糕，有羞耻的波浪向我袭来。[证实治疗师的感觉——来访者的羞耻感。]

治疗师：（更温柔）当然。[共情式确认来访者的感受是可理解的。]

来访者：（加重语气）我觉得……很受侮辱，而且我觉得他不想和我在一起，我很痛苦，你知道我说了太多关于我父母的分开。[证实治疗师感应来访者的强烈愤怒与羞耻感表明与其过去关系中的创伤有关。]

治疗师：（更温柔）哦……[加深共情式抱持。]

来访者:（加重语气）我告诉了他一些关于我养母和失散兄弟的事。我觉得，我一定是有什么毛病……[证实治疗师感应来访者的强烈愤怒与羞耻感表明与其过去关系中的创伤有关。]

治疗师:（更温柔）嗯……[加深共情式抱持。]

来访者:……我那么藏不住话，真觉得很丢脸……[再次证实治疗师感应来访者的羞耻感。]

治疗师:（更温柔）哦……[加深共情式抱持。]

来访者:……我还很愤怒。[防御性愤怒。]

治疗师:（更温柔）当然。[共情式确认来访者的感受是可理解的。]

来访者:感觉就像我被抛弃了似的……[再次证实治疗师感应来访者的核心议题。]

治疗师:（更温柔）哦……[加深共情式抱持。]

来访者:（加重语气）……我在心里给他写了一封信，告诉他我被伤害了，在那种紧张、冲突，以及看似脆弱外，就没什么了。因此，我感到这让我很沮丧，而且很想和你说说。[陈述完结。]

治疗师:（更温柔）嗯，当然。[共情式确认来访者的感受是可理解的。]

评注

有了来访者不安全依恋的背景，尤其是来访者过去被父亲遗弃，最近被相亲对象甩了，作为男性治疗师的我必须全神贯注地与来访者共同面对这个核心议题。来访者在与男性的依恋关系中受了重伤，作为男性治疗师的我必须在疗程的当下提供安全依恋的条件和氛围（技术 7），以"矫正"来访者过去男性依恋对象造成的严重错误。因此，我用了温柔（技术 9）和共情式抱持（技术 3）来建构这种安全依恋关系。

有关"治疗师投入情感而不是被卷入来访者的情感"体现在，我在治疗过程中感应到来访者震荡的气场，并预测稍后将会出现场景重塑，来访者表现出的情感很有可能是震撼性和压倒性的，于是我有意识地加强自己的定力：双脚平放地面，更留意自己的呼吸和身体反应，这样才能接得住来访者的情感，成为来访者情感的容器。在来访者海啸般的情感涌现之际，我能起到定海神针的作用。

关于先前的场景，来访者依然处于状态一中。在我准备引导来访者由状态一进入状态二时，必须确定来访者不会在疗程的当下重演昔日孤独地面对澎湃和压倒性的情感。我把来访者当下与我暗在的关系明在化，以确保我不是一厢情愿地陪伴来访者；与此同时，来访者则是觉知、接收和接受我的在场和陪伴。这是 AEDP 的另一特色——此时此地和关系的体验工作。此处的"关系"是指治疗师和来访者在治疗过程当下的关系。我们可以通过临床案例 3.3 看到这一特色。

临床案例 3.3　　　　　　　　　　　　**"感受我和你在一起"**

治疗师：（更温柔，语气加重）我们能一起而不是只有你孤孤单单地走进那个你有着深深的羞耻感的地方，这是很关键的，也是很重要的。[用"我们"来化解来访者的孤独。]

来访者：（凝望着治疗师，非常专注）是的……[接纳性情感。]

治疗师：（更温柔，加重语气）所以，无论是我还是詹姆斯，抑或是詹姆斯的妻子安娜，我记得……[用真他来化解孤独。]

来访者：（咯咯笑，放松，放慢语速）你真棒……[肯定治疗师的记忆。潜藏信息是，治疗师的精准记忆证实了他对来访者的关怀。]

治疗师：（咯咯笑，放松）对。[共情式同频。]（更温柔，加重语气）去那个地方，也许你我都知道，那里会唤起一些埋得非常非常深的东西……[化解孤独，预料来访者将再次体验被父亲创伤。]

来访者：（放松，放慢语速，强忍眼泪）是的……那很可怕……[证实治疗师的预料，悲哀的预告性情感。]

治疗师：（更温柔，加重语气）我们这么做的时候你可以睁着眼，也可以闭着眼……你可以尽量随意……可以看我的脸、我的眼睛，听我的声音，感受我和你在一起……[肯定来访者与治疗师在场的联结。]

来访者：（点头）好的……[接纳性情感。]

治疗师：（更温柔，加重语气）当你走进那个地方——那个让你感到羞耻的地方，我也会在离你很近的地方看着你。[肯定来访者与治疗师在场的联结。]

来访者：（点头，摘下眼镜）好的……[接纳性情感，绿色信号情感 ① ——愿意冒险并潜入状态二。]

治疗师：（更温柔，加重语气）请你相信，你绝不是一个人在那里……[明示来访者绝对不会孤单面对。]

评注

我们可以从这个场景中看到，治疗师的精准记忆使来访者体会到治疗师的心里有她。治疗师和来访者共同面对和承担可怕的经历，常用"我们"这个代词有助于确保来访者觉

---

① 有关绿色信号情感，请参考本书第 5 章的详细探讨。

知到尽管她身处可怕的幽谷，但治疗师是与她同在的。这些都是在建构《孙子兵法》中所谓的"势"——以治疗师对来访者的珍惜、保护和关爱形成"势"，如布下天罗地网般、滴水不漏地全覆盖、全方位地包围着来访者。

治疗师在二元关系的向度中，干预固然重要，但来访者的接受更重要，否则便成了治疗师自说自话的独角戏。我们在这个场景中可以看到来访者多次呈现接纳性情感的表达。从这个场景和临床案例 3.1 的场景可见，来访者早已把治疗师的在场内化在心里，每当来访者想到治疗师，其内心就能获得平静。我们再一次把来访者当下与治疗师暗在的关系明在化，便是"此时此地和关系的体验工作"了。

在接下来的临床案例 3.4 中，我们将看到来访者从先前的强忍眼泪到哭诉到深深地啜泣，可确认来访者进入了状态二。治疗师依然以珍惜、保护和关爱的"势"包围着来访者。我们在临床案例 3.4 中可以看到 AEDP 的另一个特色——"体验性和现象性"。值得注意的是，我刻意用了"体验"而非"经验"一词，是想强调身体的感觉和呈现的现象 [1]。与此同时，我们亦在第 2 章中详细探讨了现象对 AEDP 的重要性，甚至把追踪无间呈现在来访者的现象提升至对疗程的主导性作用。

临床案例 3.4 "我觉得他的手臂环绕着我"

治疗师:（更温柔）詹姆斯在那儿吗？[引导来访者觉知真他的在场。]

来访者:（哭诉）我让他在那儿……[处于状态二——表达第一波的深深难过与悲伤。]

治疗师:（更温柔，加重语气）好的，他在做什么？[用具体细节强化形象。]

来访者:（深深地啜泣）……[更深入的状态二。]

治疗师:（更温柔，加重语气）哦……[更深入的共情式抱持。]

来访者:（深深地啜泣）……[更深入的状态二。]

治疗师:（更温柔）他和你在一起，你感觉到他了，对吗？[进一步地用具体细节强化形象。]

来访者:（深深地啜泣）是的，我感到他的手臂环绕着我……[强力的被抱持的意象。]

治疗师:（更温柔，加重语气）很好……很好……嗯……继续……哦……[共情式确认。]

来访者:（深深地啜泣）……[深入的状态二。]

---

[1] 所谓"现象"，是一种精神意识，特指能被观照、觉察和认知当下内心世界所呈现的认知、感受、体感等精神意识。

　　治疗师：（更温柔，加重语气）哦……[深入的共情式抱持。]

　　来访者：（深深地啜泣，左手护心）那很痛……[表明存在反思能力——在耐受窗①之内。]

　　治疗师：（更温柔）哦……[更深入的共情式抱持。]

　　来访者：（深深地啜泣，左手指向心）我甚至不能确切地知道为什么那么痛，但是真的很痛……[表明存在反思能力——依然在耐受窗之内。聚焦身体感觉。]

　　治疗师：（更温柔，加重语气）是的，是的……他的手环绕着你，我的声音陪伴着你，这些是否能帮助你承受这种痛？[化解孤独，确认横向功夫的有效性。]

　　来访者：（啜泣弱了一些）是的，这的确让一切变得不一样了……[留意正向的改变。]

　　治疗师：（更温柔，加重语气）是的，很好，你能这么想就好。[共情式确认。]

　　来访者：（啜泣弱了一些）这是那种我想要的……就是能够……[表明存在反思能力——依然在耐受窗之内。]

　　治疗师：（更温柔，加重语气）毫无疑问，的确如此……是那种被抱持的感受。谢谢你让我和你在一起，谢谢你带着我一起踏上这趟旅程。[进一步化解孤独。]

　　来访者：（啜泣）我迫不及待地想要来到这里，我觉得我充满焦虑……[反思自己依恋性求救的经历。]

　　治疗师：（更温柔）哦……[共情式确认。]

　　来访者：（啜泣弱了一些）……[完成首轮的情感处理。]

　　治疗师：（更温柔，加重语气）如果你准备好了，我们就可以进一步工作了，好吗？[预测需要处理来访者被父亲遗弃的深层创伤。]

评注

　　在临床案例中，来访者的面部表情、凝视、点头、双手动作、用手护心等非言语信息，都是其体验的表现。治疗师注意到了来访者在这方面的表现。

　　此外，治疗师还注意到来访者已经处于状态二中了，但直觉好像还未到位，其内心世界还未出现父亲的场景。来访者既没有出现状态一的现象，也没有出现状态三的现象，所以只算是状态二现象中第一波的情感处理。既然来访者的核心议题是被父亲遗弃，且父亲还未出现在场景中，那么治疗师便知道必须要引导来访者继续进深。

---

① 耐受窗（window of tolerance），指如果来访者感到痛苦但是依然可以忍受，能够对当下的体验做出反省，就可以把这个痛苦评估为处于耐受窗的上限之内；如果痛苦过于强烈，就很可能会超出这个耐受窗的上限，令来访者无法做出任何反省，只能以战斗（fight）、逃走（flight）或僵住（freeze）的方式作为防御。

在上述案例中，我们可以注意到，治疗师时常在评估来访者时被澎湃的情感淹没了，还是仍在耐受窗之内。倘若来访者仍在耐受窗之内，那么来访者的情感体验和表达就会释放真情流露的疗愈功能；相反，如果来访者被澎湃的情感淹没了，那么不仅没有疗效，来访者还会再次受到创伤。因此，AEDP 还有一个特色是"二元情感调节"，以确保来访者留在耐受窗之内。我们可以从临床案例 3.5 中看到这个特色。

临床案例 3.5　　　　　　　　　　**"我们并不孤独"**

治疗师：（更温柔，加重语气）让我们潜得深点、再深点。[以潜水作为隐喻，进入更深的潜意识。]

来访者：（凝视治疗师，点头）我不知道要去向哪里……[接纳性情感：愿意冒险做更深层的处理。]

治疗师：（更温柔，加重语气）没关系。你可以闭上眼睛——如果你觉得那样对你而言更容易的话，只要你能感觉到我的声音和你在一起就好。[向来访者确定治疗师在场，以化解其孤独。]

来访者：（闭上眼睛，积极点头，平静）哦，好。[接纳性情感：愿意冒险做更深层的处理。]

治疗师：（更温柔）想象你在潜水，越潜越深……不用怕，我们有一根生命线……所以我们并不孤独，我们还可以回来。我会和你一起潜下去……[意象引导：用"我们"确定治疗师在场，以化解其孤独。]

评注

治疗师预知来访者和父亲的关系早晚会在疗程的当下正式呈现，而呈现时的状态和随之产生的情感强度极有可能是震撼性的。因此，来访者在愿意接受治疗师珍惜、保护和关爱的"势"的同时，也被治疗师暗示将会出现震撼性的情感体验，来访者还会接受治疗师陪伴的保证，共同面对令她受伤的场景，保护她不会被震撼性的情感淹没，这便是二元情感调节的精髓了。

在上述案例中，出现了一个很有趣的现象：用潜水的意象作为进入潜意识的隐喻，这其实是治疗师非常喜欢也经常会使用的引导。治疗师事先毫无资料可以预测潜水竟然与来访者的深层创伤有关，这个现象将会在以下场景中出现，这是偶然、巧合，还是另外一种现象？我们稍后将会展开探讨。

接下来，我们将从临床案例 3.6 至 3.10 可见，来访者在治疗师的引导下，在深入的状态二中，呈现了来访者与父亲有关的几个深层创伤场景。这些深层创伤场景和随之产生的

情感强度在疗程的当下被处理，构成了 AEDP 的另一大特色——"对创伤和痛苦情绪产生的深刻负面情感做体验性处理"。我们来看疗程的发展。

临床案例 3.6   **"这意味着我失去了他"**

来访者：(闭上眼睛，左手轻抚自己的脸，声音颤抖) 有两件事涌上我的心头……[潜意识变成意识。]

治疗师：(放慢语速，更温柔) 哦……[共情式抱持，预测深层创伤场景的呈现。]

来访者：(放慢语速，闭着眼睛，声音颤抖) 当我父亲离开的时候……[证实治疗师的预测。]

治疗师：(放慢语速，更温柔) 哦……[更深入的共情式抱持。]

来访者：(放慢语速，闭着眼睛，开始啜泣) 我记得我去姨妈家探望他，我的表妹们叫他"父亲"……[第一个深层创伤场景。]

治疗师：(放慢语速，更温柔) 哦……这个对你来说有很深的意义……[更深入的共情式抱持。]

来访者：(放慢语速，闭着眼睛，啜泣) 这意味着我失去了他……[进一步表达哀伤及陈述深层创伤场景。]

治疗师：(放慢语速，更温柔) 哦……哦…… [深入的共情式抱持。]

来访者：(深深啜泣) ……[深入的状态二。]

治疗师：(放慢语速，更温柔) 哦……[深入的共情式抱持。]

来访者：(放慢语速，闭着眼睛，深深啜泣) 这意味着……我失去了他……而且我再也不会觉得自己特别……[进一步表达哀伤及陈述深层创伤场景。]

治疗师：(放慢语速，更温柔) 这一刻你失去了他……[深入的共情式抱持。]

评注

我们发现，在心理治疗的过程中，最困难的关卡是从状态一进入状态二。之所以会出现状态一的防御，是因为来访者外在的依恋对象没有做好珍惜、关爱和保护的工作，也没有令来访者感到安全，故来访者需要依靠内在的防御才能重拾安全的感觉；相反，倘若来访者在疗程的当下，觉知、接收和接受到了治疗师外在的这种珍惜、关爱和保护的"势"，来访者和治疗师便能一起重建安全感，原本牢固的防御因被软化而减弱，创伤的场景和随之产生的负面情感便会自然涌现。在临床案例 3.5 中，来访者在内心世界不知道要去向哪里。但这个"知"往往是有计划、有逻辑、有意识、有为的，属理性的，属左脑的"认知"。

在临床案例 3.6 中，来访者有了安全感，防御减弱了，来访者奇妙地感到"有两件事涌上心头"，这个"涌"的现象是超计划、超逻辑、无意识、无为的，属感性的，属右脑的"觉知"。

我们从临床案例 3.6 可见，隐藏在第一个创伤情景中的深层意义既是丧失父亲，又是丧失自我价值的哀伤情感，这被来访者觉知、体验和表达，并在疗程的当下被治疗师接收和接受了。这个互动的完成体现了生命的一个深层奥秘：每个人都渴望被看见、被听见、被体会、被接受。案例中的来访者的真情流露与治疗师的真情接纳，便是"对创伤和痛苦情绪产生的深刻负面情感做体验性处理"了。

来访者哭诉完第一个深层创伤场景的体验，她的真情流露被治疗师真情接纳，很自然地会允许更深、更痛的创伤回忆冒上来，我们继续留意疗程的发展。

临床案例 3.7　　　　　"我希望他知道我是特别的"

来访者：（放慢语速，闭着眼睛，深深啜泣）在那之后我曾问过他，如果我的两个表妹和我一起掉下水，他会救谁？[第二个深层创伤场景。]

治疗师：（放慢语速，更温柔）噢，我的天？！[超镜映回应：预测来访者深深的伤痛。因以潜水为意象引导出了来访者以溺水为深层创伤场景，且两者出现共时性而惊讶。]

来访者：（放慢语速，闭着眼睛，深深啜泣）他当然没有直接回答我，只是说"我会救你，我会努力救你们三个。这不是一个合理的问题，但是……"[进一步表达哀伤及陈述深层创伤场景。]

治疗师：（放慢语速，更温柔）我能理解……这当然是一个合理的问题。是的，我认为这是一个合理的问题。[超镜映回应：深度共情，抱持来访者深深的伤痛。]

来访者：（放慢语速，闭着眼睛，深深啜泣）我希望他知道我是特别的……[进一步表达哀伤及陈述深层创伤场景。]

治疗师：（放慢语速，更温柔）事实就是那样的……无论如何，那的确不好受……[超镜映回应：深度共情，抱持来访者深深的伤痛。]

评注

治疗师在疗程中常用来引导来访者深入的潜水意象竟然与来访者溺水的深层创伤场景那么接近和同频，这让治疗师感到惊讶。这个现象也许是偶然、是巧合，但治疗师通常都可以预知来访者下一句要说什么。这种"预知"的能力可能跟治疗师的高度在场有关，这种高度在场让治疗师的大脑成了一个能接收到甚至是用内心的眼睛看到隐藏在来访者内心深处的信息的接收器。更有趣的是，在治疗师大脑中呈现的信息，也许来自治疗师的内心深处，或是来访者的内心深处。那么，是否有可能是来自超越了治疗师或来访者个人之外的领域？有关"能否培养高度在场的能力"这个问题，我将在本书第二部分展开探讨。

接下来的临床案例 3.8 将峰回路转，来访者继续真情流露，一波悲哀、一波亲切、一波愤怒，依然在治疗师珍惜、保护和关爱的"势"中进行。请继续留意疗程的发展。

临床案例 3.8　　　　　　　　　　"我父亲是秘密地爱我"

来访者：（放慢，闭着眼睛，深深啜泣，双手掩面）我只是很爱我父亲……[深入处理第二波的状态二。觉知哀伤的背后是对父亲的爱。掩面为羞耻感的表现。无法承受的孤独。]

治疗师：（更温柔，加重语气）你当然很爱他。现在，让我们停留在那儿。你想象到了什么？你有没有注意到我和詹姆斯正在为你做什么？你注意到了什么？这很重要。你现在被困在水里了，对吗？[引导来访者留意真他的在场。深层创伤场景转变为场景重塑。特别留意细节。]

来访者：（放慢语速，闭着眼睛，双手掩面，啜泣减弱）他在那儿用手环着我，他让我觉得很安慰。[用真他化解孤独。啜泣减弱证实干预有效。]

治疗师：（更温柔，加重语气）毫无疑问……他在水的深处和你在一起。那么，我在哪儿？[场景重塑：特别留意细节。]

来访者：（放慢语速，闭着眼睛，不再掩面，啜泣停止）你在那儿——你离得很近，我能听到你……[羞耻感及孤独被化解。]

治疗师：（更温柔）我在附近吗？[场景重塑：特别留意细节。]

来访者：（放慢语速，闭着眼睛，较平静）我听得到你……[觉知治疗师的在场。]

治疗师：（更温柔）我们在做什么？[场景重塑：特别留意细节。]

来访者：（放慢语速，闭着眼睛，平静）我只是觉得你和我在一起……[进一步觉知治疗师的在场。]

治疗师：（更温柔）你有没有觉得你在往下沉？这很重要……[场景重塑：特别留意细节。]

来访者：（放慢语速，闭着眼睛，平静）没有……[治疗师的在场做有效的真他干预。]

治疗师：（更温柔）很好，你在水里做什么？你能呼吸吗？记住要呼吸……[场景重塑：特别留意细节。]

来访者:（放慢语速，闭着眼睛，平静）我想我只是觉得更舒服了⋯⋯[完成第二波的情感处理。]

治疗师:（更温柔，加重语气）很好。继续这个意象⋯⋯继续这个意象。我们在水深处⋯⋯继续呼吸⋯⋯[重视正向的转化。]

来访者:（放慢语速，睁开眼睛，开始啜泣）我12岁时，我父亲离开了我们。他给了我一个包括项链和耳环的首饰套装，我至今仍保留着。在它的下面压着一张小纸条，上面写着："我最亲爱的女儿，不管什么闯入我们的生活，我都将永远爱你。爱你的父亲。"这就像是我要牢牢抓住的、一个埋在心底的小秘密。[与父亲的温馨场景呈现。]

治疗师:（更温柔）那张纸条不是被放在首饰中间，而是被压在了它们下面。[与来访者激动场景的深层意义直觉地同频。]

来访者:（放慢语速，睁着眼睛，啜泣）藏在底下——它是被藏在底下的，所以我认为我父亲是秘密地爱我。[激动场景的深层意义。]

治疗师:（更温柔，加重语气）深深地⋯⋯[超镜映回应。]

来访者:（放慢语速，睁着眼睛，啜泣）他知道这样会危及他现在的关系，所以他不能！但是，这只能让我愤怒，因为⋯⋯[第三个深层创伤呈现。愤怒呈现。]

治疗师:（更温柔，加重语气）当然⋯⋯[共情式确认。]

来访者:（放慢语速，睁着眼睛，啜泣减弱）他不够像个男人，不能坚持保持和我的关系。[第三个深层创伤场景呈现。愤怒原因呈现。]

评注

我们可以在上述临床案例中注意到，治疗师的工作主要是二元情感调节，以确保来访者留在耐受窗之内，不被澎湃的情感淹没。来访者也做到了真情流露且十分流畅，疗程不断向前推进，没有任何"卡着"的感觉。我经常喜欢用另外一个比喻：状态二的流程与产妇生产颇为相似，产妇会有一波一波的阵痛，但重点是腹中的宝宝是慢慢地持续向下移动的，直至他离开母体。妇产科医生只要细心地观察，尽量减弱产妇的痛楚即可，只有宝宝在向下移动的过程中被卡住了，才需要做出相应的干预。在 AEDP 治疗中，所谓"卡住"，是来访者在疗程的场景中不断重复某个情节，如临床案例 2.2 中的来访者被堵塞在密室中，又如本章临床案例中的来访者感觉自己溺水了、被淹没了等，都可能是疗程被"卡住"的象征。幸好上述疗程是不断向前推进的，所以在状态二的场景重塑中，以来访者为主笔，由她的真情流露，自编、自导、自演，带动着整个场景的描绘。

来访者经历了重复的创伤，被激发出的情感是复杂的——既流露出失去父亲和失去自我价值的悲哀，又流露出对父亲的爱和亲切，还流露出自己渴望被父亲拥抱和爱的核心需要。在临床案例 3.9 中，来访者呈现出了另外一种情感。

临床案例 3.9　　　　　　　"他再不想和我有任何关系"

　　来访者:（放慢语速，啜泣停止，怒目而视）他不会来。他说除非你有非说不可的话，但你也要当着继母的面说。我说，我只是想和您说话。他说，那样对她不公平，他说他从她那里拿到了一封我写的措辞苛刻的信，他质问我怎么敢那么伤害她。之后，我从他那里拿走了那封可怕的信。他说他再不想和我有任何关系。他说我就像我母亲一样，也需要去精神科接受治疗。他还说，他不会再允许我伤害他的家庭……

　　治疗师:（更温柔，加重语气）对此，你当然会愤怒……[共情式确认，预测将要做愤怒的场景重塑。]

> **评注**
>
> 　　来访者的第三个深层创伤，不只是被父亲背叛的感觉，还有公开被父亲羞辱，这给她带来了更大的伤害——父亲要和她划清界限、断绝关系！

　　接下来，我们将在临床案例 3.10 中看到来访者被引导处理愤怒，尤其是用场景重塑来处理。在此，我想做一个自我暴露：当时，刚做治疗师的我对处理来访者的愤怒缺乏自信，也不太了解如何有效地处理愤怒，只是觉得诸如尖叫、捶枕头等发泄方式只能加深来访者的愤怒。自从学了 AEDP 后，我处理来访者愤怒的方式清晰许多了。请留意治疗师在以下临床案例中处理来访者的愤怒的流程和细节。

临床案例 3.10　　　　　　　"我只是想捶他"

　　治疗师:（坚定自信，加重语气）我确定你是有很多感受的，我感觉得到……[共情式确认，预测将要做愤怒的场景重塑。]

　　来访者:（放慢语速，继续怒目而视）是的，我有很多感受。[觉知愤怒的体验。]

　　治疗师:（坚定自信，加重语气）确实，请留意……我是说，慢慢地去注意你的愤怒，不能急切，因为急切起不到什么作用……如果你能和你的愤怒在一起，那么我想我们就会知道这种感受是什么。现在，你身体的哪个部分正在流露你的感受？[跟踪愤怒在身体中的呈现，预备第三波的情感处理。]

　　来访者:（放慢语速，不断点头，继续怒目而视）我感觉是在我的下颌，以及我的双手。[身体体验与愤怒的情感体验一致。]

治疗师：（坚定自信，加重语气）让我们把它形象化。[场景重塑：特别留意细节。]

来访者：（放慢语速，继续怒目而视）我感觉……嗯……[专注愤怒的体验。]

治疗师：（坚定自信，加重语气）你还能感觉到我和詹姆斯跟你在一起吗？[化解孤独，提示觉知真他的在场。]

来访者：（闭上眼睛，坚定自信）你们就在我旁边……你们俩分别在我的左边和右边……[场景重塑：特别留意细节，觉知真他的在场。]

治疗师：（坚定自信，加重语气）好的……感受你的双手，感受你的下颚，让你的感受传递信息，让那些信息浮上你的意识。你看到了什么？[场景重塑：特别留意细节。专注愤怒的体验。]

来访者：（闭着眼睛，加重语气，咬牙切齿）我只是很愤怒……[专注愤怒的体验。]

治疗师：（坚定自信，加重语气）在意象中，你正在做什么？[场景重塑：特别留意细节，专注行动倾向。]

来访者：（闭着眼睛，加重语气，紧握双拳）非常受伤……非常愤怒……[聚焦复杂情感。]

治疗师：（坚定自信，加重语气）正确。所以，你的双手想做什么？[场景重塑：特别留意细节，专注行动倾向。]

来访者：（闭着眼睛，加重语气，双拳握得更紧了）我只是想捶他……[场景重塑：特别留意细节，专注行动倾向。]

治疗师：（坚定自信，加重语气）请继续说下去……[确认。]

来访者：（闭着眼睛，语气戏剧性地升级，挥舞双拳）你怎么能这样？！你怎么能这么对我？！[场景重塑：特别留意细节，直接与想象中的父亲对质。]

治疗师：（坚定自信，加重语气）对！[进一步确认。]

来访者：（闭着眼睛，语气戏剧性地升级，挥舞双拳）怎么能！怎么能！怎么能！[场景重塑：特别留意细节。直接与想象中的父亲对质。]

治疗师：（坚定自信，加重语气）帮助我想象你内心中的这幅画面。不要有任何的犹豫和顾忌。[场景重塑：特别留意细节。进一步确认。]

来访者：（闭着眼睛，语气戏剧性地升级。挥舞双拳）我只是想对他大喊——你怎么能这么对待我？！我是你女儿啊……[直接与想象中的父亲对质。]

治疗师：（坚定自信，加重语气）你的双手想做什么……[场景重塑：特别留意细节，专注行动倾向。]

来访者：（闭着眼睛，语气戏剧性地升级，挥舞双拳）我想捶他的胸口。你怎么能这么对我？！[直接与想象中的父亲对质。]

治疗师:（坚定自信，加重语气）请留意这种冲动……[二元情感的调校。]

来访者:（闭着眼睛，语气戏剧性地升级，挥舞双拳）我是你的亲生女儿啊……[直接与想象中的父亲对质。]

治疗师:（坚定自信，加重语气）莉百加，听我说……[二元情感的调校。]

来访者:（闭着眼睛，语气坚定）我在听着……[确认来访者的在场。]

治疗师:（坚定自信，加重语气）你正在做的都没有问题，留意你的冲动好吗？[二元情感的调校，进一步确认。]

来访者:（闭着眼睛，语气戏剧性地升级，挥舞双拳）我只是很受伤，很愤怒……[表明存在反思能力，简单的右脑情感语言。]

治疗师:（坚定自信，加重语气）请帮助我去感受这个画面……[确定真他的在场，进一步确认。]

来访者:（闭着眼睛，减弱语气）他只是站在那里，我在对他咆哮。我觉得他需要去感受他的羞愧。[表明存在反思能力。]

治疗师:（坚定自信，加重语气）慢慢呼吸……放慢你的呼吸。是的，他就站在那里，是的，问问你的身体是否足够留意那个画面……[明示放慢语速，聚焦身体体验，信任身体智慧。]

来访者:（闭着眼睛，减弱语气）我只是看着他，他只是站在那里——他什么都没有做……[表明存在反思能力。]

治疗师:（坚定自信，加重语气）检视双手、拳头和手臂，纳入画面中，让它浮上来。放慢你的呼吸，放慢……[明示放慢语速，聚焦身体体验，信任身体智慧。]

来访者:（闭着眼睛，减弱语气，双手开始轻抚自己的脸）他只是不知道该做什么……[表明存在反思能力。]

治疗师:（坚定自信，加重语气）好的，检视你的身体，将它纳入画面，让它浮上你的思想，涌上你的意识。检视你的双手，你的双手想对他做什么？[聚焦身体体验，信任身体智慧。]

来访者:（闭着眼睛，非常温柔，啜泣，双手继续轻抚自己的脸）我只想他能抱住我……我只想让他向我承认他错了……[第三波情感处理转变了。表达核心需要。]

治疗师:（非常温柔、坚定，加重语气）继续，继续……[重视正向转变。]

来访者:（闭着眼睛，非常温柔，啜泣，双手继续轻抚自己的脸）我只想让他向我承认他错了，他什么都不能做，他错了……[表达核心需要。]

治疗师:（非常温柔、坚定，加重语气）继续……[进一步重视正向转变。]

来访者:（闭着眼睛，非常温柔，啜泣，双手继续轻抚自己的脸）我只是希望他能过来，抱住我，然后说"我错了"……[表达核心需要。]

治疗师:（非常温柔、坚定，加重语气）继续，这样我们就不得不去要求"真实的他"了，好吗？[进一步重视正向转变。直觉猜测：父亲的"真实的他"是爱来访者的。]

来访者:（点头，闭着眼睛，非常温柔，啜泣减少，双手继续轻抚自己的脸）他不能这么做……[接纳性情感：来访者共鸣治疗师即将用父亲的"真实的他"。]

治疗师:（非常温柔、坚定，加重语气）我们需要恳求"真实的他"……[进一步确认治疗师用的父亲的"真实的他"。]

来访者:（闭着眼睛，非常温柔，啜泣减弱，双手继续轻抚自己的脸）"真实的他"在他心里面……[接纳性情感：来访者继续共鸣治疗师用的父亲的"真实的他"。]

治疗师:（非常温柔、坚定，加重语气）"真实的他"在他的心里。你看到他在对你的脸做什么？[场景重塑：特别留意细节，专注行动倾向。]

来访者:（闭着眼睛，非常温柔，啜泣减弱，双手继续轻抚自己的脸）他在帮我把眼泪擦掉，并说"我错了"——他之前从没说过他错了。[呈现正向叙述的转变。]

治疗师:（非常温柔、坚定，加重语气）他之前从没说过他错了，但你能看到"真实的他"在做什么吗？"真实的他"在写那张小纸条吗？[场景重塑：特别留意细节。]

来访者:（闭着眼睛，非常温柔，啜泣减弱，双手继续轻抚自己的脸）爸，我很爱你……[直接在想象中与父亲互动。]

治疗师:（非常温柔、坚定，加重语气）是的，"爸，我很爱你"……停留在那里……[重视正向转变。]

来访者:（闭着眼睛，非常温柔，开始恢复平静，双手继续轻抚自己的脸）我想，内在的他是感到抱歉的……[成年人的声音。呈现对父亲的怜悯：从状态二跃进状态四。]

治疗师:（非常温柔、坚定，加重语气）停留在那里……[重视正向转变。]

评注

场景重塑不是一种排演，而是一种幻想。二者的区别在于：排演是为来访者在现实生活中照排演的情节重演而做准备；幻想则是来访者有意识地，由真实的情感主导、观照和觉知内心世界呈现出来的情景和画面。例如，在上述案例中，来访者想揍父亲，治疗师并不是鼓励来访者在现实生活中真的向父亲拳打脚踢，而是引导来访者先觉察身体感受到愤怒的地方，有意识地在幻想中把愤怒的情感形象化。如何形象化？在没有防御和焦虑的情况（即状态二）下，这个形象化会坦然无惧地自动呈现。为什么会自动呈现形象化？因为若没有防御和焦虑的屏蔽，情感的流露就会包括自由和毫无顾忌地完成行动倾向。因此，在场景重塑中，治疗师必须引导来访者有诸如这样的幻想过程："感受你的双手，感受你的下颚，让你的感受传递信息……让那些信息浮上你的意识。你看到了什么？"治疗师还要无条件地开放并接受来访者在有意识的幻想中所呈现的情节内容，例如，行动上的"捶"，或未曾说过的"你怎么能这样对我"之类的话。这是在 AEDP 中，治疗师和来访者的互动原则：治疗师主导过程，来访者主导内容。在我揣摩和了悟场景重塑的幻想原则，以及过程和内容的互动原则后，大大提升了我对处理情感的自信。

情感处理在 AEDP 的理解中，原本是技术 18——需要处理直至完成。我们把这个"完成"更清晰化，变为"处理至状态转移"。例如，在上述临床案例中，来访者真情流露，由愤怒转移到温馨的"我只想他能抱住我"，这转移代表着状态二中对愤怒的处理已经完成，并转移到状态二的核心需要。在临床案例 3.11 中，我们将看到来访者的核心需要再次快速地转移。

临床案例 3.11　　　　　"我想说可怜的小女孩"

来访者：（闭着眼睛，非常温柔、平静，双手继续轻抚自己的脸）我想他是觉得抱歉的，他偷偷地想我……[成年人的声音。呈现对父亲的怜悯：状态四。]

治疗师：（非常温柔、坚定，加重语气）当然，他是的……[继续重视正向转变。]

来访者：（闭着眼睛，非常温柔、平静，双手继续轻抚自己的脸）他只是不能让别人知道……[成年人的声音。呈现对父亲的怜悯：状态四。]

治疗师：（非常温柔、坚定，加重语气）当然，他是的……继续停留在那里，停留在那里……[继续重视正向转变。]

来访者：（闭着眼睛，非常温柔、平静，双手继续轻抚自己的脸）有一部分的我想说，"可怜的小女孩，那真的很悲哀"……[成年人的声音。呈现对自己的怜悯：状态四。]

治疗师：（非常温柔、坚定，加重语气）是的，那是谁的声音？[继续重视正向转变。]

来访者：（闭着眼睛，非常温柔、平静，双手继续轻抚自己的脸）我的声音……[成年人的声音。]

治疗师：（非常温柔、坚定，加重语气）成年的你的声音。我们也停留在那里，那里有你的智慧，还有你成年的自我。[继续重视正向转变。]

来访者：（闭着眼睛，非常温柔、平静，双手继续轻抚自己的脸）我只是感到很悲哀。可怜的小女孩……[成年人的声音。呈现对自己的怜悯：状态四。]

治疗师:(非常温柔、坚定,加重语气)停留在那里……[继续重视正向转变。]

来访者:(睁开眼睛,非常温柔、平静,双手已放下)请问你能继续说点什么吗? [期望体验真他的在场。]

治疗师:(喜悦、坚定,加重语气)哇哦……你非常非常勇敢……[超镜映地肯定、欣赏与认可。]

来访者:(睁着眼睛,非常温柔、平静)我只是需要听到你的声音……[期望体验真他的在场。]

治疗师:(喜悦、坚定,加重语气)你是那么勇敢! 我们很感恩,我也以你为傲。"非常非常的崇敬"可能是唯一适合的词,这也是我现在的感受。你知道"崇敬"这个词,对吧? 对于你十足的勇气、最深处的脆弱、最大限度的开放、最深刻的智慧,我非常崇敬。对你所做的一切,我的感觉就是崇敬。[进一步超镜映地肯定、欣赏与认可。]

来访者:(凝望治疗师,喜悦的微笑)谢谢你。[接纳性情感。]

治疗师:(喜悦、坚定,加重语气)不用客气。说"骄傲"不是那么适合,真的是崇敬。[继续超镜映地肯定、欣赏与认可。]

来访者:(凝望治疗师,温柔,双手放在心口)谢谢。我只是把你抱持在我心里……[疗愈性情感:确认自体的转化。重现状态三。]

治疗师:(喜悦、坚定,加重语气,双手也放在心口)谢谢你这么做。你看到我的双手也像你一样放在了心口,请你用双眼像照相机那样"拍下"我双手的样子……[继续超镜映地肯定、欣赏与认可。]

在这节交流之后,来访者欣然接受了治疗师的邀请,治疗师用手按在心上让来访者"拍照",这"照片"起到了过渡性客体的作用。

来访者:(平静,戴上眼镜)嗯,我有个请求……[将要完结当日疗程,看起来漫不经心地。]

治疗师:(喜悦、温柔)请说。[直觉预测将有事发生。]

来访者:(平静、语气正常)如果你有预约取消了并因此有了多余的时间,麻烦你告诉我。我有一个朋友很想见你。她之前给你打过电话的,她需要一名治疗师。[表面上看是常见的转介。]

治疗师:(好奇,非常警觉)她不是在很久以前曾给我打过电话吗? [直觉的预测逐渐清楚。呈现来访者的深层创伤。]

来访者:(平静,语气正常)是的,当时你跟她说,让她过几个月再给你打电话,你说如果你有多余的时间,你就会约她。我愿意和她分享我的时间。[进一步陈述转介。]

治疗师:（坚定，加重语气，开始笑）但你知道，你是第一位的……[矫正来访者父亲的回应。]

当来访者与治疗师在当下的一刹那共同觉知这互动是潜意识的场景重演，彼此捧腹大笑。

治疗师:（坚定，微笑，加重语气）在我心里，你毫无疑问是第一优先的。你知道我们为什么会笑。那是真的，也是毫无疑问的。不管有没有今天的经历，你都是第一优先的。[进一步重复强调矫正性情感体验。]

来访者:（微笑，温馨）谢谢你，那真的是歇斯底里……[接纳性情感。确认的欣喜:状态三。]

治疗师:（坚定，微笑，加重语气）不管是不是过了今天，你都是第一优先的。[进一步重复强调矫正性情感体验。]

来访者:（微笑，温馨）好的，我是这样……无价的，对吗？[接纳性情感。确认的欣喜:状态三。]

评注

以上案例验证了追踪无间来访者转化体验中的特定现象（技术17）的重要性，亦呈现 AEDP 的另外两个特色:"元处理"和"上升的螺旋和由此引发的蓬勃生长"。

在临床案例3.10的后期，我们观察到来访者一波一波如潮水般"潮涨"的负面情感因处理完成而"潮退"、化解、消失。接着，如技术17的预测，来访者呈现的情感和发展必然是正向的，若不是状态三便是状态四。果然，我们可以从临床案例3.11中看到治疗师多次使用技术19，并出现来访者一跃而入怜悯自己和怜悯他人的状态四现象，再次验证临床案例2.3的评注，即状态三与状态四的现象往往是混合在一起、环回出现的。有关元处理，我们曾在第2章中讲过，在后续的章节中也会深入探讨。那么，为什么会是"上升的螺旋"？我们将其分解开来:之所以说"上升"，是因为我们已经超越了状态二中的创伤深渊，接着在状态三和状态四中确实从深渊中被提升上来，充满了活力和生命力的体感;之所以说"螺旋"，是因为我们可以一轮又一轮地再聚焦、再处理呈现的正向发展和正向情感，由此引发"蓬勃生长"的现象。所谓"蓬勃生长"，是指来访者在疗程中因体验到正向情感而激发了身心健康状态有如百花盛开，是一种"万物育焉、生命丰盈"的感觉。

我在本章开篇曾强调，这组临床案例验证了来访者在心理治疗过程中的奇妙变数。谁知道这千变万化的变数会出现在疗程将要完满结束的时候呢？治疗师和来访者正在商讨最

平凡、最常见的转介，在这一刹那突然来一招回马枪，在来访者临别时出现了一个潜意识的考验——治疗师是否会和遗弃他的父亲有同样的表现？说实话，身为治疗师的我无法肯定，倘若我当时把来访者的提问当作平常和平凡的商讨来回应（比如"好，我会安排见你的朋友"），那么严格来说，我的回答并没有"错"，但这会因停留于表面而错失了回应来访者最深层的潜意识的诉求。我们可以从临床案例 3.12 中可见，来访者因治疗师的回答而被唤醒了最深层的潜意识。

临床案例 3.12　　　　　　　　"那是最完美的回答"

来访者：（微笑，温馨）那是最完美的回答。[感觉奇妙的情感：状态三。]

治疗师：（微笑，温馨）但那是真的，对吗？[确认的欣喜：不可思议的震撼：状态三。]

来访者：（微笑，温馨）那必定是出自我的潜意识，对吗？[智慧的呈现：状态四。]

治疗师：（微笑，温馨）那不仅仅是一个对劲的回答——因为那是真的，是确实存在的。不管是不是过了今天……无论是之前还是之后，你都是第一优先的。[智慧的呈现：状态四。]

来访者：（微笑，温馨）非常感谢……[对治疗师的感恩：疗愈性情感。]

治疗师：（微笑，温馨）让我们停留在这一刻……[引导来访者做状态三的存养扩充。]

来访者：（微笑，温馨）太棒了，谢谢你，真难以置信。这是一种补偿的行为吗？太感激了……[对治疗师的感恩：疗愈性情感。感觉奇妙的情感：状态三。智慧的呈现：状态四。]

治疗师：（微笑，温馨）不用客气，也很感谢你……[接纳性情感。]

来访者：（微笑，温馨）这一点无价的……[确认的欣喜、不可思议的震撼：状态三。]

治疗师：（微笑，温馨）它真是无价的……[确认的欣喜、不可思议的震撼：状态三。]

来访者：（微笑，突然转过脸，坚定地对着摄像机镜头）这个……所有人都会看到这一点……

治疗师：（微笑，坚定）噢，我知道。噢，我的天……[确认的欣喜、不可思议的震撼：状态三。]

来访者：（微笑，坚定地对着摄像机镜头）希望你们都能享受它……

治疗师：（微笑，坚定）你可以再说一次……

来访者：（微笑，坚定地对着摄像机镜头）完成这次治疗后，我意识到，所有人都会看到这一点——我们有很多自己的时间，并能开怀大笑。希望每个人都能享受它。[胜利式情感。确认的欣喜、不可思议的震撼：状态三。]

评注

　　治疗师的回答不仅让来访者感到震撼，也让治疗师自己感到震撼，他们都能把疗愈的标记烙印在心中。还有，治疗师的回答绝非侥幸和偶然，这是治疗师因高度在场才会做出的自然回应。至此，亦验证 AEDP 最基础的特色：整个疗程始于转化亦终于转化，是一个"转化的过程"。

小　结

　　本章以临床案例"溺水的女儿"来示范"一力两学"这个 AEDP 的理论总纲和框架的临床应用，并借此介绍了 AEDP 的十大基础特色，包括：

- 疗愈从来访者与治疗师开始接触的一刹那就开始了；
- 以转变为基础的治疗效用论；
- 一种刻意正向和投入情感的治疗师姿态；
- 此时此地和关系的体验工作；
- 体验性和现象性；
- 二元情感调节；
- 对创伤和痛苦情绪产生的深刻负面情感做体验性处理；
- 元处理；
- 上升的螺旋和由此引发的蓬勃生长；
- 转化的过程。

　　AEDP 的这十大基础特色，我是点题式地引用戴安娜老师的说法。关于它们的详细解读，请参考由戴安娜老师主编的《重获幸福：AEDP 2.0》（*Undoing Aloneness and the Transformation of Suffering Into Flourishing: AEDP 2.0*）[①]一书。

　　我同时大胆地献议，AEDP 的这十大基础特色都能够被融摄进我发现的内部逻辑，以及我创建的疗程顺序口诀"三个抓住，两个追踪无间，十六个纵横转进，一个重视，三个元处理"中。在本书第一部分余下的篇章，我们将深入和详细探讨这个疗程顺序口诀。

---

① 本书将由中国人民大学出版社出版，此处为暂定书名，以实际出版物为准。

第 4 章

三个抓住

以催化来访者的身心状态转化为目的，通过一位在场并以安全依恋为基础的治疗师，时时刻刻观照来访者体会的核心情感并做出适切的处理。这核心情感必须有治疗师对来访者的二元调节，直至处理完毕，之后再做元处理，最终重构来访者的自主性叙事为止。

"一力，两学，三个抓住，两个追踪无间，十六个纵横转进，一个重视，三个元处理"不仅是 AEDP 的理论与实践的口诀，还是主导本书第一部分的纲要。我在前文讲过，一力与两学是 AEDP 的理论部分。从本章开始，我们将共同进入临床实践的部分，也就是从"三个抓住"起，直至"三个元处理"止。

需要为各位解释一下，AEDP 的口诀中关于实践的部分，我为什么会有这样的表达。倘若我们先放下口诀里的"三个抓住"，之后的"两个＋十六个＋一个＋三个"一共是 22个，对应着 AEDP 的 22 项必要技术而设置的，那么，"三个抓住"去哪里了？

要知道，在临床的实践过程中，这 22 项必要技术的应用是要有一些基本的操作前提的。倘若这些操作前提不被明显地说明出来，就很容易令 AEDP 的初学者有点不知从何入手。因此，我想在本章介绍这三个操作前提。身为 AEDP 治疗师，我们必须在每节治疗最初的五分钟内做到紧紧地抓住与聚焦。这三个必须抓住的，分别是抓住治疗主题、抓住激动场景、抓住治疗联盟。

抓住治疗主题

"在这次面谈中，有哪些事情我能够帮助你？"

身为治疗师，这是我们与来访者在第一次面谈乃至以后面谈开始时都会提出的重要问题。来访者对这个提问所回应的信息，便构成了治疗主题。

每一节的治疗都是有主题的。来访者寻求心理治疗，必定由一些诱因激发。如果是从医学模式的角度来说，那么这些诱因就是患者的主要诉求。当医生问患者有什么需要帮助时，医生聚焦的是患者身体或心理的症状。也许患者长篇大论地诉说了自己的生命故事，这在一定的程度上是重要的，但不是最重要的——患者在这生命故事中诉说出身心不适的症状（比如，胸部绞痛、呼吸困难等）才是最重要的。

相应地，从心理治疗模式的角度来说，来访者的主要诉求或期望得到治疗的主题，往往是一些令来访者感觉到焦虑的事情。这里所谓的"焦虑"，是从 AEDP 的体验三角的角度来说的，焦虑又名"红色信号情感"（red signal affect），混杂着少量的羞耻感、少量的恐惧感、少量的痛苦感、少量的内疚感。[1] 在寻求心理治疗之前，来访者往往已经尝试过自行应付这些使他焦虑的事情了。

因此，当来访者寻求心理治疗时，意味着他遇到的这些事情超出了他可以应付的范围。这些事情不仅会激发来访者的红色信号情感，甚至可能是致病性的情感——压倒性的[2]羞耻感、压倒性的恐惧感、压倒性的痛苦感、压倒性的内疚感等。最让人感到难受的，是承受不了的孤独，如压倒性的无助感与压倒性的绝望感等。

有时，来访者可能未必在意识层面"知道"想处理什么事情或问题，只有无意识才能真正"知道"。我们如何与来访者"知道"的无意识进行沟通？我们可以试着邀请来访者先放慢，再把注意力聚焦在身体的内部（比如，喉咙、胸口、胃部、小腹等位置），之后让他留意浮现在脑海中的画面或意念，这些画面或意念往往能自然地构成来访者想处理的事情。

再回到治疗主题。从心理治疗的角度来说，来访者的回应或主要诉求都与一些事情有关——也许是治疗当日之前发生的事情，也许是治疗当日之后可能发生的事情。既然是事情，那么必然会有来访者遇见的事件，以及来访者因这些事件而被激发的情感。最常见的也是来访者最初聚焦的都是事件本身，而治疗师则必须聚焦来访者在这些事件中的情感，尤其是他的核心情感。

① 有关焦虑、红色信号情感、体验三角等概念，请参考本书第 5 章的详细探讨。
② 指使人承受不了的或忍受不了的。

进一步说，除上文提及的红色信号情感与承受不了的情感外，治疗师最需要聚焦的是来访者因为遇见的事情而被激发的核心情感。其核心情感也许是因红色信号情感而被激发，但核心情感的体验与表达也许会因此被来访者在无意识的状态下隐藏了，治疗师便要预测来访者的核心情感是什么。

为什么来访者的核心情感那么重要？因为治疗师在整节疗程的目标，便是引导来访者在疗程的当下，通过体验因遇见的事件而被激发的核心情感，并把这些核心情感表达出来，从而释放蕴藏在这核心情感中的疗愈力。

简言之，抓住治疗主题，就是抓住来访者叙述给治疗师听的事件，尤其是要聚焦这些事件中的情感，进而在其中用两个追踪无间和十六个纵横转进①，降低或转化所有的红色信号情感、致病性的情感，以及承受不了的孤独；升高相应的核心情感，并释放核心情感的疗愈力。

抓住激动场景

"请你给我举一个具体的例子好吗？"

这是继抓住治疗主题之后，治疗师向来访者提出的另一个重要问题，目的是抓住激动场景。上文曾提及，来访者对治疗师的主要诉求都与一些事情有关。所谓"激动场景"，激动是针对事情中的情感而言的，场景是针对事情中的事件而言的。

先说事件的场景。提问中所说的"具体的例子"，是治疗师要引导来访者叙述的，是这些事件中的场景细节。"场景"一词，是类似小说、戏剧或电影中一幕一幕的场景，比如，人物（包括来访者本人，以及想象或实在他者）、环境（包括时间、地点）。简言之，是形容来访者在这些事件中的见闻。

为什么引导来访者叙述事件的场景那么重要？因为来访者在治疗过程的当下、在叙述事件的过程中，必定会激发对事件的情感。因此，治疗师要抓住的，不仅有事件的情节，还有情节中最激烈的情感。当然，如上文所述，这些最激烈的情感可能是红色信号情感的呈现，可能是承受不了的孤独的呈现，还可能是核心情感的呈现。我之所以刻意强调"呈现"，是因为核心情感是必然会被激发的，关键是有没有受红色信号情感的抑制而被隐藏了。

必须强调的是，治疗师要抓住来访者叙述的事件在治疗过程中的当下最激动的情感。换言之，不是回忆事件发生当日的情感，也不是想象将来可能会发生的事件的相关情感，

---

① 两个追踪无间和十六个纵横转进如何操作，请分别参考本书第 5 章和第 6 章。

而是在治疗过程中的此时此刻最激动的情感。处理这些最激动的情感，原则依然是用两个追踪无间和十六个纵横转进，降低或转化所有的红色信号情感、致病性的情感，以及承受不了的孤独；升高相应的核心情感，并释放核心情感的疗愈力。

来访者叙述的可能有不同事件或不同的情景，抑或是不同的激动场景，那么治疗师要抓住哪个激动场景来处理？举个例子：来访者在甲情景中产生 A 情感、乙情景中产生 B 情感、丙情景产生 C 情感，治疗师要抓住的依然是 A、B、C 情感中最强烈的，然后以情感最强烈的情景作为切入点。如上文所述，这些最强烈的情感可能就是红色信号情感的呈现，可能是承受不了的孤独的呈现，也可能是核心情感的呈现。

有关"抓住治疗主题"与"抓住激动场景"的具体例子，以及更详细的说明，均可在本书中各临床案例中找到。以下，我会引用本书中的三个临床案例，在此做简略的说明（见表 4-1）。

表 4-1　　　　　　　　　　　　　三个临床案例说明

案例	内心的密室	溺水的女儿	沉默的女儿
抓住治疗主题	来访者："那些让我受伤的事……"（临床案例 2.1）	来访者："我昨天和今天早上都非常非常焦虑……这些天还是有一些事情让我有些不能平静……"（临床案例 3.1）	来访者："好像有一个巨大的恐惧的球，在我的心中……"（临床案例 6.1）
	评注：来访者的话，对应我开始的一刹那"我想和你探讨今天工作的焦点"的提问。紧扣着红色信号情感的，是让来访者"受伤的事"	评注：很明显，来访者不需要我问"在这次的面谈当中，有哪些事情我能够帮助到你"，她就已经迫不及待地在治疗开始还未到一分钟，想把与治疗主题紧扣着的红色信号情感——"非常焦虑"——的故事说出来	评注：来访者的话，对应我对她"你现在注意到身体上有什么感觉"的提问。"恐惧"便是红色信号情感
抓住激动场景	来访者："使我的婚姻关系变得紧张……充满怨恨……我让我内心的密室锁起来……找个地方喘息……"（临床案例 2.1）	来访者："我想告诉你的是发生在我身上的另一件大事。你知道的，我在网上征友……"（临床案例 3.1） 来访者："很受侮辱……觉得很丢脸……"（临床案例 3.2）	来访者："……就在我承认它的这一刻……泪水就出来了……"（临床案例 6.1）

续前表

案例	内心的密室	溺水的女儿	沉默的女儿
	评注：这是来访者紧接着上一段有关"受伤的事"所说的话。尤其是"内心的密室"一词，恰恰是整个疗程的激动场景。同样地，来访者有关治疗主题与激动场景的暴露，都是在疗程开始还未到五分钟之内就呈现出来了	评注：这是来访者紧接着上一句"不能平静"而说的。同样地，来访者不需要我问"请您给我一个具体的例子，好吗"，她就已经迫不及待地在治疗开始还未到两分钟就想把紧扣着红色信号情感（此处是羞耻感）的激动场景表达出来了	评注：来访者早在表达心中的恐惧之前，就已经在叙述观看电视剧的场景，进而激发泪水的涌出

抓住治疗联盟

"感谢你让我陪伴你，与你一起走进你的内心世界，你不会孤独的。容我邀请你在以下疗程的时间里，关于你刚刚叙述的（激动）场景，留意观照心中浮现的一切……"

关于以上这几句话，请不要过度执着模仿其中的说词，而应试着去感受说词背后的原则与精神，因为它们说明了治疗师下一步需要做的——抓住治疗联盟。

治疗联盟包括以下三个方面。

- 目标：在疗程中期望达到的目的。
- 关系：治疗师与来访者建立的关系。
- 工作：治疗师在疗程中需要做的工作、任务或干预，从而实现目标。

简言之，治疗联盟是以治疗师与来访者的关系为基础与载体，通过治疗师需要做的工作与干预，实现疗程中期望达到的目的。

什么是 AEDP 的治疗联盟（目标、关系、工作对应见表 4–2）？

戴安娜老师创造与发展的 AEDP 模式是一个非常复杂的系统，初学者会觉得不知道从何切入。因此，我尝试把这一套极为繁复的系统尽量简化，演变成以下的治疗操作流程。从治疗联盟的角度来说，AEDP 的操作流程是这样的：以催化来访者的身心状态转化为目的，通过一位在场并以安全依恋为基础的治疗师，时时刻刻地观照来访者体会的核心情感并做出适切的处理。这核心情感必须有治疗师对来访者的二元调节，直至处理完毕，之后再做元处理，最终重构来访者的自主性叙事为止。[1]

---

[1] 我提出的这个 AEDP 操作流程，有幸得到了戴安娜老师的肯定，并被她在培训与教学中引用。

表 4–2 治疗联盟的目标、关系、工作与 AEDP 的治疗联盟的对应

	治疗联盟	AEDP 的治疗联盟
目标	期望达到的目的	催化来访者的身心状态转化
关系	治疗师与来访者的关系	在场，依恋
工作	治疗的干预	• 时时刻刻地观照来访者的核心情感并做出适切的处理 • 治疗师对来访者的二元调节，直至处理完毕 • 元处理，最终重构来访者自主性叙事

你也许会认为，AEDP 的操作流程依然十分复杂，可否再简化点？又或者，这操作流程中哪一项最为关键？对此，我会选择"时时刻刻地观照来访者的核心情感并做出适切的处理"。如果再简化点，具体到关键的一项，那么我会选择"观照情感，适切处理"。关键中的关键词是"适切"。

也许你会立刻问，什么才是"适切"的处理？当然，一方面，这便是本书的主旨；另一方面，在下文"再思'观照情感，适切处理'的'适切'是如何炼成的"部分有较详细的交代。

接下来，请容我再进一步说明 AEDP 的操作流程的设计。从表面来看，它似乎较为简化，但每一个关键词都是一个载体，承载并传达了更深层的信息与含义。我在表 4–3 中尝试着拆解分析这个操作流程的关键词。

表 4–3 AEDP 的操作流程关键词拆解

关键词	解释
催化	指物体由一种状态转化为另一种状态的功能，源自化学中"催化剂"一词，有"加速"的含义。与传统的心理治疗模式相比，AEDP 的疗程的速度是加快了的，甚至强调"疗愈从来访者与治疗师开始接触的一刹那就开始了"
身心状态	指身体与心理的现象。意思是在疗程中，治疗师（或来访者）都能够觉察到呈现在来访者（或治疗师）的身体与心理上的现象。这些现象可以用首字母缩写词"BE BASIC"来代表，指来访者（或治疗师）在疗程当下的呼吸（breath）的快慢、身体能量（energy）的升降、行动（behavior）的表现、情感（affect）的表现、身体感觉（sensation）的觉察、想象情景（imagery）的表达，以及认知（cognition ideation）的表达
转化	指身心状态的转化，尤其是指内心转化的现象，详细说明请参考本书第 2 章（"两学"）
在场	指静观性的在场与虚静诚敬心，详细说明请参考本书第 10 章（"静观性在场"）、第 11 章（"虚静心"），以及第 12 章（"诚敬心"）
安全依恋	指治疗师与来访者共同建造的安全依恋关系。建造安全依恋关系，就是"时时刻刻地观照来访者的核心情感并做出适切的处理"。再进一步，亦可指治疗师引用来访者认为令他们感到安全的依恋关系

续前表

关键词	解释
时时刻刻	指疗程的时时刻刻，又称"追踪无间"。详细说明请参考本书第 2 章（"两学"）与第 5 章（"两个追踪无间"）
观照	指正念（mindfulness）或静观（contemplation）。用心观察与如明亮的照见，词改自《心经》中的"观自在菩萨……照见五蕴皆空"。详细说明请参考本书第 10 章（"静观性在场"）
体会的	指核心情感是先有身体的体验，而后被意会的意义
核心情感	指内心转化现象学（即四个状态转化过程的现象学）与体验三角的核心情感。详细说明请参考本书第 2 章（"两学"）与第 5 章（"两个追踪无间"）
适切的处理	指恰到好处地做到"三个抓住，两个追踪无间，十六个纵横转进，一个重视，三个元处理"。详细说明请参考本书与它们相关的章节。适切处理的操作，亦可用"感通觉润"来概括，详细说明请参考本书第 10 章（"静观性在场"）
二元调节	指治疗师（第一元）与来访者（第二元）的情感调节，目的在于调校来访者核心情感的激烈程度，使其限于耐受窗的范围内
处理完毕	指核心情感如波浪般起伏中"伏"的最终状态，或是潮水涨退中"退"的最终状态。意思是原本是十分强烈的核心情感，强烈程度在表达的过程中慢慢减弱，最后降低至三分、两分，甚至零分，便意味着处理完毕。从另一个角度来说，如果核心情感 A 的表达转换为核心情感 B 的表达，或变换转化性情感的呈现，那么核心情感 A 或核心情感 B 便算是处理完毕。关键是对核心情感的处理到了尽头，便会发生转换的现象。详细说明请参考本书第 3 章（"'一力两学'的临床应用"）与第 7 章（"场景重塑的临床应用"）
元处理	指对刚刚在疗程中产生转化后的再次处理、对治疗关系的反思，以及对一切大大小小正向转变的处理。核心情感的第一轮处理会产生第一轮的转化，而对这第一轮的转化再次（元）处理会产生第二轮的转化。对新一轮的转化，还可以再多一次的（元）处理，以此类推，可以进行无限次的（元）处理。详细说明请参考本书第 9 章（"一个重视，三个元处理"）
重构自主性叙事	指先用转化后的新的正面角度重看与治疗主题相关的事情，最终能够有能力去重构过去，并创造未来的自主性叙事，改写自己的命运。详细说明请参考本书第 9 章（"一个重视，三个元处理"）

示范说词

接下来，我想借一段想象出来的独白把 AEDP 最常用的语句编写成治疗过程的示范说词，供各位参考。再一次温馨提示，请不要过度执着模仿以下的说词，而应尝试着去感受说词背后的原则与精神，进而创造并找到属于你自己的声音与说词。

抓住治疗主题示范说词

你好！欢迎你来到这里，让我有机会与你见面，陪伴你走一段内心疗愈的路程。在开始时，我先邀请你坐在这张沙发上，身体尽量舒服一些。留意你身体当下的感觉，我还想邀请你在本次疗程中持续留意每一刻的身体感觉。在你准备好后，我邀请你双脚平放，感受双脚与地面接触的感觉。

现在，我们一起放慢呼吸。深深地吸气，慢慢地呼气。留意你的呼吸，深深吸气的时候，胸部和腹部会向外扩张；慢慢呼气的时候，胸部和腹部会向内收缩。

之后，问一问自己，当下最想处理的是什么事情？可能是回忆起过去发生的事情，也可能是担忧未来的事情。

给自己些许的时间，这也是给内心腾出一些空间。留意观察，看看有什么浮现在你的脑海中？浮现出来的信息也许是一些画面、想法、情感，或是身体感觉。请带着好奇心和怜悯心，以开放的心态去接收和接受脑海中浮现出来的信息。尽量不要批判这些信息，一切顺其自然。

评注

- 从纯粹实用的角度来说，简单的一句"在这次面谈中，有哪些事情我能够帮助你"也许就已在表面上达到了目标。不过，与之相比，示范说词的背后更具在场（欢迎、好奇、开放、怜悯与接受等）精神。

- 字句是死的，精神是活的。治疗师只要百分之百地秉持在场的精神，哪怕是用"大概""差不多"等词句来引导来访者表示困扰着他的事情，就已经足够好了。

- 戴安娜老师在由美国心理学会出版的 AEDP 教学视频中，仅在第一节（也是唯一的一节）的第五句话，就已经问来访者"开始的时候，有哪些问题是你希望得到帮助□"了。值得注意的是，当戴安娜老师刚与来访者在一起时，就已经显现出她在场的精神了。

- 有关在场的心态，不仅只是治疗师必备的，我们也在慢慢地引导来访者对自己的体验产生在场的心态。通过治疗师的在场与来访者自身渐进的在场，可以慢慢弱化来访者的红色信号情感，提升他的核心情感，释放蕴藏在核心情感中的疗愈力，这才是真正能够帮助到来访者的过程。

- 有关弱化来访者的红色信号情感，在上文的示范说词里，如"我们一起放慢呼吸"是明讲的。其他则是暗示的，如治疗师有意识地、在暗地里放慢自己的呼吸，以自己安静的情感与心境，通过情感的感染力，正面影响来访者的心境。至于是明讲还是暗示，则要依据来访者的当下需要而做直觉的决定 ①。

抓住激动场景示范说词

正当你留意这一件事情时，请看一看，这件事情有哪个情景最令你难忘？其中哪个画面、哪个片段最为凸显？

留意这个情景、画面、片段，观察其中你所看到的景和物，聆听其中你所听到的声音或话语。

评注

- 为什么要强调是"最难忘"或是"最为凸显"的情景？因为这与情感有关。从大脑神经科学的角度来说，我们外显记忆的存储过程，都与吸引我们注意的事情有关。关于情景的情感包括红色信号情感或是核心情感，它越强烈就会越吸引我们的注意力。因此，令来访者"最难忘"或"最为凸显"的情景就是激动场景。

- 再深入一些来说，最激动的场景往往会产生最强烈的情感，这也是通往内隐记忆的关键渠道。既然重构内隐记忆是深度心理治疗的关键，那么"最难忘"或"最为凸显"的情景便是通往内隐记忆的门，而情感（包括红色信号情感或核心情感）便是打开这扇门的钥匙。

- 在抓住激动场景中最常见的难题，是来访者不停地讲故事，以至于治疗师在几乎要捕捉到事件的强烈情感的一刹那，又迅速被来访者的后几句话掩盖了。我在初学心理治疗时便是如此，认为打断来访者说话很不礼貌。不过，深入地想一下，治疗师与来访者的对话并非一般或普通的社交谈话，而是特别的疗愈性的谈话。因此，以抓住来访者叙事最激动的情节为前提，是需要打断他说话的。治疗师可以练习用温柔又坚持的语气这样说："我们暂停一下！可否回到刚才的你说那一句话，好像很有感受！""我们一起放慢！我们有的是时间！""你说的事件（长篇故事）十分重要，我们稍后再返回来听你的事件，当下我们可不可以先回到你刚才说的那句话，好像很有感受！"

---

① 所谓"直觉的决定"是指，并不是经过理性的逻辑思考与推断，而是一种可能性的猜测。然而，倘若治疗师是在场的，尤其是静观性的在场（参见本书第 10 章），甚至是抱着虚静诚敬的心态（参见本书第 11 章与第 12 章），就会提高决定成功的概率。

抓住治疗联盟示范说词 1

当你留意这个情景、画面或片段时，你也尝试着在其中引进一些人。这些人曾让你感觉不再孤单，或是让你感觉被爱、被珍惜、被懂得、被安慰。这些人可以是你在现实中曾见过的，也可以是你从未见过但是听闻过的。关键是，有这些人的在场与陪伴，让你在想象刚才的情景中不再觉得孤单，而是感到被爱、被珍惜、被懂得、被安慰。

当你想象有这些人在场的陪伴，也有我在场的陪伴时，你的身体有什么感觉？我们在这里待一会儿。请继续保持放慢的呼吸。深深地吸气，慢慢地呼气。深吸……慢呼……

现在，我们一起回到刚才的情景，看看有没有什么变化？一切顺其自然，不要批判。请保持好奇、开放、接受，以及对自己仁慈的心态。

评注

- 既然来访者受创伤的最初原因是不安全的依恋关系，或是来访者孤独地面对激动场景，那么我的取向是与来访者在进一步处理创伤情景之前，先帮助来访者在疗程的当下重建并体验安全依恋的关系，借此化解来访者的孤独感，进而发挥关键性的疗愈作用。
- 让来访者体验安全依恋的关系：一方面，通过治疗师在疗程的当下重建关系，直接作为安全依恋的对象；另一方面，引用来访者自主性叙事中藏在记忆中的安全依恋经历。这些能使来访者在危难中感到不再孤单、被爱的人，既可以是现实中的家人、师长、朋友等，又可以是想象中的人，甚至还可以是物。例如，我有一位来访者的安全依恋对象是一棵老树，还有一位来访者的安全依恋对象竟然是其想象中的苏东坡。
- 一个理想的安全依恋对象，可被理解为更年长、更智慧、更仁慈、更温柔的他者。就像我自幼便敬仰阿尔伯特·史怀哲医生，我只是从书本上读过他的生平，但每当我感到迷茫时，便会回想史怀哲医生对我有什么启发，从而得到安慰。因此，来访者同样可以引入自己从书本上读过的人，只要这个人是更年长、更智慧、更仁慈、更温柔的就可以，哪怕是多位他者也可以。

抓住治疗联盟示范说词 2

继续留意你身体中的感觉，尤其是喉咙、胸口、胃部、腹部的位置。留意这些身体感觉和身体体验。如果你愿意尝试，那么你可以在吸气时将怜悯的心态带入那些有身体体验的地方。吸入怜悯的心态，再呼出怜悯的心态……继续守着这些体验。

你会如何形容这些身体体验？是不舒服还是舒服？是冷还是暖？是紧还是松？是封闭还是开放？是收缩还是扩张？是空洞的感觉还是凝固的感觉，抑或是其他的感觉？

当你继续留意这些身体体验时，还可以与这些身体体验对话。你可以问这些身体体验的核心：它想向你表达什么信息？它的背后想给你什么启发……让我们在这里待一会儿。

刚才想象中的在场陪伴你的那些人，会对你有什么感受？会对你说什么话？会对你有什么表示？我猜，他们必定会很怜悯你，肯定你的优秀，欣赏你的勇敢。你对他们的怜悯、肯定、欣赏有什么感觉？尝试在当下把这些内心的维生素接收、接受、吸收进你的心里。让我们在这里待一会儿。

很好，让我们再一起回到刚才的情景。看一看，有没有什么变化？你在当下对这个情景有什么情感方面的感受？是喜乐、愤怒、悲哀、惧怕、爱慕，还是厌恶、欲望等？注意，还是不要去批判这些感受，保持好奇、开放、接受，以及对自己仁慈的心态。

给每一种情感独立的空间。倘若你容许自己没有任何禁忌，就请在想象中把每种情感都表达出来，就像是你是一部电影中的主角，你有什么想说的话？又或者，你会有什么想要做的行动？必须强调的是，是想象中的说话与行动，而非为实际中的说话与行动做排演。就像你在看电影一样，当主角的你会带着情感说什么、做什么？

容许你的每一种情感在想象中尽情地表达，直至把心里想说的说完，把身体想做的做完。很好！谢谢你带着勇气在刚才真情流露。请留意你当下身体获得的舒缓的感觉。即使只是一点点的舒缓，也请你聚焦并享受那一点点舒缓的感觉。当然，你也可能会产生完全舒缓了的感觉。无论舒缓的程度如何，都让我们在这里待一会儿。

评注

- 当我们继续保持在场的心态时，也能确认来访者接收亦接受安全依恋对象的陪伴，从而相应地弱化来访者的红色信号情感，弱化抑制的效力，核心情感自动呈现的机会便会相应地增加。

- 大脑中有一个名为"脑岛"（insula）①的位置。脑岛可大约分为后、中、前三个部分，各部分均约占三分之一。脑岛后部的功能是接收从身体内部，由下（身体）至上（大脑）通过像单向公路般的神经束输入脑岛的感觉信息；之后，身体内部感觉的信息从脑岛后部输向脑岛中部；与此同时，这些由后至中的信息与大脑皮质输入脑

---

① 脑岛为大脑的岛叶，呈三角形岛状，位于外侧沟深面，被额叶、顶叶和颞叶覆盖。

岛中部的认知信息结合，再输入脑岛前部，演变成我们可觉察到的主观感受。①

- 这种主观感受是一种自我觉察情感的能力。自我觉察情感的能力是存在于脑岛前部的冯·艾克诺默神经元（Von Economo neurons），又名"纺锤体神经元"（spindle neurons）的功能。②

- 因此，当我们引导来访者留意身体内的感觉时，可理解为启动其脑岛前部的功能，借此觉察被激发的核心情感。

- 引导来访者在幻想世界中毫无禁忌地把核心情感用想象的说话或行动表达出来，这便是场景重塑的临床应用。

- 到底到了哪个时刻才算是核心情感处理完毕了？基于临床的经验积累，身体是有智慧的，只要来访者学习自我观照与觉察的能力，顺应"把心里想说的说完，把身体想做的做完"的提示，处理核心情感的过程就自然会结束了。

- 温馨提示：在疗程中的某一刻具体要说哪句话必须随机应变。随的"机"和应的"变"，便是上文所说的"适切处理"了。必要时，治疗师要大胆地去尝试。请记住，治疗师做出的回应从是否同频的角度来说，只需要是 30% 的时间对应到了来访者的需要，便算是足够好的了。③

需要强调的是，在处理作为核心情感的愤怒时，来访者可能会产生暴力的幻想。请容我再三强调：来访者要做好这一点，必须以具备区分幻想与现实的能力作为前提。因此，有认知失调、精神分裂，或是躁郁症等问题的来访者，治疗师需严禁他们使用暴力的幻想。如果这样的来访者在服用控制精神病的药物后稳定了幻觉，恢复了区分幻想与现实的能力，那么在有督导的情况下，治疗师可引导来访者用想象的说话（而非想象的行动）表达内心的愤怒。与此同时，对于之前（两年内）有过实际暴力行为的来访者，也严禁使用暴力的幻想。

抓住治疗联盟示范说词 3

现在，请你回望或重温一下，从这一节的疗程开始到当下的舒缓，你对这个正向的改变有什么感受或感想？如果你的感受是良好的，那么可否说多一点？

---

① A. D. 克雷格（A.D. Craig），《你感觉如何：与神经生物自我同在的内感受一刻》（*How Do You Feel?: An interoceptive moment with your neurobiological self*），新泽西：普林斯顿大学出版社（New Jersey: Princeton University Press），2020 年，第 184—185 页。

② 同上。第 217 页。

③ 请参考本书第 12 章"诚敬心"中有关"静止脸实验对积极情感交流的启发"的探讨。

是喜乐，还是更有活力、感恩、感触、感动、感叹、惊叹？你也可以用自己的语言去形容当下这种良好的感受。请对每种感受或感想都多说一点！

请在这个良好的感觉上待一会儿，让这些正能量在身体中慢慢地存养扩充！存（待30秒）……养（待30秒）……扩（待30秒）……充（待30秒）……

此时此刻，你觉察到了什么现象？让我们在这里待一会儿。

评注

- 也许你已经体会到了，上述说词是为了引导来访者做元处理。进入元处理的前提是，治疗师观察到或是来访者觉察到了来访者的身体与心境都呈现了舒缓的感觉。
- 有关呈现舒缓的感觉，最理想的固然是百分之百的舒缓。不过，也许是当日的治疗时间不足，更多出现的只是得到部分的舒缓，这是可以接受的。即便如此，我们依然能同时聚焦其余部分舒缓的正向改变。①
- 正如每个核心情感都需要分别处理一样，每个在元处理的过程中出现的转化性情感（比如喜乐、感动等），同样需要分别处理。处理的方法，除了邀请来访者就这些转化性情感"多说一点"之外，治疗师还可以邀请来访者深入地用存养扩充的方式体验转化性情感的正能量，目的在于巩固与强化正向的大脑神经网络。②

抓住治疗联盟示范说词 4

现在，你将如何形容你当下的身体状态与心境？

让这些正能量在你的身体中，慢慢地存、养、扩、充！

存（待30秒）……养（待30秒）……扩（待30秒）……充（待30秒）……

你是否对自己多了一些怜悯？是否对他者也多了一些怜悯？当你带着当下的心境回望你起初带来的要处理的事情时，产生了什么与之前不同的看法或观点？当你展望将来时，又产生了什么不同的看法或观点？

当你发现自己呈现这些新观点或新视野时，产生了什么感受？你对这些新的感受又产生了什么更新的感受？

你在当下留意到了什么现象？让我们在这里待一会儿，直到你认为足够了为止。

在今天的治疗即将结束的时候，我想对你的勇气表达敬意。也再一次感谢你对我的信

---

① 有关元处理的更深入的探讨，请参考本书第9章"一个重视，三个元处理"中的详细论述。
② 同上。

任，允许我陪伴你走这一程。再一次邀请你，带着开放的心态、接纳的心态、怜悯的心态，迎接你生命当下的每一刻。

评注

- 上述说词是假设来访者已经进入状态四，治疗师可以借此引导来访者继续深化必然会在状态四出现的正向情感。
- 当来访者的心境处于状态四时，是经过了状态二的处理与状态三的元处理。在这个过程中，释放了蕴藏在核心情感内与转化性情感内的疗愈力。
- 所谓的"疗愈"，是发生在大脑神经层次的，是正向的、良性的，是适应被修改了的。这就像是我们的大脑中安装了一个新的、改良了的操作系统。
- 来访者在重构自主性叙事时，不会是纯粹理性的，而是大脑神经网络被改良后所呈现的深度心理现象。用一个简单的比喻来说，这是一个由内（大脑神经网络）至外（重写自主性叙事）的整合与转化。

很明显，以上全部说词只是一种想象中的示范。在现实的治疗过程中，来访者一般不会依照示范词句的先后，以及配合这些词句的次序而做出反应的。

必须强调的是，AEDP 的干预并不是以治疗师单向地对来访者说某一句话或表达某一种态度作为一个单元的，而是双向互动性的，就如：（1）来访者的需要被治疗师觉察到；（2）治疗师顺应觉察到的来访者的需要而做出回应；（3）来访者基于治疗师做出的回应而表示是否适切；（4）治疗师再基于来访者的表示而再做下一个回应。

这个由（1）至（4）的进程，才是一个正式的 AEDP 干预单元。之后，再回到新一轮的由（1）至（4）的循环，整个疗程便在这不断循环的双向互动中进行。

因此，基于这个循环互动的疗程现象，这些示范的词句只能提供参考的作用。相应地，在现实的治疗过程中，治疗师全程都应以静观性的在场再加上虚静心、诚敬心作为一种无远弗届的场域，包围并渗透来访者的四周。至于在哪一刻如何说话、说什么话，则需要治疗师经过训练，再加上督导，慢慢地找到自己的风格、声音，以及说法。

再思"观照情感，适切处理"的
"适切"是如何炼成的

当我反思如何炼成"观照情感，适切处理"时，我联想到了《庄子·养生主》中"庖丁解牛"的故事。尽管这个故事是虚构的，但是十分有启发性。

很久以前，有一名厨子替文惠君宰牛。厨子的刀法神妙、精准到位，其功夫已经达到了合乎音乐节拍的艺术境界。文惠君惊叹地说："这样的技术是如何修炼成的？"

厨子从容地放下刀子，回答道："我追求的，是终极的'道'的化境；相比技术而言，是进入了更深的境界。经过三年的修炼，我现在是'以神遇而不以目视，官知止而神欲行'的功夫来做的。我的意思是，要凭着直觉，而不靠眼见；剔除基于耳目接收的认知方式，顺着直觉去行动。这就像是顺着牛身上自然脆弱的部位为切入点，每当遇到阻抗时，便加倍地专注放慢，稍微动刀，牛身就被肢解了。那一刻，挺起胸膛，环顾四周，十分神气呀！"

当然，以上这则关于"庖丁解牛"的故事，是我尽量保留庄子的原本精神，再通过AEDP的视角演绎出来的。这则故事的原文中最重要的词是"神遇"与"神行"，其中"神"是最关键的。在这里，"神"就是直觉。因此，"观照情感，适切处理"就是"神遇"与"神行"，"适切"就是"神"，即直觉。

那么，这临床的直觉又是如何修炼成的？

诺贝尔奖得主、心理学家丹尼尔·卡尼曼（Daniel Kahneman）在《思考，快与慢》（*Thinking, Fast and Slow*）一书引述了有关象棋大师[①]的研究发现：

一名专业棋手一眼就能看清一个复杂的棋局，但达到那样的能力水平却需要很多年。对象棋大师的各项研究表明，想要达到高水平需要至少 10 000 个小时的专注练习（大约需要在 6 年的时间里每天练习 5 小时）。在注意力高度集中的这若干个小时内，一个谨慎的棋手会熟悉数以千计的棋局，且每个棋局中的棋子都有攻守关系。……然而，经过上千小时的练习以后，象棋大师能够一眼就"读"出棋局。他想出的那几步棋通常也都很高明，有时还会令对手措手不及。

修炼这"一眼就能看清"的直觉能力需要的时间，于庄子笔下的庖丁，是经过三年；于卡尼曼，是 10 000 个小时。那于 AEDP 呢？也需要至少三年的刻意练习[②]而成！

以下，我想提供一个提高效率的练习方式，以落实庄子的"专注放慢"[③]，也是卡尼曼所说的"高度专注"，借此培养治疗师的临床直觉。

[①] 弗洛伊德也曾以下棋来比喻，即倘若精神分析师想提高功力，就要多看高手对决，即多与更多不同的来访者做治疗，才能获得更好的疗效。请参考本书第 6 章末的小结。

[②] 有关刻意练习，请参考本书第 5 章末的"如何修炼两个追踪无间"。

[③] 庄子的原文是"视为止，行为迟"，为"用眼专注、行动缓慢谨慎"之意。

通过简德林的聚焦练习

"聚焦"（focusing）本身就是一种培养直觉的功夫。在练习过程中，聚焦者先是向内专注身体的感觉，然后再留意呈现在脑海中的画面或意念（Gendlin，2007）。从大脑神经层次的角度看，这个过程恰恰是在启动脑岛前三分之一部分的冯·艾克诺默神经元，而这个神经元的另一功能就是直觉。

通过 AEDP 治疗

由于聚焦的练习可以锻炼直觉功夫，而 AEDP 的操作流程也包含了"体会"的重要环节，再加上 AEDP 治疗师必须抱持二元观照的心态，因此 AEDP 治疗师在做治疗过程中的每一刻都是在锻炼直觉功夫。

通过 AEDP 视频的详细分析

AEDP 的特色之一，是督导与教学方法必须用真实的临床治疗视频。准备治疗视频用于督导或教学的过程，也让治疗师时时刻刻观察到视频中的自己与来访者的互动。关于互动的过程，治疗师需要对以下三个阶段多加注意。

第一阶段

治疗师要先选择用于督导或教学的视频，然后把视频中治疗师与来访者的对话内容亲自写成逐字稿。为什么要让治疗师亲自来写，而不是在电脑中打出来，或是找人代笔？关键在于，在治疗师一边看视频一边亲自写下的过程中，必须做到高度专注和专注放慢，才能一字不漏地写成逐字稿。治疗师在这个过程中一定会发现自己在治疗过程中听漏了来访者表达的某些关键，并能在书写的过程中呈现出来。这个重复的听写练习能让治疗师在日后临床治疗时，可以更好地觉察到来访者说的某些关键词。

第二阶段

在写下逐字稿的对话内容后，接下来的工作是重看一次视频。本次的工作重点是对治疗师与来访者的每一句话都要高度专注和专注放慢的，观察彼此面部的微表情、身体的微动作，以及说话的快慢或语气。最好能像本书中的临床案例那样，把这些表情、动作、语气等都记录下来。这个操作是在重复地锻炼时时刻刻细微的"观照情感"，自然能加速并提高治疗师日后在临床的过程中运用这项技能。同时，也能帮助治疗师更敏锐地肯定或修改，并将来访者表达的那一个情感脆弱的部位作为切入点。

第三阶段

在完成逐字稿并注入了被观照到的情感后，接下来的工作是再看一次视频。本次的工作是对治疗师与来访者的每一句话和表情等都要高度专注和专注放慢，分析来访者为何会说这句话、做出这样的表情和动作，治疗师又为何以这句话、这样的表情和动作来回应。而且可以根据"三个抓住，两个追踪无间，十六个纵横转进，一个重视，三个元处理"来分析，看看适切的程度，进而加以肯定或改善。当然，评估适切的程度，是通过自我、平辈或前辈的督导来完成的。同样地，这个重复的操作将会延伸至日后的临床实践中，进而形成终极的"适切回应"。

最后，当我们正式进入与来访者临床治疗过程的时候，只需要抱持静观性在场与虚静诚敬的心态，专注放慢直面来访者，渐渐地就能凭借直觉而拥有"观照情感，适切处理"的功夫，进而到达"以神遇而不以目视，官知止而神欲行"的境界！

小　结

- 三个抓住是指，抓住治疗主题、抓住激动场景、抓住治疗联盟。

- 抓住治疗主题，与来访者期待得到治愈的诱发事情有关。来访者主要关注诱发的事件，治疗师则重点关注来访者基于这些事件在疗程的当下被激发的核心情感。

- 抓住激动场景，是要抓住使来访者接受治疗的诱发事件中情感最强烈的情节，并以此为切入点。

- 抓住治疗联盟，从 AEDP 的角度来说，它蕴藏在操作流程中。其中，最关键的是"观照情感，适切处理"。

- "观照情感，适切处理"的直觉功夫，可以通过聚焦 AEDP 的过程中治疗师对自身情感的体会与反复分析治疗的视频而获得。

第 5 章

两个追踪无间

最差自我的核心病态根源是疏离，是与自体、他人、万物，以及与超越的疏离。
最佳自我的核心治愈根源是调谐，是与自体、他人、万物，以及与超越的调谐。

什么是追踪无间？是哪两个临床现象被追踪？

两个追踪无间的概念，源于 AEDP 的保真度量表的第 12 项与第 17 项干预技术。这两项的内容如下：

- 第 12 项：时时刻刻地追踪防御、焦虑，以及核心情感；
- 第 17 项：针对来访者转化体验中的特定现象（AEDP 的四个状态和三种状态转化）而选择适切的干预技术。

这两项干预的关键功夫是 AEDP 治疗师时时刻刻地追踪的技术。我选择把"时时刻刻地追踪"简化并中文语境化，变成了"追踪无间"，即时间无间断地追踪。

治疗师在临床过程中，追踪无间的对象之一是四个状态和三种状态转化。由于本书第 2 章在有关"AEDP 四个状态转化过程的现象学"部分已详细论述了 AEDP 的保真度量表中的第 17 项干预，因此，本章将只会聚焦第 12 项干预技术，即对体验三角的追踪无间。

体验三角是一个倒三角形，左上角是防御，右上角是焦虑，下角是核心情感。在临床实践中，治疗师需要做到以下几点。

- 注意来访者在当下呈现的防御是什么？是有还是没有？是多还是少？是强还是弱？

- 注意来访者在当下呈现的焦虑①是什么？是有还是没有？是多还是少？是强还是弱？

- 注意来访者在当下呈现的核心情感是什么？是有还是没有？是多还是少？是强还是弱？

在顺应追踪到防御、焦虑及核心情感的现象的同时，尽管第12项干预技术没有明讲，但在临床实践过程中，治疗师会考量用什么样的干预技术来回应。

最终的目标，是在临床过程的当下把来访者的防御与焦虑感减至最弱，并在同时把核心情感的体验与表达增至最强。

在说明对体验三角的追踪无间时，请容许我先用一个临床案例做示范。以下临床案例均来自来访者与治疗师某一节的临床对话。在此，由于来访者的背景资料并不是重要的，因此我们略过。我更想借用以下对话说明体验三角的防御、焦虑、核心情感是时时刻刻都同时存在的。请注意，在每句对话旁边的"[ ]"中的内容都表明我在追踪来访者的防御、焦虑、核心情感等现象。在这段对话后，我将详细说明 AEDP 中的一些特别的专用名词。

临床案例 5.1   "心中有一些荡漾"

来访者：（微笑，语速快）好，就说说昨天晚上的对话吧。[语速快是防御与焦虑的表现。核心情感不明朗。]

治疗师：（友善，微笑）好的，说说昨天晚上的对话。[很高兴见到来访者，并以微笑欢迎。]

来访者：（微笑，语速快）其实啊……我每一次都计划……哎呀……我来的时候要讲什么东西……我写下来……我昨天……也就是星期三，我已经写下来我要讲什么了。但是呢，昨天晚上有新的……[语速快是防御与焦虑的表现。核心情感不明朗。]

治疗师：（好奇）……["昨天晚上"的"新的"是什么东西呢？]

来访者：（突然大声咯咯笑）刺激！[越是把大声笑当作防御，就表明焦虑越强烈。核心情感不明朗。]

治疗师：（惊讶）刺激？！[心想：真刺激。继续聆听。]

来访者：（依然咯咯笑）心中有一些荡漾。[咯咯笑是防御。荡漾是焦虑的身体化形容词。核心情感不明朗。]

治疗师：（好奇）荡漾。[心想：嗬！昨天晚上的场景，又刺激又荡漾。]

---

① "焦虑"是源于动力心理治疗学派的名词。戴安娜老师后来把这个名词修改为"红色信号情感"，本章稍后将会详细交代修改原因。

来访者:（慢慢安静下来）对，所以我可以说一点。[想必是观察到治疗师乐意聆听，所以愿意信任与冒险，进一步把关于激动场景的情况与细节告诉治疗师。]

治疗师:（友善，微笑）好。[明示欢迎，继续聆听。]

来访者:（相对安静，辛酸感）昨天晚上我对我爱人说，今天我跟一个从国内来的朋友 ① 见面，我觉得可能是因为我请他吃晚饭了，他就送了一份礼物给我。我说，啊呀，国内的人都这么客气啊！我爱人就说，不是这样的，是因为他以前帮过这个朋友。[安静表明来访者的防御减弱，开始迈向核心情感。]

治疗师:（友善，温柔）哦，你爱人曾帮过这个朋友。[意识到来访者的价值被爱人否定，忽略了她被肯定的需要，属无意的错误。]

来访者:（安静）对，我爱人的意思就是，他以前帮过这个朋友，所以这个朋友才对我这么客气，而不是因为我请他吃晚饭他才如此。[证实治疗师的理解。]

治疗师:（友善，温柔）嗯。[继续推进治疗过程。]

来访者:（辛酸感）哎……[防御与焦虑进一步减弱，更接近核心情感。]

治疗师:（点头示意理解）你对此好像有感受了吧？！[明示共情来访者内心的核心情感。]

来访者:（强调）这个不要紧！[不算是最刺痛或最激动的。修正治疗师的不协调。]

治疗师:（友善，温柔）哦……这个不要紧啊！[接受来访者的修正。]

来访者:（断续式放慢 ②，强调）要紧的是……他后来又说了一句话——"你却坐享其成"……你能理解他的意思吧？[自体价值被爱人蔑视，属有意的错误。向治疗师表达想被理解的核心需要，好像想检视治疗师是否能感通来访者的刺痛。]

治疗师:（友善，温柔）理解。是他做了好事，你受了恩惠。[与来访者看到、听到和感受到的一致。]

来访者:（笑着开心地强调）对对对！就是这样啊！[触动核心情感：关系的体验，激发来访者被理解的感觉。]

评注

以上的临床对话，持续的时间仅为两分钟左右，来访者在忆述"昨天晚上"发生的激动场景（又名"激发情绪的事件"）。

---

① 来访者是华人。

② 继续式放慢，指人在说话时，字与字之间、词与词之间、句与句之间，暗暗地但刻意地留空或静止片刻。在采用断续式放慢的技能时，语句中会用"……"表示。

与体验三角有关的术语

接下来，我将借上述的临床案例，介绍与体验三角有关的术语与过程（见图 5-1）。

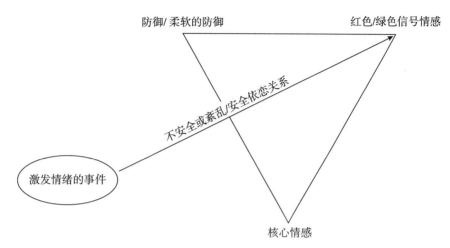

图 5-1　体验三角

激发情绪的事件

激发情绪的事件（emotionally evocative event），我比较倾向用"激动场景"来形容，因为同一件事可以有不同的场景，且这些场景通常都与创伤有关。我们对场景特别关注的，是来访者在这个场景中最强烈的情感是什么。这里的"情感"，我们最关注的是来访者被激发了什么核心情感（或需要）。

换言之，**激发情绪的事件 = (来访者的) 核心情感 (或需要) 被激发**。

以上案例中的来访者在临床过程的当下，明显是在回忆"昨天晚上"发生的某一件事，以及这件事的某一个场景。这个场景在当时激发的，足以让来访者用"刺激"与"荡漾"来形容。这个激动场景甚至在当下依然能激发来访者"大声咯咯笑"。换言之，如果我们用逆向思维的路径来看，那么我们是通过来访者的"大声咯咯笑"来抓住这个激动场景的。

必须强调的是，治疗师需要聚焦的并非回忆当时（即"昨天晚上"）场景的情绪，而是来访者在临床过程的当下，在回忆当时的场景时激发起的最强烈的情感是什么。

面对激动场景的出现，来访者可能会有两种回应方式：一种是用"最差自我"（self-at-worst），另一种是用"最佳自我"（self-at-best）。所谓的"差"与"佳"，并非基于好坏善恶的道德价值判断，而只是用于对比带有防御的（最差）自我与带有柔软的防御的（最佳）自我。

我们可以有一个预设，就是来访者通常都是带着防御的（最差）自我来见治疗师的。治疗师的工作是要把来访者的防御柔化，变成柔软的防御（最佳自我）。换言之，治疗师的工作是催化来访者自动情愿地放下最差自我，呈现最佳自我。

既然预设了最差自我是首先出现的，那么我们可以先借助动力心理学的框架，探讨最差自我是如何形成的。之后，我们将会探讨最佳自我是在什么条件下呈现的。

与最差自我有关的术语

过程学习

所谓"过程学习"（procedural learning），是指一种身体性的体验，而并非头脑性的认知。这和学习骑自行车很像，我猜没有人是靠阅读自行车骑行指南（头脑认知）而学会的；相反，一定是要骑在自行车上，用身体的感觉来保持平衡，在跌跌撞撞之中不断地（过程体验）与自行车互动，最终才可能成功地学会骑自行车这项技术。这个重复的身体体验过程会变成一种身体记忆，这会让人在日后再骑自行车时，无须刻意地借助注意力，甚至能无意识地骑行。这身体记忆存储在内隐记忆中。

为什么过程学习如此重要？因为依恋关系的人际互动就是一种过程学习，进而把关于我们各自童年的依恋关系的历史存储在内隐记忆中。要知道，虽然记忆是存储过去已经发生的历史经验的，但记忆的最终功能，是基于以往的经验预测未来（Siegel，1999）！

简言之，记忆过去是为了预测未来！

根据我们童年的依恋对象是否对我们的情感（或需要）做出协调（即适切）的回应，会形成不同的依恋关系。倘若依恋对象不断地对童年的我们做出不协调（即不适切）的回应，就会形成不安全或紊乱的依恋关系。不适切的回应包括有意的错误（如身体虐待、情感虐待或性虐待等）和无意的错误（如忽略需要等）。

相反地，倘若依恋对象不断地对童年的我们做出协调（即适切）的回应，就会形成安全依恋。什么是协调？AEDP 学院创始教员之一本杰明·利普顿（Benjamin Liption）对此的定义十分简明扼要：

协调描述了一种真实联结的主观感觉，一种深刻感知某人的主观感觉。它指的是我们如何关注他人，将其体验带入我们自己的内心世界，然后让它塑造我们在那一刻的样子（Lipton & Fosha，2021）。

换言之，协调是一种接收与接受的过程。我们以身的感观与心的感通功能，接收他者内心世界的感受，进而允许他者的内心世界能影响甚至改造我们的内心世界，从而容纳与接受他者。

请允许我再次强调内隐记忆的关键性，尤其是潜藏着的关于不安全或紊乱依恋关系的记忆。既然记忆过去是为了预测未来，那么倘若我们存储的是不安全或紊乱依恋关系的记忆，就会导致我们自动预测面前的他者对我们来说是不安全的，并随之自动激发焦虑感与相应的防御。

更进一步说，既然是内隐记忆，那么会引发这样的连锁反应：由激动场景引发不安全或紊乱依恋关系的记忆，进而激发焦虑感、防御，这些都是无意识的、全自动的。就像上述临床案例所述，由来访者说的"昨天晚上"（激动场景）至来访者的咯咯笑，只在非常短的时间内。

更关键的是，既然这是过程学习，那么就不能简单地对有不安全或紊乱依恋关系的记忆的来访者说一句"你可以信任我"便能消减他的焦虑感，或是让他放下防御。要想终止这个连锁反应，就必须有一种新的体验，一种能让他感觉安全的体验。这个新的、营造安全感的体验是用"足够好"的协调关系来建造的，即安全依恋关系。

接下来，我先继续交代在最差自我的现象中，在不安全或紊乱依恋关系的记忆被激发后出现的红色信号情感。然后，我将在最佳自我的部分说明什么是"足够好"的协调关系。

红色信号情感

"红色信号情感"是 AEDP 的专有名词。它不仅取代了传统冲突三角的焦虑感，还可以与最佳自我的绿色信号情感形成对比。红色信号情感包含三种情感：少量的恐惧感、少量的羞耻感、少量的痛苦感。换言之，遇到激动场景，因不安全或紊乱依恋关系而形成的内隐记忆被自动激发，激发红色信号情感。

红色信号情感被激发后，基于体验三角的动力视角，我们会察觉有两条路径在同一刹那出现，我们把这两条路径分为上下路：上路指体验三角的上半部，下路指体验三角的下半部（见图 5–2）。

红色信号情感包含的这三种情感有一个共同作用——抑制，这也是我们认为这样的情感是"红色"的原因。最差自我的红色信号情感与最佳自我的绿色信号情感相对，能让人联想到交通灯的信号——绿色示意允许前进，红色示意停止前进，也就是抑制。

抑制什么？抑制核心情感（或自体需要）。换言之，**红色信号情感 = 恐惧感 + 羞耻感 + 痛苦感 >**[①]**核心情感（或自体需要）被抑制。**

---

① 在本书中，符号">"代表引发、激发、引起的意思。">"越多，表示关系越强。

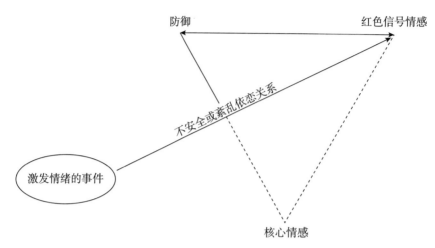

图 5–2　最差自我中体验三角的两条路径

- **最差自我的体验三角下路**：激动场景 = 来访者核心情感（或自体需要）被激发 > 内隐记忆自动预测将会被（依恋对象）无意地忽略（或有意地攻击）> 呈现红色信号情感（恐惧感 + 羞耻感 + 痛苦感）>（下路）核心情感（或自体需要）被抑制 + 紊乱失调的情绪状态 = 致病性情感 >（内心深藏）无法承受的孤独状态。
- **最差自我的体验三角上路**：激动场景 = 来访者核心情感（或自体需要）被激发 > 内隐记忆自动预测将会被（依恋对象）无意地忽略（或有意地攻击）> 呈现红色信号情感（恐惧感 + 羞耻感 + 痛苦感）>（上路）自动启动防御系统 > 呈现假我面孔 > 最终呈现精神病态现象。

先来看最差自我的体验三角下路。

核心情感

"核心情感"是 AEDP 的专有名词。当我们以最差自我出现在人前的时候，核心情感是被抑制的。有关核心情感的形式与现象，将会在以下最佳自我的部分详细交代。

致病性情感

所谓"致病性情感"（pathological affect），是与蕴藏着治愈潜能的核心情感相反的情感，包括以下几个方面。

- **解决不了的恐惧**：比如，孩子的恐惧需要父母（依恋对象）的保护来解决，可惜父母不仅没有保护，孩子的恐惧甚至还有一部分源于父母对他的伤害。换言之，父母既是伤害孩子的矛，也是保护孩子的盾。因此，这种恐惧是无法解决的。
- **毒性的羞耻**：源于孩子被父母（依恋对象）无意地忽略（或有意地攻击）。

- 压倒性的痛苦：让人承受不了或忍受不了的痛苦。

我们可以把致病性情感理解为"恐惧感＋羞耻感＋痛苦感"的放大版，它也是紊乱失调的情绪状态。

现在，我们再来讨论致病性情感为什么与核心情感相反。

倘若来访者体验核心情感并表达了核心情感，那么这个过程会激发蕴藏于核心情感中的适应性、自愈性或自正性机制，最终驱使来访者产生正向转化。因此，当我们在临床的场景中追踪到来访者呈现核心情感时，适切的回应是邀请来访者"在这里（核心情感）待一会儿"，借此激发正向的转化过程。

相反地，倘若来访者体验上述致病性情感，就不仅无法激发正向的转化过程，最后甚至还会引发精神病态的呈现。因此，当我们在临床的场景中追踪到来访者呈现致病性情感时，适切的回应是协助他转化这些情感。

无法承受的孤独状态

依恋关系的破裂，加上紊乱失调与压倒性的情绪状态，以及致病性情感，最终会激发来访者呈现令人无法承受的孤独状态（unbearable state of aloneness），这种状态中的孤独感连带的情感还包括绝望感、空虚感、无助感等。这种状态有如内心无底的深渊，是"创伤的黑洞"（black hole of trauma）（Van der Kolk, 2014），濒临崩塌碎裂的边缘，最严重的是让人感觉自己是疯子、废人，就像日本作家太宰治在《人间失格》一书中所说，相信自己"已丧失做人的资格……已经彻底变成一个废人了"。

接下来，我们再看最差自我的体验三角上路。

防御

防御（defense）机制被启动，源于红色信号情感被触发。要知道，恐惧感、羞耻感与痛苦感对来访者来说，都是令其身体难受的感觉。防御机制的出现有如止痛剂一样，能缓解这种令其身体难受的感觉。

从依恋理论的角度理解，自体之外的依恋对象与自体之内的防御机制有着共同的功能，就是消减自体的焦虑感（红色信号情感），让自体恢复安全感。防御机制（内）的出现，是源于依恋对象（外）的消减焦虑功能失效，这就是不安全或紊乱依恋关系带来的后果。

相反地，在最理想的治疗过程中，来访者与治疗师共同建构的安全依恋重现，消减焦虑功能复效，自体将再次恢复安全感，自体对防御的需要也会相应消减。

假我

假我（false self）与真我（true self）相对，是以上最差自我中所有元素的混合体。其实，我们都有假我的一面和真我的一面；换言之，我们都是假我和真我的混合体。我们都有假我的部分，这从来都不是问题，关键在于我们是否能够在适切的时候放下这个假我的部分，允许真我呈现出来。表 5–1 是我根据温尼科特关于假我的描述（Winnicott，2002）制成的表格。

表 5–1 假我的程度及呈现的特征

假我程度	假我呈现的特征
非常极端	假我取代了真我，真我被隐藏
较少极端	假我成为真我的防御；真我的潜在被确认，允许真我拥有秘密生活
朝向健康	假我主要关注的是寻找适切的条件，允许真我的出现
接近健康	假我的角色基于认同依恋对象，假我近乎是内化了的依恋对象
正常健康	假我的表现富有弹性，合乎社交性的礼仪与礼貌；真我自由地在适切的条件下出现

假我的程度主要是从病态性的、非常极端的、有如僵化了的性格盔甲，到相对软化的、容易自由地脱下的外衣一样。温尼科特一再强调，假我因要保护真我免受伤害而形成。

精神病态

如果人长期使用防御来生存，那么付出的代价就像长期使用内心止痛剂一样，产生的副作用是出现精神病（或心理病）的病征。这些精神病态，便是我们熟悉的《精神障碍诊断与统计手册（第五版）》（*DSM–5*）中的各种类别与形式的精神病现象。

与最佳自我有关的术语

之前在最差自我的部分，我们已经详细说明了过程学习、不安全依恋或紊乱依恋关系与内隐记忆的重要性。我曾强调过，要想修补不安全依恋或紊乱依恋关系的记忆，就必须借助"足够好"的协调体验，才能重建安全依恋（secure attachment）关系。

"足够好"的协调体验，源于一个依恋关系的现实：父母是不可能完美地或在 100% 的时间里协调子女的需要的。"在 100% 的时间里协调"不仅不可能，甚至是不健康的。因为不协调的现象是必然存在的，这才能让我们学习到如何通过努力重新协调来克服不协调。简言之，我们的人际互动处于一个无休止的"协调－不协调－重新协调"的循环中（见图 5–3）。

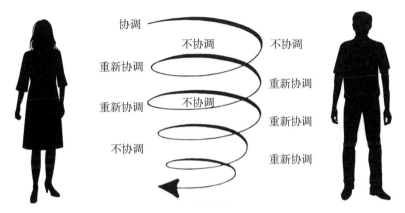

图 5-3 协调人际互动的螺旋式过程

基于这个不完美的依恋关系现实，而协调体验又是安全依恋的必要条件，所以才出现了这个所谓的"足够好"的条件。对此，戴安娜老师这样论述：

在正常的最佳互动二元关系中，只有大约 30% 的时间是在情感积极、相互协调的互动状态下度过的……最佳互动是有 30% 的时间在一个良好的心理场所度过的，虽然离完美还很远，但正如温尼科特所说，30% 的时间就已经是足够好的（Fosha, 2000）。

换言之，30% 的时间用于协调就足以建构安全依恋关系；在临床应用中，治疗师只需用 30% 的时间协调就足以激发来访者的绿色信号情感了。

绿色信号情感

"绿色信号情感"（green signal affect）是 AEDP 的首创与专有名词，能让人联想到交通灯转绿色是"允许前进"的象征。同时，与红色信号情感抑制核心情感的功能相比，绿色信号情感的功能是促进或催化核心情感的呈现。绿色信号情感包括希望、好奇，以及愿意去信任、愿意去冒险等。

绿色信号情感被激发后，借助体验三角的动力视角，我们也会发现有两条路径在同一刹那出现，我们同样可以把这两条路径分为上下路（见图 5-4）。

- **最佳自我的体验三角上路**：激动场景 = 来访者自体需要（或核心情感）被激发 > 内隐记忆自动预测将会被（依恋对象或治疗师）接纳与被适切回应 > 呈现绿色信号情感（希望 + 好奇 + 愿意去信任 + 愿意去冒险）>（上路）自动启动柔软的防御系统 > 自由地呈现真我面孔 > 最终呈现蓬勃生长现象。

- **最佳自我的体验三角下路**：激动场景 = 来访者自体需要（或核心情感）被激发 > 内隐记忆自动预测将会被（依恋对象或治疗师）接纳与被适切回应 > 呈现绿色信

号情感（希望＋好奇＋愿意去信任＋愿意去冒险）＞（下路）核心情感（或自体需要）被促进＋调节良好的情感体验＝适度地触及与体验＞核心情感状态＞转化性情感状态＞核心状态。

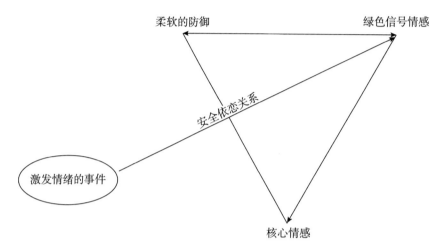

图 5-4　最佳自我中体验三角的两条路径

我们先来看最佳自我的体验三角上路。

柔软的防御

柔软的防御（soft defence），是与最差自我中比较刚硬性的防御相对来说的。所谓"柔软"，是指在日常生活中人际交流的礼貌，或是做出适切的延迟，等到认为他者可信任的时候才把自己的心底话表达出来，或是允许自己真情流露。关键是，当我们把心底的真情流露出来、真话表达出来时，他者是否会接纳？还是会被吓跑了？抑或是否会令我们与他者的关系破裂？

倘若他者让我们对他有足够（不需要100%）的信心，并且我们认为自己的内心世界无论有什么情感或想法都能被接受，我们就会愿意冒险，放下柔软的防御，试着露出我们最真实的面孔。

真我

当我们能够放下防御的时候，也就是放下假我的一刻，我们会变得有勇气直面脆弱的我，同时也允许我们体验与表达真实的（核心）情感。这一刻，来访者会感觉被释放，摘掉长期因生存的安全需要而戴着的面具，以最真实的面孔出现于人前。

接下来，我们来看最佳自我的体验三角下路。

核心情感

核心情感之所以被称为"核心"，虽然戴安娜老师没有明示，但顾名思义，"核心"是一个关于空间的形容词；在临床实践中，当核心情感出现时，来访者的体验必然位于身体的中线地带（比如，喉咙、胸部、胃部或腹部位置）。因此，核心情感被称为"核心"是具有解剖学的根据和基础的。我也经常问来访者，他们的情感位于身体的哪个部位。来访者对这个问题的回应，有助于区分他们体验的情感是否为核心情感。

此外，核心情感的出现是在调节良好的情感体验之后，它是治疗师与来访者的二元情感调节的结果。表 5–2 列出了核心情感的类型及各类型的特征。

表 5–2   **核心情感的类型及各类型的特征**

核心情感的类型	特征
类别性情感	喜、怒、哀、惧、爱、恶、欲等，这恰恰也是《礼记》对情感的分类法
关系的体验	自体主观体验并觉察与他者一起的亲切感，包括感觉被爱、被理解、被看见
协调的关系体验	协调，是指在来访者与治疗师的互动中呈现彼此配合的身体语言，类似镜映式地同时呼吸、同时举手投足等；此外，二者如二重唱的一唱一和，又如和谐的双人舞等
接纳性情感体验	因接纳他者的共情、关爱、怜悯、理解而产生的诸如触动、心动、放松、释怀、放下等正向情感
"降下"的躯体感受状态	与来访者的情感相关的身体感觉，自头部向下转移至喉咙、胸部、胃部、腹部等位置
内在关系体验	之前又被称作"自我状态及与之相联系的情感"，指不同的内在角色之间的互动体验，如成年的我与童年的我、内在父母与内在小孩等
真挚的自体状态	有内外一致（即内心与外表贯通）的感觉。通常用第一人称"我"表达心底话，或是真情流露
动力、意志与欲望的体验	呈现个人的能力，发自内心的意向与欲望，包括对自己命运的主动创造
为依恋而付出的努力	发自内心地向他者或治疗师发出有关联结或依恋的诉求与行动
表达核心需要	对人性的基本需要，比如安全感、被爱、被照顾、被理解、被接纳、被尊重、平衡的亲密性与独处性的表达等

转化性情感

当核心情感被圆满地处理或是被处理至发生情感（负面至正面）上的转移后，将会出现转化性情感（transformational affect）。转化性情感都是正向的。若从 AEDP 四个状态的视角来看，就会发现转化性情感于状态三中呈现。我们可以将转化性情感的出现理解为一种标记，表明核心情感的处理已经产生了足够的转化，有如《易经》第六十三卦的既济 [①]，可以（暂时）告一段落了；亦有如《易经》的第六十四卦的未济 [②]，当我们再聚焦并品味这些情感的时候，将会激起新一轮的转化。

截至目前，我们已经发现了六种转化性情感，见表 5-3（Yeung，2021）。

表 5-3   转化性情感

转化性情感	被激发的根源	特征
掌握性情感（mastery affect）	掌握性	因无所顾忌地真情表达而克服过去的限制，化解自体被囚禁、因羞耻与恐惧被孤独激发的欣乐、自豪、自信感，以及躯体因此产生的力量与正能量
痛苦性情感（emotional pain）	悲悼自我	相对于当下新的良好感觉，为过去自困而流逝的生命和机遇所产生的痛苦感，包括重遇曾经被放逐或解离的自体部分
战栗性情感（tremulous affect）	穿越治愈变化的危机	与核心情感流露，以及体验突发、全新而又陌生的希望，还有飞跃巨变体验相关的惊讶和正向的战栗感
治愈性情感（healing affect）	对自我及其转化的肯定性确认	对自体被确认与被肯定的触动感，以及对治疗师的协助而产生的感激、温柔与感动的情感
活力性情感（enlivening affect）	对正在呈现的转变感到惊喜	与过去绝望的信念相比，当下崭露的转化激发相关的惊喜与对未来的鲜活、热情、探索的热切之情
领悟性情感（realization affect）	接纳新的感悟	指与新的理解相关的如"是的""哇"等的情感；顿悟感

核心状态

从体验三角的角度来说，正下角是核心情感的位置，再向下走是转化性情感，最终出现的是核心状态中的种种正向情感。从四个状态的角度来说，这个核心状态就是状态四。在本书的第 2 章中，我已在有关"AEDP 四个状态转化过程的现象学"的部分详述了状态四的情感与体验特征。

蓬勃生长

最佳自我最终出现的是来访者的蓬勃生长现象，它与最差自我恶化到极致的精神病态现象相对。

什么是蓬勃生长的现象？依循 AEDP 的现象学路径，以临床观察的资料作为指引，我

---

① 指皆济、已完。
② 以未能渡过河为喻，阐明"物不可穷"的道理。

们发现蓬勃生长的含义至少包括四个范畴的正向发展：生理、心理、社交、精神。

生理：与状态四相关的生理现象，是迷走神经腹腔支被激发，进而引发心跳放慢、血压降低、免疫力增强等的健康现象。

心理：与状态四相关的心理现象都是正向情感，以及相应产生的主观幸福感。当然，这并不是童话故事中的"从此过上了幸福的生活"的结局，因为不如意事与负面感受依旧会出现，但人不会被卡在这个心理状态中，情感恢复至正向的速度会加快。

社交：与状态四相关的社交现象，怜悯他者的能力增强。这并非代表之前疏离甚至破裂的人际关系必定能得到修复，因为关系的修复需要双方面的努力。增强对他者的怜悯，是指提高对他者的调谐力与包容力，甚至是因为更多的体谅与理解而激发出欣赏与仁爱。有趣的是，这个"他者"并不仅仅可以是人类，还可以是人类以外的万物。

精神：与状态四相关的精神现象，包括天人合一感、欣赏，甚至是因天地万物的奥秘而产生的崇敬感。

最差自我的核心病态根源是疏离，是与自体、他人、万物以及超越的疏离；最佳自我的核心治愈根源是调谐，是与自体、他人、万物以及超越的调谐。

我们将利用本章余下的篇幅，继续从无间地追踪体验三角与四个状态的角度来分析接下来的治疗过程。先来强调三个重点。

- 无间地追踪，将在治疗师追踪来访者说的每一句话中呈现出来。首先，在说话内容中追踪某些关键词；然后，追踪来访者的语气、语调、语速、身体语言，在以下的逐字稿中，被记录在来访者部分的"（ ）"中；接着，追踪来访者每一句话背后如何联结四个状态与体验三角，在以下的逐字稿中，被记录在来访者部分的"［ ］"中。

- 对来访者的临床现象的追踪无间，治疗师也需要同时做出适切的甚至是最理想的干预回应。这些干预同样会在治疗师回应的每一句话中呈现出来，具体解释及在逐字稿中的体现与上一点一致。

- 在实际的临床过程中，治疗师是无法在每一刻对来访者的每一句话做有意识的追踪与回应活动的——这些都是潜移默化了的无意识活动。那么，这个潜移默化的追踪无间与回应技术是如何修炼的？我将在本章稍后的部分进行详细解读。

接下来，我将以临床案例来说明。

从治疗当日开始（临床案例 5.1）的那一刻起，到本章后续的临床案例（临床案例 5.2 及以后）表明，来访者呈现的是最差的自我。

从追踪四个状态的角度来说，来访者原本处于状态一中，而临床案例 5.2 的后半部，她渐渐呈现了从状态一过渡至状态二的现象，尤其是预告性情感，即昙花一现的核心情感。

请从体验三角的角度，注意治疗师追踪来访者呈现的红色信号情感（羞耻感）、防御、若隐若现的核心情感，以及后来出现的绿色信号情感。

临床案例 5.2　　　　　　　　　　　**"寄生虫"**

来访者:（语速快，强调）不过，其实我觉得很难过，因为我好像没有自尊。[核心情感是难过，但作为依恋对象的爱人不接纳。"没有尊严"是羞耻感。来访者用压抑来防御。]

治疗师:（友善微笑，专心聆听，温柔）对呀。[以在场、共情、肯定来消减来访者的羞耻感。]

来访者:（苦笑，想哭）就是……就是……我就是坐在那里的一个……呃……人们是不是称这种是"寄生虫"……[苦笑与想哭是有如流星刹那间闪过的核心情感，即预告性情感。来访者感觉自己在配偶的眼中是寄生虫，内心必然痛苦，甚至隐藏着致病性的痛苦。][1]

治疗师:（放慢，怜悯、温柔）啊！啊唷！[追踪到来访者想哭的冲动，共情与确认来访者的核心哀伤，投入替来访者难过。]

来访者:（语速快，强调）我就是觉得……啊唷嘛。所以，你看我好像笑着对你说，但我就是很不高兴……呃……我就是……[留意来访者的"啊唷"在应和治疗师的"啊唷"，属协调的关系体验，接触核心情感。来访者觉察到自己用"笑"来防御"很不高兴"的核心情感。]

治疗师:（在场，怜悯、温柔）我们现在去处理它吧！[追踪到来访者身体想哭的冲动与自觉很不高兴的认知，认为是适当时机尝试催化来访者由状态一至状态二，让位于体验三角底部的核心情感流露。]

来访者:（点头，苦笑）对！处理。[表示愿意信任并配合治疗师。愿意放下防御，采取相对柔软的防御。愿意冒险直面核心的伤痛。]

评注

当我从体验三角的角度，追踪到来访者是处在红色信号情感出现位置时，我用的干预是放慢语速、共情等横向功夫。这干预现象的背后是一种逆向思维，意思是既然红色信号

---

① 来访者被我诊断为有抑郁症。

情感的出现源于过去的不安全或紊乱依恋，那么当下需要的就是颠覆过去的不安全或紊乱依恋关系，通过各种横向功夫的干预，重建来访者对治疗师的安全依恋关系，帮助来访者在当下的治疗过程中重新体验到安全感。临床的体验让我们发现了一个相对可靠的原则：

重修安全依恋关系 > 红色信号情感被减弱 > 绿色信号情感被增强 > 防御的需要被减弱与（同时出现的）核心情感的体验与表达被增强

简言之：

安全依恋关系越强 >>> 核心情感的体验与表达越强

治疗师顺应来访者的点头，以及来访者明示愿意处理的配合，表明来访者开始出现绿色信号情感。这是愿意信任、愿意冒险、直面内心世界的悲伤，也就是核心情感。治疗师继续催化来访者进入状态二，体验核心情感。

在临床案例 5.3 中，我们再来关注如何追踪来访者在四个状态与体验三角的位置。

临床案例 5.3　　　　　　　　"不体谅我"

治疗师：（断续式放慢，温柔）请你闭上眼睛，好吗？［准备铺垫与引导来访者潜入状态二中核心情感的"降下"的躯体感受状态。］

来访者：（开始闭上眼睛）好的。［绿色信号情感。］

治疗师：（断续式放慢，温柔）看看……里面的感觉如何？你可能会看到……昨天晚上……对话的情景。［引导来访者向内观察，聚焦身体感觉，鼓励来访者回忆过去的激动场景，目的是在当下激发来访者核心情感的体验。］

来访者：（闭着眼睛，语速依然有点快）我的感受就是不高兴啊！［语速快是红色信号情感的生理现象。①来访者有"不高兴"的认知，哭泣会体现在临界点，来访者的认知与体验的落差属于其情感隔离的防御。］

治疗师：（断续式放慢，温柔）了解。只不过……当你觉察身体时……要慢下来。［邀请来访者放慢，旨在减弱红色信号情感。②］

来访者：（闭着眼睛，开始放慢呼吸，主动坐直）……［来访者的配合体现出其绿色信号情感。挺直却不僵硬的坐姿会激发尊严的感受。］

治疗师：（断续式放慢，温柔）对，很好。现在……你的坐姿跟以前也有不同。［肯定，确认，重视坐姿的正向转变］

---

① 交感神经系统被激发，引发心跳、呼吸与语速加快。
② 放慢是有意识地在生理层面激发副交感神经系统，减弱红色信号情感。

来访者:（放慢呼吸，闭着眼睛，安静）以前就是，呃……不能够坐得好好的……或是觉得不舒服。[相对之前的"弯身 > 羞耻感 = 致病性情感"，主动修正为当下的"挺直 > 尊严感 = 个人能力感 = 核心情感"。]

治疗师:（放慢呼吸，温柔）现在是坐得挺直。[点出来访者的坐姿。]

来访者:（闭着眼睛，放慢呼吸，安静）对，这样比较舒服，呼吸也比较好了。[自体觉察"降下"的躯体感受状态。]

治疗师:（加重语气）对啊！呼吸比较好了。[肯定，确认，重视呼吸的正向转变。]

来访者:（闭着眼睛，加重语气）他还常常说："你们每个人就是这么天天待着，什么都不干！我肯定不会用我辛辛苦苦赚来的钱给你们请一个佣人！"[激动场景：爱人的指责与蔑视 > 核心需要被拒绝。]

治疗师:（左手放在心口）嗯……对……[手放在心口，一方面有助于治疗师觉察自己心口的感觉，以提高共情的能力；另一方面示范给来访者专注心口的感觉，并在同时用身体语言向来访者表达治疗师用"心"的关怀。]

来访者:（右手放在心口，眼有泪光，语调安静沉重）就是说实话，令我觉得，哎呀……他就是很不理解我，他真是很不体谅我。因为我不是不做，而是真的做不了。[治疗师追踪来访者跟随治疗师手放在心口的举动，再次凸显协调的关系体验；加上带着眼泪与悲伤的情感说出"实话"，属于表里一致的真挚自体状态，即，状态二 = 核心情感。]

治疗师:（神色凝重，温柔）嗯。[依然用语调巩固安全依恋关系。治疗师的凝重的神色镜映来访者沉重的语气，此镜映现象又是协调的关系体验，即状态二 = 核心情感。]

来访者:（右手放在心口，眼有泪光，语调沉重）可是他就是觉得，我们每个人都是这么天天待着——孩子只顾着上网，我则什么都不干。虽然他没有这么说过，但他心里就是这么想的。[配偶不仅无意地忽略了来访者被理解的基本需要，还有意地让来访者感觉被蔑视，是一条"什么都不干"的寄生虫。]

评注

以上的临床对话呈现出了来访者被治疗师引导和追踪，已经潜入了状态二，并在同时体验了核心情感。治疗师在回应时，尝试继续通过语调、语气、面部表情与共情，巩固与来访者的安全依恋关系。这是重复"安全依恋关系越强 >>> 核心情感的体验与表达越强"的原则。虽然来访者已经处于状态二中，但这个悲伤的核心情感的体验又同时挑起自己被视为寄生虫的场景细节，以及由这个细节引发的被蔑视与羞耻感。

在这一刻，治疗师在评估后得出了以下结论：

- 来访者的羞耻感在这节治疗再次出现；
- 这种羞耻感属致病性情感，处于这种情感中不仅无益，而且还是有害的；
- 这种羞耻感源于来访者被爱人忽略甚至是被蔑视，形成了不安全的依恋关系；
- 羞耻感必然会引起孤独感；
- 来访者与治疗师当下的安全依恋关系，让治疗师觉得这只能仅仅跟来访者与爱人的不安全依恋关系打成平手，似乎未能颠覆与修正来访者因感到自己被忽略、被拒绝、被蔑视而带来的负面影响。

基于这些原因，治疗师认为可以尝试多加一个在来访者看来更强的安全依恋对象，于是便出现了以下的治疗互动与对话。

临床案例 5.4　　　　　　　　　**"想象堂哥"**

治疗师：（断续式放慢，温柔）以前……我们每次在治疗的时候……总会有一个帮助你的人，是吗？［横向功夫：准备邀请内化了的依恋对象在场。］

来访者：（右手放在心口，眼有泪光，点头）是的。［证实治疗师的记忆。］

治疗师：（断续式放慢，温柔）我们现在是否可以邀请那个人来这里……来帮助你、陪着你……化解你的那种孤单、孤独的感觉？［目的是"化解孤独＞转化致病性情感＞再加强安全依恋关系"。］

来访者：（积极点头，闭眼含泪）可以。［绿色信号情感。］

治疗师：（断续式放慢，温柔）很好，你现在能形容一下那个人吗？那个人是谁？［横向功夫：邀请内化了的依恋对象在场。鼓励来访者把依恋对象形象化。］

来访者：（放慢呼吸，平静，闭眼含泪）呃……我常常会有无法调整的情绪……现在我学习到了一个方法，就是先来想象自己处于一个美好的环境中，这可以让我放松一下。［配合治疗师邀请＝绿色信号情感。准备铺垫依恋对象出场。］

治疗师：（温柔）对。［肯定，确认，继续推进治疗过程。］

来访者：（放慢，平静，闭眼含泪）放松一下。[1]［绿色信号情感的生理现象。］

治疗师：（温柔）对啊。［肯定，确认，继续推进正向的治疗过程。］

来访者：（放慢呼吸，平静，闭眼）然后我就想象……我不开心的情景，或是令我伤心的情景。［来访者勇气可嘉。主动直面创伤情境＝激动场景。］

治疗师：（温柔）嗯。［肯定，确认，继续推进正向的治疗过程。］

---

① 放松是副交感神经被激发的生理现象，会导致交感神经活动减弱，进而使红色信号情感减弱。

来访者：（放慢呼吸，平静，闭眼）然后，我会想象我的堂哥进入这个情景中——他已经去世了。[对来访者来说，虽然堂哥已经去世了，但其生前给予了来访者无条件的爱＝安全依恋对象。]

治疗师：（温柔）嗯。[肯定，确认，继续推进正向的治疗过程。]

来访者：（放慢呼吸，平静，闭眼）呃……就是进入这个情景中。[深化依恋的努力＝核心情感＝状态二。]

治疗师：（温柔）嗯。[感觉来访者好像在做场景重塑。肯定，确认，继续推进治疗过程。]

来访者：（放慢呼吸，平静，闭眼）接着，我会想象，堂哥会如何回应我呢？[主动用跟堂哥的安全依恋关系超越跟爱人的不安全依恋关系。]

治疗师：（温柔）那么，此时此刻你在这个情景中是什么感觉？这个情景又是什么样的？请形容一下。[既然来访者当下做的像场景重塑，那么场景细节越清晰，疗效越强。]

来访者：（放慢呼吸，平静，闭眼）我可以想象我在一条小路上，地上有很多树叶，还有很多的树木……好像刚刚下过雨，但现在雨已经停了。[画面宛如梦境，下雨的情景有悲伤的象征意义。]

治疗师：（温柔）对。[基于梦境般的内心想象，治疗师直觉来访者应该是处于深度的状态二。与此同时，来访者似乎非常流畅地处于正向的治疗过程中，因此治疗师只需以简单的肯定与确认作为干预便已足够。]

来访者：（放慢呼吸，平静，闭眼）呃……我就在那条小路上走。[深化依恋的努力＝深度的状态二。继续推进正向的治疗过程。]

治疗师：（断续式放慢，温柔）在那条小路上走……对，享受下完雨后的树叶和树木……看看那里的颜色……呼吸那里的空气……你的面容也放松了。[引导来访者更加注意场景细节，旨在强化场景重塑的疗效。]

来访者：（放慢呼吸，平静，闭眼）我看到我走在那条小路上，轻轻松松地走着。[继续推进正向的治疗过程。]

治疗师：（断续式放慢，温柔）你在小路上轻轻松松地走着……然后呢？是你一个人还是和谁？[继续引导来访者更加留意场景细节。]

来访者：（放慢呼吸，平静，闭眼）我一个人啊。[一个人并不一定会产生负面孤独感，还可以指产生正面宁静感的独处。]

治疗师：（温柔）嗯。[继续推进正向的治疗过程。]

来访者：（放慢呼吸，平静，闭眼）我可以想象，堂哥在我的旁边。[证实有安全依恋对象在场。]

治疗师:（温柔）旁边？他是在你的左边还是右边？ [继续引导来访者更加留意场景细节。]

来访者:（放慢呼吸，平静，闭眼）他离我并不是很近，好像是从树木的里面看着我走。他就是看着我走，远远地看着我走。[继续推进正向的治疗过程。]

治疗师:（温柔）看着你走？嗯……远远地看着你走？对此，你的感觉如何？他是如何远远地看着你走的？ [继续引导来访者更加留意场景细节。]

来访者:（放慢呼吸，平静，闭眼）哦，我觉得很安全。[证实是有安全依恋对象在场的疗效，也反映了接纳性情感被激发＝核心情感。]

治疗师:（温柔）很安全。[肯定，确认，继续推进正向的治疗过程。]

来访者:（放慢呼吸，平静，闭眼）有一点点的喜乐。[接纳性情感体验。]

治疗师:（温柔）有一点点的喜乐。[肯定，确认，继续推进正向的治疗过程。]

来访者:（放慢呼吸，平静，闭眼）因为堂哥就是……他可能是微笑的，对，可能是微笑的。[继续推进正向的治疗过程。]

治疗师:（温柔）对，他是在远远地看着你啊！ [肯定，确认，继续推进正向的治疗过程。]

来访者:（放慢呼吸，平静，闭眼）我知道他接纳我……[接纳性情感体验。]

治疗师:（温柔）你知道他见到了你。[肯定，确认，继续推进正向的治疗过程。]

来访者:（放慢呼吸，平静，闭眼，强调）是的，他接纳我！ [接纳性情感体验。]

治疗师:（温柔）哦，他接纳你！ [肯定，确认，继续推进正向的治疗过程。]

来访者:（放慢呼吸，平静，闭眼）是的，他接纳我，无论我是什么样子，他都接纳我。[接纳性情感体验。]

治疗师:（温柔）哦，接纳你！对，是的。[肯定，确认，继续推进正向的治疗过程。]

来访者:（放慢呼吸，平静，闭眼）就是觉得很舒服。[接纳性情感体验。]

治疗师:（温柔）很舒服。[肯定，确认，继续推进正向的治疗过程。]

来访者:（放慢呼吸，平静，闭眼）没有重担。[消减红色信号情感。]

治疗师:（温柔）没有重担。[肯定，确认，继续推进正向的治疗过程。]

来访者:（放慢呼吸，平静，闭眼）对……我们结婚那么多年，我爱人都好像……[来访者主动转移直面与爱人之间的关系。]

治疗师:（温柔）嗯，你们结婚那么多年……[直觉来访者会直面自己因得不到爱人的理解而悲伤。]

来访者:（放慢呼吸，平静，闭眼）他好像都不理解我啊，好像不认识我似的……这让我有点伤感。[预告性情感重现。]

　　治疗师:(温柔)现在呢? 你此时此刻有没有感受到那种伤感? [准备引导来访者体验"降下"的躯体感受状态。]

　　来访者:(放慢呼吸,平静,闭眼)有的。不过,现在可能是跟你在一起——跟你这位治疗师在一起,我好像得到一点支持了。[确认与治疗师的安全依恋关系,接纳性情感。]

　　治疗师:(温柔)很好,不过,那种伤感位于你身体的哪个位置? 是心口的位置吗? 还是在其他位置——比如,喉咙、胃部、腹部? [引导来访者体验"降下"的躯体感受状态。]

　　来访者:(放慢呼吸,平静,闭眼)我不懂如何分辨在什么位置? [这是常见的现象。]

　　治疗师:(温柔)比如,你可以把手放在喉咙的位置,或是放在心口的位置,或是放在腹部,这样能帮助你了解那种伤感处于什么位置。你在什么位置感受到了? [耐心善诱,继续引导来访者体验"降下"的躯体感受状态。]

　　来访者:(放慢呼吸,平静,闭眼)我仍然不知道如何回答你的问题,但是我就是觉得……呃……我常常会觉得我的呼吸不太顺。[来访者的回应恰恰是配合了治疗师的引导。呼吸不畅顺可能是红色信号情感的生理表征＝核心情感被激发。]

　　治疗师:(放慢语速,温柔)是的,我也注意到了。[肯定,确认,继续推进正向的治疗过程。]

　　来访者:(放慢呼吸,平静,闭眼)是的……[若有所感悟＝接触到核心情感。]

　　治疗师:(放慢语速,温柔)你的呼吸好像有一点快,请把你的手放在心口的位置。此时可能会有一些图像、话语等浮现在你脑中,请去留意它们。[继续引导来访者体验"降下"的躯体感受状态。]

评注

　　以上的临床互动,说明了在引入安全依恋对象后,来访者进一步迈向最佳自我的各种现象。在来访者主动直面与爱人之间的冲突的同时,她也更容易被引导体验"降下"的躯体感受状态。

　　在处理创伤的过程中,有一个重要的原则:让来访者在治疗的当下,先去感觉有支撑她承受与度过伤痛的精神资源,再直接体验回忆创伤场景在当下激发的种种情感。这个过程与做心脏手术相似——要先使用足够的麻醉剂,再用手术刀处理。在这个临床案例中,治疗师与堂哥的在场为来访者提供了精神资源,相当于手术之前的麻醉剂。

在接下来的互动中，我们将看到，爱人给来访者的创伤将被如何治愈。

临床案例 5.5   **"他知道我内心的伤痛"**

来访者：（加快语速，闭眼流泪）我很伤心，因为我感觉压力好大。我觉得我没做错什么——就算我错了，也可能是我处理得不好而已，他也不应该这样对我啊！更不应该那么说我啊！[另一个激动场景。"伤心"=核心情感。"错"的感觉=红色信号情感。]

治疗师：（放慢语速，温柔）你没有什么没处理好，我没发现你有什么没处理好的地方。[尝试消减来访者的红色信号情感。为反复被蔑视的来访者的自我申辩。]

来访者：（加快语速，闭眼流泪）他可能就是觉得我很啰唆……[被爱人责难，重复不安全依恋的关系互动。]

治疗师：（放慢语速，温柔，强调）不是啰唆！不是啰唆！是保护孩子。你教他们穿衣服不是啰唆。[继续尝试消减来访者的红色信号情感。]

来访者：（闭眼流泪）所以，我就觉得好像不公平！[来访者的自我似乎开始有了反抗的力量。]

治疗师：（放慢语速，温柔）了解。不过，现在你听到我的说法，你的内心有什么样的感觉？你是很伤心吗？[检视来访者是否接纳治疗师替她自我的申辩。]

来访者：（闭眼流泪）对。我想让你了解我的情况……因为我没有跟其他人讲过。[被理解的基本需要，接纳性情感。]

治疗师：（放慢语速，温柔）谢谢你跟我讲这些。不仅是我，你的堂哥也在这里。我们都在一起陪着你。[横向功夫：用"我们"与堂哥化解孤独及二元调节情感。]

来访者：（闭眼流泪饮泣）……[流露哀伤=类别性情感。]

治疗师：（放慢语速，更加温柔，将纸巾放在来访者旁边）你感受到你堂哥在这里了吗？[检视来访者有否接纳堂哥的在场。]

来访者：（抹去眼泪）……[流露哀伤=类别性情感。]

治疗师：（放慢语速，更加温柔）嗯，嗯。[用语气表达共情、抱持与怜悯。]

来访者：（闭眼流泪）他当时可能也在看着我们，看着我们搞得那么糟糕……真是一团糟……[提到了与爱人发生冲突的激动场景，可能由此产生了一些羞耻感。]

治疗师：（放慢语速，温柔）当时一团糟，那么现在呢？现在你堂哥在哪里？[尝试检视来访者是否呈现羞耻感。]

来访者：（闭眼流泪）他在天上看着我。["天上"=远距离=防御。]

治疗师：（放慢语速，温柔）天上……好像很远。[直觉来访者的羞耻感令她躲避甚至是害怕与堂哥接近。]

来访者:(闭眼流泪)是很远。[远距离＝防御。]

治疗师:(放慢语速,温柔)他不太远吧?他很近啊。你让他走近一点吧!他不会很远。他比我离你更近吧! [尝试鼓励来访者放下防御。]

来访者:(闭眼流泪)我可以想象他在这个房间里面。[愿意冒险、信任与配合治疗师的干预。]

治疗师:(放慢语速,温柔)在房间里……嗯,你知道的,如果我理解你,那么你的堂哥会更加理解你。[肯定,确认,尝试加强来访者的被理解感。]

来访者:(闭眼抹泪)是……他知道所发生的一切。[接纳性情感。]

治疗师:(放慢语速,温柔)哦,他知道的,他知道所发生的一切……请你问问他有什么感受? [肯定,确认,再聚焦感受。]

来访者:(闭眼抹泪)他知道我内心的伤痛。[核心情感:类别性情感＋被理解感＋接纳性情感。]

治疗师:(放慢语速,温柔)他知道你内心的伤痛,他接下来会怎么做呢? [肯定,确认,继续推进治疗过程。]

来访者:(闭眼抹泪)他拉着我的手。[主动加强被爱与被照顾的需要。接纳性情感。]

治疗师:(放慢语速,温柔)拉着你的手。[肯定,确认,继续推进正向的治疗过程。]

来访者:(闭眼抹泪)这给了我支持。[继续加强被爱与被照顾需要。接纳性情感。]

治疗师:(放慢语速,温柔)拉着你的手,具体是哪只手? [肯定,确认,继续描绘细节,推进正向的治疗过程。]

来访者:(闭眼,平静)左手吧。[继续配合治疗师的干预。]

治疗师:(放慢语速,温柔)好的,他拉着你的左手,给你支持。请你去感受,你此时有什么样的感觉?特别是你的身体有什么感觉? [肯定,确认,重视正向改变。直觉来访者将会很快就完成处理核心情感＝超越状态二。]

评注

以上是一个场景重塑的过程,起初因被爱人蔑视而令来访者自觉为"寄生虫",到现在因堂哥的在场而令来访者感觉被支持,治疗师圆满地处理了来访者在状态二中被爱、被理解的需要。

从理论上讲,在圆满地处理了来访者的状态二后,按照 AEDP 四个状态转化过程的现象学的路径,应先出现状态三,最终出现状态四。不过,需要再次强调的是,在实际临床中，有时是在状态二后先出现状态四的情感，再出现状态三的各种情感特征；有时是反复交替出现状态三与状态四的现象。以下的临床案例就是后一种情况。

临床案例 5.6　　　　　　　**"好好珍惜我的生命"**

来访者：（闭眼，平静）在情绪上，我现在感觉很安全。[呈现状态三转化的安全依恋所带来的安全感。]

治疗师：（放慢语速，温柔）嗯，安全。[肯定，确认，继续推进正向的治疗过程。]

来访者：（闭眼，平静）身体上……嗯……也很安稳。[状态四的生理现象。]

治疗师：（放慢语速，温柔）安稳，很好，你不用怕。你有没有冷或暖的感觉？[深入检视状态四的生理现象。]

来访者：（闭眼，平静）有。[证实治疗师的猜测。]

治疗师：（放慢语速，温柔）是温暖，对吧？[聚焦身体性体验。]

来访者：（闭眼，平静）对。[证实治疗师的猜测。]

治疗师：（放慢语速，温柔）具体是哪里感到温暖？[准备铺垫品味① 正能量。]

来访者：（闭眼，平静）手。[聚焦身体性体验。]

治疗师：（放慢语速，温柔）好的，手感到温暖。把这种温暖的感觉传给你的肩头。[引导来访者品味正能量。]

来访者：（闭眼，平静）到了手上，也到了脸上……[聚焦身体性体验。]

治疗师：（放慢语速，温柔）很好，到了脸上……[肯定，确认，继续推进品味过程。]

来访者：（闭眼，平静）是的，那种温暖到了我的手上和脸上。[聚焦身体性体验。]

治疗师：（放慢语速，温柔）很好，那种温暖到了你的手上和脸上……那么，你的肩头呢，有没有感到温暖？[肯定，确认，继续推进品味过程。]

来访者：（闭眼，平静）呃……我可以试试。[配合治疗师的引导。]

治疗师：（放慢语速，温柔）很好，去试试，慢慢来。[继续推进品味过程。]

来访者：（闭眼，平静，点头）我可以想象……这种温暖包围着我。[来访者超出了治疗师的引导范围，主动、有创意地扩大体验的正能量。]

治疗师：（放慢语速，温柔）这种温暖包围着你，很好。[肯定，确认，继续推进品味过程]

来访者：（闭眼，平静）我可不可以睁开眼睛？[示意治疗过程接近圆满结束。]

治疗师：（放慢语速，温柔，微笑）当然可以了！[肯定，确认，继续推进品味过程。]

----

① 关于品味（savoring）的解释，详见第 11 章。

来访者:(睁开眼睛,平静)……[眼睛向上看 = 大脑处于整合治疗过程。]

治疗师:(放慢语速,温柔,微笑)我注意到,你的眼睛在向上看,这很有意思。[追踪来访者在状态四 = 核心状态。]

来访者:(平静,强调)因为我觉得有光啊![也许反映了瞳孔放大 = 激发副交感神经 = 状态四的生理反应。]

治疗师:(放慢语速,温柔)了解了,现在你可以继续向上看,并把手放在心口的位置。请注意在向上看时,你的身体有什么感觉?你如何形容你此时此刻的心情?[重视正向情感,继续推进品味状态四过程。]

来访者:(平静,强调)平静了很多![状态四 = 核心状态。]

治疗师:(放慢语速,温柔)很好,平静了很多……还有呢?[肯定,确认,重视正向情感,继续推进治愈过程。]

来访者:(平静,强调)嗯……我不再只是专注某些……伤痛的地方。我可以看到一幅……一幅比较大的图画。["比较大的图画"反映正向情感的心理现象 = 状态三或状态四。]

治疗师:(放慢语速,温柔)比较大的图画?哦,还有吗?[肯定,确认,重视正向情感,继续推进治愈过程。]

来访者:(平静)我可能是更专注现在和未来。[活力性情感 = 状态三 + 准备创造正向的未来。]

治疗师:(放慢语速,温柔,强调)这很好啊!如何做到更专注现在和未来呢?[肯定,确认,重视正向情感,继续推进治愈过程。]

来访者:(平静)就是不会只想着过去所发生的事……[继续推进治愈过程。]

治疗师:(放慢语速,温柔)不会让过去的事情束缚你、捆绑你。那么,你又是如何看待未来的呢?[肯定,确认,重视正向情感,继续推进治愈过程。]

来访者:(平静)嗯,未来……好像有一个比较大的空间。["比较大的空间"反映了正向情感的心理现象 = 状态三或状态四。]

治疗师:(放慢语速,温柔)比较大的空间,很好。[肯定,确认,重视正向情感,继续推进治愈过程。]

来访者:(平静)我可以有比较大的空间可以去发现、去了解、去认识我自己。[未曾被发现的自体部分,是真我还是最佳自我?]

治疗师:(放慢语速,温柔,点头,好奇)去认识你自己……对这个过程,尤其是能够做到的这一点,你有什么感觉?[直觉觉得这个"自己"似乎是正向的。元处理。]

来访者:（平静，加重语气）我感觉放松了很多。我会提醒自己，嗯……我们有很多事都是无法控制的！不过，我可以控制自己要做什么。[呈现状态四的智慧。]

治疗师:（放慢语速，温柔）是的，有很多事情我们都无法控制。你现在对自己有什么看法呢？之前你提到了一个别人形容你的不好听的词语，现在你又是如何看待自己的呢？[引导来访者重写自主性叙事。]

来访者:（平静，加重语气）嗯……我之前往往没那么专注、没那么自信，还觉得自己没什么用，什么都做不好，很失败。不过，现在……嗯……["不过"一词反映了来访者在重写自主性叙事。]

治疗师:（放慢语速，温柔）现在呢？[肯定，确认，重视正向情感，继续推进访者重写自主性叙事的过程。]

来访者:（平静）如果有堂哥陪伴我，如果我可以控制我自己，嗯……其他就都不重要了。我就是要继续好好地过我的生活，好好地珍惜我的生命。至于其他人做什么、讲什么，由他去吧！[呈现状态四的智慧与对自己怜悯。]

治疗师:（放慢语速，温柔）嗯，由他去吧。我还想再问你一次，你觉得堂哥眼里的你是什么样的？[引导来访者重写自主性叙事。]

来访者:（平静）我觉得堂哥从始至终都很清楚我做的一切、我讲的一切、我想的一切。我知道我有不足之处，我知道我可能在有些地方做得不好。不过，堂哥都接纳我了。既然他接纳我，那么我希望我不再有太多的困惑。[来访者在继续重写自主性叙事。]

治疗师:（放慢语速，温柔，加重语气）对！[肯定，确认，重视正向情感，继续推进治愈过程。]

来访者:（兴奋，加重语气）我很喜欢写书！[来访者曾说过想把自己的心路历程都写下来，活力性情感。]

治疗师:（兴奋，加重语气）啊呀！对啊！你可以写书——你自己的书！[肯定，确认，重视正向情感，继续推进治愈过程。]

来访者:（兴奋，加重语气）我真的是这样想的，因为我觉得，你真的是相信我。我觉得，我这一辈子只有三个人相信我。第一个就是我的老师，每当我跟她说我想做一些对心理健康有益的事情时，她都会说"跟着你的心走"。[继续推进治愈过程。]

治疗师:（兴奋，加重语气）对呀！[肯定，确认，重视正向情感，继续推进治愈过程。]

来访者:（兴奋，加重语气）我也跟我的闺密说过写书的想法，她也说"你可以的"。刚刚我也跟你说了我想写一些东西，你也相信我可以的。[状态三：治愈性情感。]

治疗师:(兴奋,加重语气)到时候你可得在你的书上给我签个名,哈哈哈![超镜映回应,肯定,确认,重视正向情感,继续推进治愈过程。]

来访者:(兴奋,加重语气)我现在真的写了![落实创造与重写自主性叙事。]

治疗师:(兴奋,加重语气)当你知道我真的很相信你可以这么做时,你有什么感受?[元处理。]

来访者:(兴奋,加重语气)啊……你给了我一剂强心剂啊![更强的活力感。]

治疗师:(兴奋,加重语气)啊!好事好事![肯定,确认,重视正向情感,继续推进治愈过程。]

来访者:(兴奋,加重语气)真的,因为你支持我,所以你相信我就能让我心潮澎湃,让我觉得,啊呀,你真的相信我可以做一件大事!我之前可是从没有这种感觉的。[落实创造与重写自主性叙事。]

评注

这一节治疗过程就此结束。来访者在后来接受治疗时说,她已经在书写那本关于自己心路历程的书了。

如何修炼两个追踪无间

接下来,我想较详细地阐述被潜移默化的追踪无间与回应技术是如何修炼的。

AEDP 的培训其实是一种刻意练习,旨在把认知性的知识内化为身体性的记忆,这也是本章曾提及的过程学习路径。刻意练习的重要价值在于,指出一条培养卓越的专业技术的途径。

刻意练习有五大原则(Fosha,2021):

- 持续观察自己的工作表现;
- 接受专家对于自己时时刻刻的工作表现的反馈;
- 设定小目标以改进技术;
- 重复演练关键的技术;
- 再次接受专家对于自己工作表现与进度的评估。

AEDP 的培训模式与刻意练习的原则颇为相似,并且早在刻意练习的研究与论述出现之前,就已经自 2003 年起运作起来了。

学习 AEDP 的关键步骤在于课堂后的治疗督导。有心认真学习 AEDP 的学员必须把与来访者的治疗过程录影下来，作为被督导的资料。

　　AEDP督导的过程如下：

- 首先，学员必须重新观看与选择治疗的视频（等同刻意练习原则一）；
- 其次，学员与督导师一起重看视频中的治疗过程，而且往往是细致分析每分甚至是每秒的表现，接受督导师的肯定或温馨提示并加以改进（等同刻意练习原则二）；
- 再次，每次督导后，学员会自觉哪个技术做得好，从而增强自信、改进技术（等同刻意练习原则三）；
- 接着，学员将会被重复地督导，以巩固被改进的技术（等同刻意练习原则四）；
- 最后，在认证的过程中，学员至少有30个小时的督导体验，并且必须呈交两个治疗视频和带分析的逐字稿，由两位讲师级的督导师做出评估（等同刻意练习原则五）。

小　结

- 两个追踪无间，是AEDP的保真度量表中的第12项与第17项干预技术。
- 两个追踪无间，是AEDP的保真度量表中22项必要技术中最具纲要性的技术。
- 两个追踪无间，是通过AEDP的培训模式，尤其是督导过程的体验，把技术于潜移默化之中修炼的。

第 6 章

十六个纵横转进

> 场景重塑的核心，是透过对旧场景在临床当下的新幻想中重新塑造一个，曾经不可以有或是想有但是未有的、又新又真的情感体验。

我已在本书第 2 章把 AEDP 的 22 项必要技术（也是干预技术）列举了出来，也在第 5 章详细解析并用临床案例说明了第 12 项与第 17 项技术。接下来，我将在本章详细探讨另外 16 项技术，并把它们统称为"十六个纵横转进"。

什么是纵横转进

"纵"（vertical）即纵向干预，是指关于治疗师引导来访者处理情感体验的各项干预。旨在通过处理状态二至四的情感，激发潜藏在这些情感内的治愈能力。由于情感体验是相对于头脑认知的身体体验，即由上向下（故名"纵"）的聚焦，因此对情感体验的干预便被称为"纵向干预"。我们也可以把纵向干预想象为在 AEDP 四个状态转化过程的现象学的路线图中，由在上的状态一向在下的状态四转化；或是把纵向干预想象为体验三角，由在上的防御与红色信号情感向在下的核心情感、转化性情感与核心状态转化。

"横"（horizontal）即横向干预，是指关于处理治疗师与来访者之间的情际关系①的各项干预。旨在建构治疗师与来访者之间的安全依恋关系。这种安全依恋关系最终指向的最低限度为，来访者与治疗师平起平坐的价值平视（故名"横"）关系，并非基于功利主义的

---

① 情际关系，指人与人之间凸显情感互动的关系。

"我－它关系"，而是一种基于人道主义的"我－你关系"①。

"转进"（spiralling）是指治疗的过程并不像一条直线那样，从状态一到状态二、再到状态三、最后到达状态四的畅通无阻的转化；相反，在实际临床中，治愈的进程是迂回曲折的，像螺旋形状式的移动。螺旋的横切面是一个圆圈，来访者可能在状态一这个层面转来转去（故名"转"），治疗师必须用不同的干预技术引导来访者不要一直待在状态一中兜圈子，而要像螺旋的纵切面那样，向状态二推进（故名"进"）。在这个过程中，来访者转来转去是必然，但治疗师用不同的纵横干预技术向下推进是必须要做的（故名"纵横转进"）。

接下来，我会为每一项干预技术列举一些例子。这些例子都出自本书的临床案例，每一句话都是治疗师基于来访者当下的需要做出的语言回应。在非言语的部分，如语气、语速、身体语言等，在"（ ）"中标记。这些语言与上文下理的出处在"[ ]"中标记，例如，出自临床案例 1.1，将会简洁地以"[1.1]"标记。以下每一句话的例子都会显示非言语部分与言语部分，前者是治疗师发自内心的情感，配合后者的表达，再加上对应来访者那一刻的需要与干预后的回应，才呈现出了这项干预的效力。值得强调的是，每一项干预都具有普适性的原则，只不过以下例子是带有我个人风格的独特表达方式。AEDP 的治疗师可先掌握这些原则的精神，再以自己的个人风格"声音"表达。

横向干预

第 3 项：使用 AEDP 临床技能明显地使来访者感受到开心，认同和／或喜悦。

- （温暖）你这么做有你的理由。还有，你说一段时间后会离开健康中心。我的感觉是你有自己的节奏，你只是在等待时机。我信任并尊重你。[1.4]

- （加重语气）正是。我认为这是很有道理的，否则你怎么生存下去？ [1.4]

- （愉快，加重语气）不客气！你刚才说的我完全接受了。我不觉得你在抱怨，而是觉得你在挣扎求生。谢谢你允许我的欢迎和接受。[1.4]

第 4 项：深切、积极地让来访者感受到超镜映回应。

- （喜悦，坚定，加重语气）你是那么勇敢！我们很感恩，我也以你为傲。"非常非常地崇敬"可能是唯一适合的词，这也是我现在的感受。你知道"崇敬"这个词，对吧？对于你十足的勇气、最深处的脆弱、最大限度的开放、最深刻的智慧，我非常崇敬。对你所做的一切，我的感觉就是崇敬。[3.11]

- （喜悦，坚定，加重语气，双手也放在心口）谢谢你这么做。你看到我的双手也像

---

① 甚至可以是"我－您关系"。

你一样放在了心口，请你用双眼像照相机那样"拍下"我双手的样子。[3.11]

- 在我心里，你毫无疑问是第一优先的。你知道我们为什么会笑。那是真的，也是毫无疑问的。不管有没有今天的经历，你都是第一优先的。[3.11]

- （认真，温柔）嗯，好的，谢谢你与我分享这些，也谢谢你让我陪着你承担。[9.1]

- （断续式放慢，温柔）她需要从……今天的你，或是我，抑或是从你脑海中的女性朋友那里获取帮助吗？我很乐意为她做任何她需要的事。[9.4]

第 5 项：治疗师借助自身的真实情感体验或审慎的自我暴露，用共情展示积极的情感交流。

- （放慢语速，微笑，温柔）我微笑，是因为你对她的深爱感动了我。[1.1]

- （断续式放慢，十分温柔①）嗯……我为你感到很难过……[6.3]

第 6 项：积极地使用"我们"一词向来访者传达治疗师与其共同努力的信息。

- （放慢语速，温柔）我在这儿，我和你在一起。嗯，慢慢来，慢慢地做。[2.2]

- （放慢语速，温柔）请帮助我和你一起看到它，帮我们和你一起看到它。[2.2]

- （放慢语速，温柔）谢谢你。没关系，我会和你一起待在这儿。当你准备好了，我们就会走出去，一步一步地走。[2.2]

- （更温柔，加重语气）我们能一起而不是只有你孤孤单单地走进那个你有着深深的羞耻感的地方，这是很关键的，也是很重要的。[3.3]

- （更温柔，加重语气）当你走进那个地方——那个让你感到羞耻的地方，我也会在离你很近的地方看着你。[3.3]

第 7 项：在治疗过程的二元关系中能明显地营造依恋体验。

- （放慢语速，温柔）如果我只是在墙的外面，那么我可以和你一起在这里吗？ [2.2]

- （放慢语速，温柔）你能听到我在外面这儿吗？你允许我在墙的外面和你一起吗？[2.2]

- （放慢语速，温柔）留意我就在这儿陪着你，在你的左手边。[2.2]

- （更温柔，加重语气）我们这么做的时候你可以睁着眼，也可以闭着眼……你可以尽量随意……可以看我的脸、我的眼睛，听我的声音，感受我和你在一起……[3.3]

第 9 项：通过目光、语气、说话速度及其他非言语的活动与情感同频。

- （暗中放慢语速，非常细心，非常温柔）呃……嗯。[1.3]

- （更温柔，加重语气）哦……[3.3]

---

① 在本章及第 7 章中，你会看到"十分""两分""十二分"等词来形容"温柔""坚定"等，均表示为程度所评的等级。

- （更温柔，加重语气）毫无疑问，的确如此……是那种被抱持的感受。[3.4]
- （放慢语速，温柔）嗯……是的。再次提醒一下，当我们一起做这样的工作时，留意你是否能感觉到我和你在一起……可能是通过我的声音，或是你的目光，确认我在你的身边，和你在一起。[6.1]
- （断续式放慢，温柔）好的，就是这样，嗯。[6.1]
- （断续式放慢，十分温柔）嗯……嗯……嗯……嗯……[6.1]
- （继续放慢，更温柔）嗯……嗯……这种感觉正在浮上来。[9.2]

第 10 项：能（明显地／暗地里）放慢治疗过程。

- （语气沉重，继续放慢）我们会在将来的某个时候进入这个故事。不过，如果我们把你的注意力转向内在……慢下来……给那个痛苦留出一点空间……[2.1]
- （断续式放慢，温柔）了解。只不过……当你觉察身体时……要慢下来。[5.3]
- （断续式放慢）嗯……很好，只要走进内心，就能发现我就在你身边……请认真地听我的声音，全神贯注地听。[9.2]
- （继续放慢，更温柔）没关系，别急，我们有时间。[9.3]
- （断续式放慢，温柔，微笑）嗯……你做得很好……放慢你的速度。[9.3]

第 13 项：以一个非面质化的、非病态化的（例如，接受、绕过、融化和／或验证防御）立场处理防御。

- （断续式放慢，十分温柔）是的……是的。我很想知道——当然，这也许会很困难，但我还是很好奇，是否只有在你感到舒适时，你的情感才可以得到表达？因为我曾多次注意到，当你绝望时，即使你在恸哭，那也是一种悄无声息的恸哭。我很重视你的这个表现。[6.1]
- （断续式放慢，十分温柔）我想尊重那种想要感到被保护的需要……那个保护圈，我们都尊重安德烈①，但是要有耐心，要耐心地等待。同时，也要意识到你感觉有多么孤独。[6.1]

第 16 项：引出一个真实的他者，以确保来访者不会独自面对压倒性的情感体验。

- （更温柔，加重语气）所以，无论是我还是詹姆斯②，抑或是詹姆斯的妻子安娜，我记得……（你可想象我们与你一起）去那个地方，也许你我都知道，那会唤起一些埋得非常非常深的东西……[3.3]
- （更温柔，加重语气）当你走进那个地方——那个让你感到羞耻的地方，我也会在

---

① 临床案例 6.1 中来访者的爱人。
② 临床案例 3.3 中来访者之前的治疗师。

离你很近的地方看着你。[3.3]

- （更温柔，加重语气）请你相信，你绝不是一个人在那里……[3.3]

- （更温柔，加重语气）谢谢你让我和你在一起，谢谢你带着我一起踏上这趟旅程。[3.4]

- （更温柔，加重语气）是的，是的……他的手环绕着你，我的声音陪伴着你，这些是否能帮助你承受这种痛？[3.4]

- （更温柔，加重语气）你当然很爱他。现在，让我们停留在那儿。你想到了什么？你有没有注意到我和詹姆斯正在为你做什么？你注意到了什么？这很重要。你现在被困在水里了，对吗？[3.8]

- （断续式放慢，温柔）我们现在是否可以邀请那个人来这里……来帮助你、陪着你……化解你的那种孤单、孤独的感觉？[5.4]

- （放慢语速，温柔）嗯……是的。再次提醒一下，当我们一起做这样的工作时，留意你是否能感觉到我和你在一起……可能是通过我的声音，或是你的目光，确认我在你的身边，和你在一起。[6.1]

- （断续式放慢，温柔）我们谈论的是安德烈……还有你的成年自我……因为我记得我们要一起回顾我们的工作。有时你会用你的成年自我来保护你的童年自我。所有这些都在这里……好吗？[6.1]

- （断续式放慢，十分温柔）和我的声音在一起……和那个保护圈在一起……当下，你处于这个体验中。[6.1]

- （断续式放慢，温柔，微笑）只是和这个感受同在……当然，值得注意的是，并不是只有我与你同在……你的一群女性朋友也和你在一起，围绕着你。[9.3]

- （连连点头，断续式放慢）好的。嗯……尽管坏事的确会发生，但我们在这里……和她一起……[9.4]

- （放慢语速，温柔）你的女性朋友们……也都在这里……我们为她们提供了充足的空间。[9.4]

纵向干预

第 1 项：留意转化的显现（复原力的微光、强项、关系感，以及来访者对与生俱来的最佳自我的追求倾向），重视它们超过重视阻抗和病态的现象。

这项干预已在本书的第 1 章中详细阐述过，而且必须要联系上下文才能更好地理解，请参考临床案例 1.1 至 1.4，以及 9.1。

第 2 项：明显地放大转化的动力。

这项干预已在本书的第 1 章中详细阐述过，而且必须要联系上下文才能更好地理解，请参考临床案例 1.1 至 1.4，以及 9.1。

第 8 项：维持一个体验的焦点。

- （暗中放慢语速，温柔）我答应过你，我们会去看这个故事，但是之前有一种很深的感觉……我只想确定我要把所有的注意力都放在内心深处。[1.3]

- （继续放慢语速，语气沉重）我们会在将来的某个时候进入这个故事。不过，如果我们把你的注意力转向内在……慢下来……给那个痛苦留出一点空间……[2.1]

- （断续式放慢，温柔）看看……里面的感觉如何？你可能会看到……昨天晚上……对话的情景。[5.3]

- （温柔）那么，此时此刻你在这个情景中是什么感觉？这个情景又是什么样的？请形容一下。[5.4]

- （断续式放慢）嗯……很好，只要走进内心，就能发现我就在你身边……请认真地聆听我的声音，全神贯注地聆听。[9.2]

- （继续放慢，更温柔）嗯……嗯……这种感觉正在浮上来。[9.2]

第 11 项：引导来访者留意情感 / 身体的体验。

- （坚定自信，加重语气）确实，请留意……我是说，慢慢地去注意你的愤怒，切不能急切，因为急切起不到任何作用……如果你能和你的愤怒在一起，那么我想我们就会知道这种感受是什么。[3.10]

- （坚定自信，加重语气）请留意这种冲动……[3.10]

- （断续式放慢，温柔）了解。只不过……当你觉察身体时……要慢下来。[5.3]

- （断续式放慢，温柔）现在……你的坐姿跟以前也有不同。[5.3]

- （温柔）现在呢？你此时此刻有没有感受到那种伤感？ [5.4]

- （放慢语速，温柔）嗯……你现在注意到你的身体有什么感觉？ [6.1]

- （断续式放慢）你知道的……嗯……那种"我不能"的感觉……嗯……或者说是无助的感觉……你当下有这种感觉吗？ [9.2]

- （温柔）无助感……好像做了错事……你无法完成它……羞耻感……[9.3]

- （断续式放慢，温柔，微笑）嗯……你做得很好……放慢你的速度，让你沉浸在自己的感情中……[9.3]

- （断续式放慢，点头，平静，温柔）是否可以这样说……有一种……恐惧感？ [9.3]

- （温柔，加重语气）你可能感到孤独！没有人可以求助，也没有人能帮忙！ [9.4]

- （温柔，连连点头，欣喜微笑）哦，是的！让我们来面对它、处理它。嗯……感受它……感受背部……感受胸部……感受抬高的下巴。站起来……就像你的内心都站起来了。[9.4]

第 14 项：询问与情感体验相关的身体反应。

- （坚定自信，加重语气）如果你能和你的愤怒在一起，那么我想我们就会知道这种感受是什么。现在，你身体的哪个部分正在流露你的感受？[3.10]

- （坚定自信，加重语气）好的……感受你的双手，感受你的下颚，让你的感受传递信息，让那些信息浮上你的意识。你看到了什么？[3.10]

- （坚定自信，加重语气）检视你的双手，你的双手想对他做什么？[3.10]

- （温柔）很好，不过，那种伤感位于你身体的哪个位置？是心口吗？还是其他位置——比如，喉咙、胃部、腹部？[5.4]

- （温柔）比如，你可以把手放在喉咙处，或是放在心口，或是放在腹部，这样能帮助你了解那种伤感处于什么位置。试试看，你在什么位置感受到了？[5.4]

- （温柔）现在，你身体的哪个部位感受到了？[9.2]

- （温柔，连连点头）再次问你的身体需要做什么，或者你想说什么。[9.4]

- （温柔，连连点头，欣喜微笑）当然可以，没错。手放在臀部，肘部弯曲，胸部向上，抬高下巴。[9.5]

第 15 项：引导来访者深化核心情感体验。

- （更温柔）想象你在潜水，越潜越深……不用怕，我们有一根生命线……所以我们并不孤独，我们还可以回来。我会和你一起潜下去……[3.5]

- （更温柔，加重语气）你当然很爱他。现在，让我们停留在那儿。[3.8]

- （断续式放慢，温柔）在那条小路上走……对，享受下完雨后的树叶和树木……看看那里的颜色……呼吸那里的空气……你的面容也放松了。[5.4]

- （断续式放慢，十分温柔）嗯……嗯……嗯……嗯……给你的感受一个发声的机会……嗯……嗯……嗯……嗯……[6.1]

- （点头，温柔，微笑）你还记得那张照片吗？——那张漂亮的、用宝丽来相机拍的照片。当时你的脸是什么样的……我是说，你的表情如何？[9.4]

第 18 项：处理核心的情感体验直至完成。

这项干预必须要联系上下文才能更好地理解，请参考临床案例 3.11 和 6.3。

再思场景重塑

为什么在这里特别详细地探讨场景重塑？因为场景重塑是体验性动力学取向传统疗法中情感处理的巅峰。与此同时，我认为场景重塑融合了纵向干预第 8、11、14、15、18 项技术。用通俗的语言来说，场景重塑是 AEDP 纵向功夫的最高境界。若再细心观察，就会发现第 8、11、14、15、18 项技术呈现了一种"起承转合"的顺序，大致如下：

维持一个体验的焦点（起：第 8 项）=> 引导来访者留意情感 / 身体的体验（承：第 11 项）<=> 询问与情感体验相关的身体反应（承：第 14 项）=> 引导当事人深化核心情感体验（转：第 15 项）=> 完成处理核心的情感体验（合：第 18 项）①

简言之，场景重塑的临床过程，都会有上述五项干预与它们起承转合的现象。还有一些重点值得强调。

- 从四个状态的角度来看，场景重塑是追踪状态二的最理想的干预回应。
- 既然场景重塑是处理状态二的干预，那么必定有处理状态一的横向功夫作为铺垫与基础。
- 从体验三角的角度来看，场景重塑是追踪核心情感最理想的干预回应。
- 既然场景重塑是处理核心情感的干预，那么必定有来访者与治疗师共同建构的安全依恋关系作为气场包围着场景重塑的过程。换言之，用场景重塑的五项纵向干预属前台的主打，必定会有幕后的横向干预作为支持。

什么是场景重塑？

要理解场景重塑的含义，可以先从其英文 "portrayal" 来揣摩，然后再从 AEDP 干预的角度来体会它的意思。

"portrayal" 的字根是 "portray"，可将其翻译为"写真""描写""描述"等。其中，"写真"一词最贴近 "portrayal" 作为 AEDP 干预的含义，因为它带有来访者描"写"最"真"实的情感与最"真"实的自我的意思。

从 AEDP 干预的角度来说，场景重塑中的"场景"，来自来访者过去、现在甚至未来的真实或想象的场景。在这些场景中，可能包含未竟的事情、逃避的事情或是期盼的事情。当下，在临床的过程中，通过幻想的方式重塑一个新场景，目的是修复（未尽事宜）、直面（逃避事情）或经历（期盼的事情）。

换言之，场景重塑的核心是通过在临床过程当下对旧场景的新幻想，重新塑造一个曾

---

① 符号 "=>" 表示先后顺序，即（先）=>（后）。符号 "<=>" 表示难以区分谁先谁后。

经不可以有或是想有但是未有的、又新又真的情感体验。

再用通俗的比喻来说，场景重塑有点像旧戏新演、旧歌新唱，区别是用真实的情感来演出真正的我，或是唱出真挚的心声。

有关场景重塑，戴安娜老师有以下描述（Fosha，2001）：

- 在激动场景中，治疗师引导来访者找到最强烈的核心情感；
- 治疗师引导来访者注意身体内的反应与体验；
- 场景重塑的目标是引导来访者体验核心情感，包括联结这种核心情感的场景中的各种体验模式；
- 治疗师引导来访者如何在幻想中（即没有任何道德或现实抑制下）表达这种核心情感；
- 必须向来访者强调的是，场景重塑并不是排演，也不是预演在现实中将会发生的事；
- 以图像为基础的信息比以文字为基础的信息与情感的联结更为紧密。

场景重塑的类别

场景重塑发展至今共有四种类别（Medley in Fosha，pp230-232）。

类别性情感的场景重塑

类别性情感的场景重塑（emotion to completion portrayal），关乎类别性情感在表达过程中有其内在适应性的行动倾向。例如，表达核心愤怒的行动倾向是有力地为自己用言语抗争，或是用行动自卫。然而，由于表达核心愤怒的行动往往在现实中被卡住了，因此需要借助场景重塑的幻想来体验和完成。就如临床案例 3.11 的前半部分，来访者感觉被父亲背叛，被激发的核心愤怒需要通过幻想狠狠地怒骂父亲。值得再次强调的是，核心愤怒的场景重塑不是排演预备发生的行动方案，而是让来访者重新体验核心愤怒的内在能量。之后，治疗师需要引导来访者如何在现实生活中有力地用可被社会接受的方案去抗争或自卫。例如，本章案例的来访者被父亲性侵犯，在场景重塑的幻想中，来访者核心愤怒表达的情节包括大力践踏父亲的下体。在幻想中，这是可理解与被接纳的；现实中，治疗师在肯定来访者的幻想后，需要引导来访者采取可接纳的行动方案，包括向警察报案，或是在电子邮件中用文字表达激愤，以及划清界限等。

修补类的场景重塑

修补类的场景重塑（reparative portrayal）主要是聚焦来访者想有却未有的体验。本书第 3 章的案例分析，尤其是 3.11 的后半部分，来访者通过幻想表示，渴望在现实中遗弃她的父亲来抱着她并向她认错。当然，这个幻想并没有取代之前真实发生的事，但能体现来访者深层的渴望。一旦这个幻想被治疗师接纳与确认，就是肯定了来访者的渴望是合情合理的。再如本书第5章的临床案例分析，尤其是临床案例5.4与5.5，治疗师借助一个无条件地爱着来访者的他者来修补来访者被认为是寄生虫所受的创伤，从而让来访者在自我评估时认为自己是值得珍惜的。

复合类的场景重塑

复合类的场景重塑（reunion portrayal）主要是聚焦来访者帮助自己的童年自我（child self）的某一部分。本章后续的临床案例便是一个有关复合类的场景重塑的例子，尤其是受了创伤的童年自我被灭了声，而得到真他团队（包括来访者的丈夫与治疗师）在场支持的成年自我（adult self），相应地变成了童年自我的真他，引导童年自我由被灭声的沉默状态转化为能够开口哭诉的状态。这个转化让来访者的童年自我由极度恐惧的状态转为相对安全的状态，从而使其感到释然。我们还会在本书第7章再次提到这位来访者，同样是使用复合类的场景重塑的方式，最终使其不同的自我部分得到整合。

拯救类的场景重塑

拯救类的场景重塑（rescue portrayal）主要是聚焦来访者帮助自己的童年自我的某一部分脱离凶恶或受伤的场景。例如，临床案例2.2便是帮助来访者将其因重门深锁而受到伤害的童年自我释放出来。此外，本书第7章的临床案例也是拯救来访者童年自我脱离凶恶的经典例子。

有关场景重塑的重点提示

- 治疗师是无法事先计划用哪种类别的场景重塑的，因为这个幻想都是由来访者主导的，而不是由治疗师带领来访者去幻想下一个场景的情节。换言之，场景重塑的剧本必定是由来访者撰写和演出的，治疗师的角色则有点像导演，引导来访者演好他自己撰写的戏。
- 场景重塑所体验和表达的情感必须是核心情感，而且也只适用于核心情感。这是与致病性的情感和无法忍受的孤独感相对来说的，倘若来访者当下体验到的是自暴自弃的状态，那么引导他去幻想自暴自弃的情节非但无益，反而有害。
- 倘若来访者分不清什么是现实、什么是幻想，如有精神分裂或双相情感障碍病史的来访者，则不宜用场景重塑帮助其处理愤怒。
- 倘若来访者的自我控制冲动能力较弱（比如，在接受治疗前的两年内经历过实际的暴力事件），那么也不宜用场景重塑帮助其处理愤怒。

再思真我、真他

"真我"作为心理治疗学界的一个观念，尤其是在心理动力取向治疗学派中，曾有多位学者提到过（Alice Miller，2008）。此外，中国哲学中也有论及。多年来，我对"真我"这个观念一直很感兴趣，但令我感到很疑惑的是，如何实现真我的体验？这个疑惑在我学习了 AEDP 有关"真我"的论述后，获得了清晰的启蒙。

正如本书第 5 章中所述，AEDP 有关"真我"这个观念，贴近甚至是超越了温尼科特的论述。要知道，温尼科特的"真我"观念是基于对比"假我"的观念而发展出来的。温尼科特提出了以下两点（Winnicott，2002）。

- 自发的姿态是真我的行动表现。只有真我才能有创造力，只有真我才能感觉真实。与真我给人的感觉是真实的相比，假我的存在会让人产生一种不真实的或是徒劳的感觉。
- 真我来自身体组织的活力和身体功能的运作，包括心脏的跳动和呼吸。

换言之，在温尼科特的理论中，真我特征为：生理层次的活力感、心理层次的真实感，以及行动层次的自发性。那么，在温尼科特的理论中，真我是如何出现的？遗憾的是，温尼科特除了简单说"源于母亲的挚爱"之外，再没有更详细的交代。

相对温尼科特理论中的"真我"，AEDP 中的"真我"是一个非常丰富的观念。首先，戴安娜老师是从现象学而非本体论的角度来理解真我的。换言之，真我并非一个实体，而是一种"这就是真挚的我"的感觉。其次，真我感是核心状态的特征之一。也可以说，这些特征都是真我呈现的连带现象。

关于核心状态的各种特征，戴安娜老师有以下描述，这些特征包括但不限于：

- 自然感：轻松、流畅、幸福、平静；
- 精力：集中、放松和 / 或精力充沛、充满活力、生机勃勃；
- 清晰：透明、简单、纯真；
- 光现象：即与光有关的现象；
- 有效性：行动、能力、信心、主动性、自发性；
- 整合和谐功能与心理能力的优化：整合、灵活性；连贯与有内聚力的自主性叙事；
- 接触与关联：开放、联结、我 – 你、真我 – 真他；
- 怜悯：自我怜悯、仁慈；
- 自我的扩展和解放：创造力、热情、活力、自发性、嬉戏性、创生性；
- 慷慨；

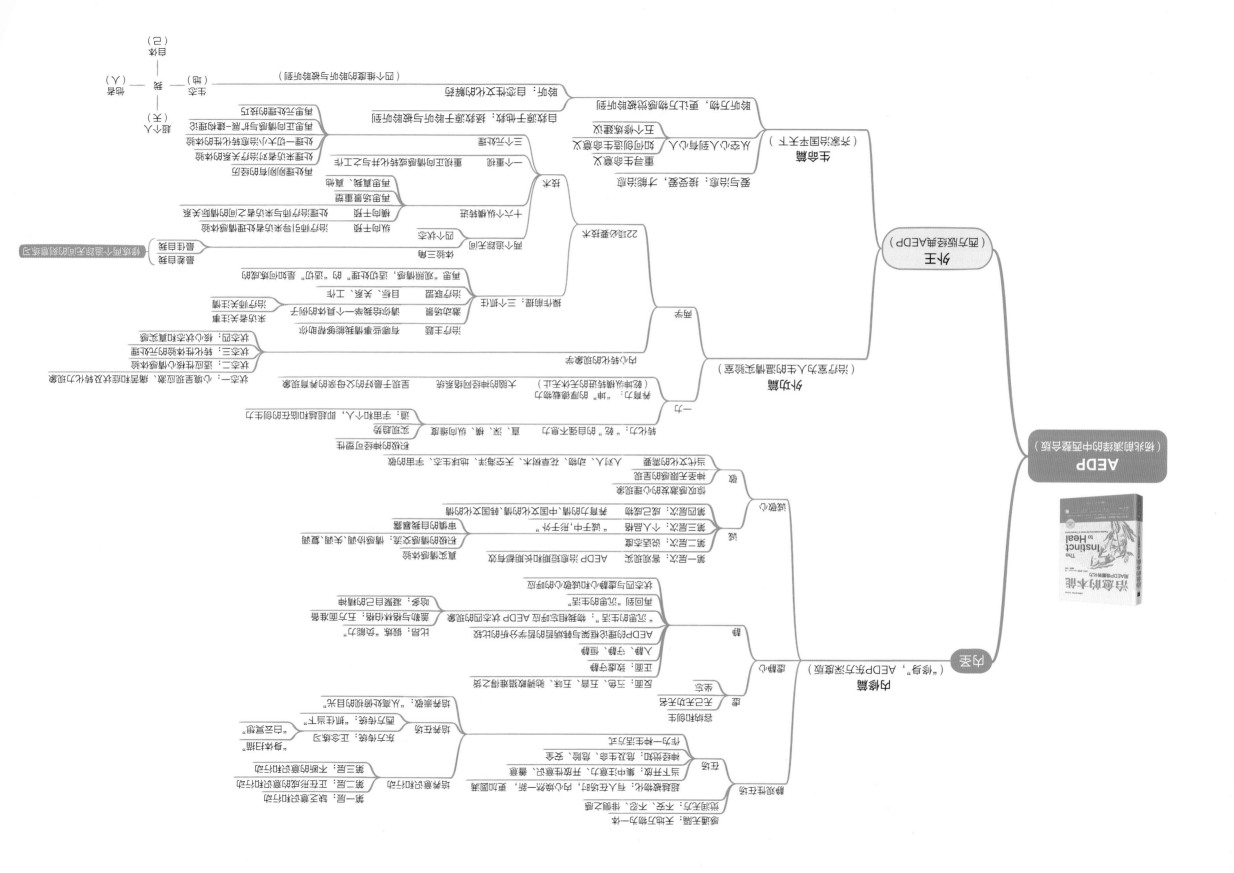

- 信心、希望；
- 极端积极的情感：喜悦、极乐、激情、欣喜若狂；
- 神圣的感觉；
- 真相、智慧、本质、认识：真相感。

值得强调的是，在临床的过程经历中，来访者很少会体验以上核心状态的所有特征。

真他是如何呈现的呢？以下是戴安娜老师既经典又具有革命性的论述：

真他不仅是真我的关系对应物，还描述了一种主观体验：当一个人能够以正确的方式回应另一个人时，那个人在那一刻的体验便是真实的……真他与需求的反应有关，它抓对了特定情绪困境中的特定时刻并加以准确评估。

真他绝不是理想化的他者，因为理想化的他者被预设为一个不变的、完美无瑕的、近乎圣贤的他者。真他都是有自己问题的人，只不过在"我"有需要的那一刹那，这个有性格缺陷的甚至可能被认为是大奸大恶的他者，以适切的方式回应有需要的"我"，这个他者在回应的那一刻便是真他。

AEDP 治疗师面对来访者的核心处理模式，是时时刻刻地追踪来访者的情感需要，并做出适切的回应[1]。以上不仅说明了真他是如何炼成的，还说明了真我是如何出现的。

接下来，我希望用一个整体被我命名为"沉默的女儿"的临床案例[2]来说明十六个纵横转进，尤其是场景重塑是如何落实在 AEDP 的治疗过程中的。

临床案例 6.1　　　"我的心中好像有一个巨大的恐惧的球"

来访者背景

戴安妮（化名），27 岁，与丈夫安德烈新婚后六个月，在两人亲热时她看着安德烈的脸，脑海中突然浮现自己父亲的样子，这让她受到了惊吓，同时怀疑自己是否曾被父亲性虐待过。在这之后，戴安妮又多次出现过这种情况。她为此深受困扰，故向心理治疗师寻求帮助。

戴安妮的父亲确实有过暴力倾向的历史，曾经虐打妻子、戴安妮和戴安妮的弟弟。此外，戴安妮的外婆曾告诉戴安妮的母亲，她曾目睹戴安妮的父亲在戴安妮还是婴儿时对戴安妮做了一些"不恰当的性行为"。戴安妮的父亲曾想参军，但被军方拒绝，原因是心理测试结果表明他有反社会人格。戴安妮在长大后，她曾反抗过父亲的虐待，但立刻被父亲

---

① 我曾在公开的 AEDP 讲座中论述过这个治疗流程原则。
② 本临床案例的逐字稿由魏琳翻译成中文。

勒住了脖子以要求闭嘴，这差点让她窒息。

激发这一节治疗的原因，是戴安妮于数天前的一个晚上观看了一部电视剧，其中描述了一个有恋童癖的犯人的故事，情节与戴安妮的亲身经历颇为相似，这激发她产生了强烈的身体反应。

以下是戴安妮在叙述她观看了电视剧场景（激动场景）之后，治疗师与其展开的探讨。值得强调的是，治疗师选择用真他的干预（横向干预）作为对来访者情感体验的二元调节，增强来访者承受核心情感的能力，从而激发核心情感释放治愈的潜能。

治疗师：（放慢语速，温柔）嗯……你现在注意到你的身体有什么感觉？［纵向干预：引导来访者留意情感 / 身体的体验。]

来访者：（闭上眼睛。手放在胸前，像是握住一个球。叹息）我的心中好像有一个巨大的恐惧的球，就在我承认它的这一刻……（睁开眼睛）泪水就出来了……（嘴唇抖动，叹息）那是一些同样的感觉（手推开，流泪，嘴唇紧闭）……我很排斥它们。［追踪恐惧是红色信号情感。泪水与嘴唇抖动是转化力现象与预告性情感。]

治疗师：（放慢语速，温柔）嗯……是的。再次提醒一下，当我们一起做这样的工作时，请留意你是否能感觉到我和你在一起……可能是通过我的声音，或是你的目光，确认我在你的身边，和你在一起。［横向干预：治疗师以自己为真他，试图减弱来访者的红色信号情感，化解孤独。]

来访者：（静静流泪，点头，慢慢闭上眼睛）……［绿色信号情感：愿意信任治疗师。]

治疗师：（断续式放慢，温柔）好的，就是这样，嗯。［横向干预：通过目光、语气、说话速度再次减弱来访者的红色信号情感。]

来访者：（闭着眼睛，擦掉脸上的眼泪，脸呈痛苦状）……［追踪渐渐进入状态二。]

治疗师：（断续式放慢，温柔）并且……我们需要所有我们能得到的帮助……所以不仅仅有我。［横向干预：准备引入真他，尝试减弱来访者的红色信号情感，化解孤独。]

来访者：（哭泣）……［核心情感：类别性情感的哀伤。]

治疗师：（断续式放慢，温柔）我们谈论的是安德烈 ①……还有你的成年自我……因为我记得我们要一起回顾我们的工作。有时你会用你的成年自我来保护你的童年自我。所有这些都在这里……好吗？［横向干预：引入真他尝试减弱来访者的红色信号情感，化解孤独。]

来访者：（哭泣，两只手捂着脸，连连点头）……［接纳性情感，接受真他团队的在场陪伴。]

---

① 来访者的丈夫安德烈的在场，会让来访者感到安全。

治疗师:(断续式放慢,十分温柔)嗯……嗯……嗯……[横向干预:通过语气、说话速度的横向功夫让来访者感觉被抱持与感受到治疗师的在场。]

来访者:(右手放在胸前,饮泣,深深地呼吸)……[更深入的状态二。]

治疗师:(放慢语速,十分温柔)就这样,把你的手放在胸前。[纵向干预:引导来访者留意身体的体验。]

来访者:(右手放在胸前,继续饮泣,深深地呼吸)……[更深入的状态二。]

治疗师:(断续式放慢,十分温柔)和我的声音在一起……和那个保护圈在一起……当下,你处于这种体验中。嗯……嗯……嗯……嗯……[横向干预:继续引导来访者留意真他的在场。继续化解孤独。]

来访者:(右手继续放在胸前,继续饮泣,深深地呼吸)……[更深入的状态二。]

治疗师:(放慢语速,十分温柔)当你感到准备好的时候,请允许自己发声,用图像或文字的形式。[纵向干预:引导来访者深化核心情感体验,开始进入场景重塑。]

来访者:(继续饮泣,左手搭在脖子上,右手擦眼泪后捂住了眼睛)……[继续更深入的状态二。]

治疗师:(放慢语速,十分温柔)你和我在一起吗? [横向干预:基于来访者捂住眼睛可能是羞耻感的表现(红色信号情感),故再用横向干预,继续确认来访者留意作为真他的治疗师在场。减弱来访者的红色信号情感,化解孤独。]

来访者:(继续饮泣,捂住眼睛,连连点头)……[确认感受并接受治疗师在场。]

治疗师:(放慢语速,十分温柔)嗯……嗯……[横向干预:继续通过语气、说话速度让来访者感觉被抱持与感受到治疗师的在场。]

来访者:(开始放声痛哭,捂住眼睛,全身颤抖)……[继续更深入的状态二。]

治疗师:(断续式放慢,十分温柔)嗯……嗯……嗯……嗯……给你的感受发声的机会……嗯……嗯……嗯……嗯……[纵向干预:继续引导来访者深化核心情感体验。]

评注

我需要在这里做一些解释。我们注意到来访者有一种向下与向上的张力。所谓"上"与"下",是从体验三角的角度来说的。此刻,来访者已经处于深入的状态二,即在体验三角的正下角的核心情感哀伤中,是向下落的。不过,我们可以察觉到来访者却"捂住眼睛",凭直觉判断这是一种羞耻感的防御;再加上来访者是在尽量细声地"饮泣",又用"手搭在脖子上",都像是红色信号情感与防御的表现,即在体验三角左右上角的现象,故向上拉。治疗师的干预选择,是帮来访者向下落的力度加一把劲,"深化核心情感体验"便是这个意思。

来访者：（哭泣，紧紧抓着毛衣）根据我的直觉……我觉得是要保持沉默，同时还要做些什么……像是抓住这个……这样能让自己能保持沉默。[来访者好像有两部分：一部分在哭泣（核心情感），另一方面想保持沉默（防御）。]

治疗师：（断续式放慢，十分温柔）是的……是的。我很想知道——当然，这也许会很困难，但我还是很好奇，是否可以只有在你感到舒适时，你的情感才可以得到表达？因为我曾多次注意到，当你绝望时，即使你在恸哭，那也是一种悄无声息的恸哭，我很重视你的这个表现。[横向干预：非面质化地、非病理化地让来访者觉察自己的防御。]

来访者：（哭泣，屏住呼吸的声响，捂住眼睛）有一种渴望要隐藏起来。[来访者觉察自己的防御。]

治疗师：（断续式放慢，十分温柔）是这样，嗯……嗯……嗯。[横向干预：继续非面质化地、非病理化地确认来访者的防御。]

来访者：（哭泣，结结巴巴地）我想有一部分是觉得有保护作用，还有一部分是觉得羞耻。[来访者继续觉察自己的防御。]

治疗师：（断续式放慢，十分温柔）没错……是的……帮我去看到，帮我去理解。不过，有一部分的我感觉到你的内心是……如此……如此地孤独！（来访者点头）在你说到羞耻和隐藏的时候。而且……只要在你感到与内在相处得舒适的时候，就会去帮助她。她需要些什么……才能让你内在的那部分不觉得有那么羞耻……嗯，你知道，那个保护圈都在这里的，只要你内在的那部分觉得准备好了就好。[横向干预：非面质化地、非病理化地接受与确认来访者的防御。尝试引导来访者注意真他来化解孤独。]

来访者：（哭泣，右拳握紧）……[红色信号情感的身体表现。]

治疗师：（断续式放慢，十分温柔）我想尊重那种想要感到被保护的需要……那个保护圈。我们都尊重安德烈，但是要有耐心，要耐心地等待。同时，也要意识到你感觉到有多么孤独。[横向干预：非面质化地、非病理化地接受与确认来访者的防御。尝试引导来访者注意真他来化解孤独。]

评注

我们可以观察到治疗师在以上临床案例中反复用真他与其他的横向干预试图减弱来访者的红色信号情感，从而引导来访者从状态一深化与转进至更深入的状态二。

接下来，我们将看到：

• 治疗师会把以情感为中心的模式转为以自体状态的内在关系为中心的模式来处理，尤其是以来访者的成年自我与童年自我及其联结的情感的模式处理；

- 进入场景重塑的过程；
- 治疗师面对与跟踪的，就像是有两位来访者——来访者的成年自我与来访者的童年自我；
- 来访者的成年自我在情感上较坚韧，而来访者的童年自我因受过创伤，故在情感上较脆弱。

临床案例 6.2　　　　　　　　　　　　　"我是六岁"

来访者:（哭出声）我假装一切正常，不想让任何人进来，因为我不想让任何人知道。[来访者继续觉察自己的防御，并坦诚地表达防御的原因。]

治疗师:（断续式放慢，十分温柔）嗯……是这样的……我完全尊重这一点……我完全尊重这一点。嗯……[横向功夫：非面质化地、非病理化地接受与确认来访者的防御。]

来访者:（哭出声）我甚至不想让我的成年自我知道。[来访者继续觉察自己的防御，并坦诚地表达自己的防御现象。]

治疗师:（断续式放慢，十分温柔）你的童年自我有多大？是八岁、三岁，还是个小婴儿？[纵向干预：治疗师铺垫用自我状态的技巧做场景重塑的干预。]

来访者:（较安静，声音像小女孩）我是六岁。[当下，来访者呈现六岁的童年自我的状态。]

治疗师:（断续式放慢，十分温柔）大约六岁，好的。重点是，要让六岁的你尽量感到舒服。嗯……嗯……[横向功夫：变调成安抚小女孩的语调，以达到同频。]

来访者:（擦眼泪，右手握拳紧贴胸口，哭泣更大声）……[似乎更深入地在与六岁的自我接触＝更深更深的核心情感。]

治疗师:（断续式放慢，十分温柔）嗯……嗯……她们之间是什么？请帮我想象一下。在这个保护圈中，你六岁的童年自我和你的成年自我之间是什么样子？[纵向干预：把需要重塑的场景更精细地图像化，即引导来访者深化核心情感体验。]

来访者:（头向右，害怕，哭诉）她只是藏起来了。[是对红色信号情感（即羞耻）的防御的图像化。]

治疗师:（断续式放慢，十分温柔）嗯……她躲起来了……如果你能用图像的形式来表达，那么她隐藏在什么的背后？[纵向干预：继续把需要重塑的场景更精细地图像化，即引导来访者深化核心情感体验。]

来访者:（哭诉，手臂在前）她身体向下，跪在地上，用衣服盖住膝盖。[是对红色信号情感（即羞耻）的防御的身体语言图像化。]

治疗师:（放慢语速，十分温柔）她身体向下，跪在地上，用衣服盖住膝盖，嗯。[横向干预：非面质化地、非病理化地接受与确认小女孩的防御。]

来访者:（擦眼睛）她跪着，眼睛盯着地面，背对着所有人。[是对红色信号情感（即羞耻）的防御的身体语言图像化。]

治疗师:（放慢语速，十分温柔）好的，就让她背对着所有人吧，我尊重她。我确信，如果我尊重她，那么保护你的人也都会尊重她。[横向干预：继续非面质化地、非病理化地接受与确认小女孩的防御。]

来访者:（手放在嘴前面）……[像是不可以发声。是对红色信号情感（即羞耻）的防御的身体语言。]

治疗师:（放慢语速，十分温柔）慢慢来……好的。她背对着我，那么在她听到我的声音后会有什么感觉？ [横向干预:继续非面质化地、非病理化地接受与确认小女孩的防御，并且以治疗师的声音（即在场）来软化小女孩的防御。]

来访者:（大声哭泣）……[来访者由沉默的饮泣变为大声哭泣是其开始放下防御的标记。]

治疗师:（放慢语速，十分温柔）嗯……嗯……[横向干预：继续以语气、说话的速度、达到情感共鸣与同频。]

来访者:（闭眼大声哭泣）她知道人们关心她，但她不想让任何人知道。[红色信号情感（即羞耻），缺少接纳性情感。]

治疗师:（放慢语速，十分温柔）好的，没事的。好的，你很安全，她也很安全，就像有个防护罩似的。她能感觉到防护罩吗？ [横向干预：治疗师凭直觉觉得，来访者的童年自我没有抗拒治疗师的在场，便再次尝试引导来访者注意真他团队以化解羞耻感。]

来访者:（继续哭泣，摇头）……[此路不通，来访者此时可能处于无法承受的孤独状态中。]

治疗师:（放慢语速，十分温柔）不，没关系。嗯……她需要你的成年自我做什么？[横向干预：治疗师评估真我团队中的安德烈与治疗师都是男性，伤害她的又是男性，因此也许会有移情现象，便再次邀请来访者将其成年自我作为真他。]

来访者:（继续哭泣，头靠着椅背）……[像是在内观，这意味着继续保持以体验为焦点。]

治疗师:（放慢语速，十分温柔）我现在正站在你的成年自我的背后，我尊重她的空间。[横向干预：治疗师凭直觉在来访者幻想的场景中退后，增加其童年自我的安全感，借此增强其安全依恋关系。]

来访者:（继续哭泣，头靠着椅背）我在告诉她，这不是你的错，没什么好羞愧的。[核心情感＝表达核心需要＝安全感、被爱、被照顾、被理解、被尊重。]

治疗师:（放慢语速，十分温柔）好的。你的成年自我可以这么说吗？我的意思是，我们想这么说。[纵向干预：肯定，确认。继续推进并重视关键性的正向发展。]

来访者:（继续哭泣，点头）……[虽然是一个简单的点头动作（接纳性情感），但已经是关键性的正向发展。]

治疗师:（放慢语速，十分温柔）你需要听谁这么说？[纵向干预：以回应来访者的核心需要继续推进场景重塑过程。]

来访者:（较安静）我的成年自我。[继续推进场景重塑过程。]

治疗师:（放慢语速，十分温柔）好的，好的。你的成年自我……我们能聆听你的成年自我吗？[横向干预：为与成年自我建立治疗联盟做铺垫。用成年自我作为童年自我的安全依恋对象。]

来访者:（点头）……[继续推进场景重塑过程。]

治疗师:（放慢语速，十分温柔）现在，你的成年自我是否足够强大？换句话说，你的成年自我是否知道，我或我们，或是保护圈，完全支持她这么说？[横向干预：与来访者的成年自我建立治疗联盟。这明显是为了让她体会依恋，令她的成年自我感受到关心与认同。]

来访者:（哭泣）我的成年自我现在正处于悲伤之中。[成年自我在体验与表达悲伤情感。]

治疗师:（放慢语速，十分温柔）我理解。[横向干预：令来访者的成年自我明显感受到肯定、关心与认同。]

来访者:（哭泣）我的成年自我并不感到羞耻。[继续内观保持以体验为焦点。]

治疗师:（放慢语速，十分温柔）你的成年自我是无愧的。[横向干预：肯定。确认来访者问心无愧的心态。]

来访者:（比较安静）她希望邀请人们参与这一治疗过程中。[接纳性情感。]

治疗师:（放慢语速，十分温柔）好的。如果可以，那么我们需要先与你六岁的童年自我再确认一下。[横向干预：重视正向发展，尤其是来访者主动期待真他团队的介入。]

来访者:（安静）她们完全不同吗？[继续澄清内在关系体验，即不同的自体状态——成年自我与童年自我——的区别。]

治疗师:（放慢语速，十分温柔）你是说，你的两个自我完全不同吗？请详细讲讲，这将有助于我想象，也有助于我更好地理解。[纵向干预:肯定，确认。继续推进治疗过程。]

来访者:（安静）我看到了我的成年自我，她平静、坚强……而且她也有能力处理这些问题。[继续澄清内在关系体验。]

治疗师:（放慢语速，十分温柔）很好。[横向干预：肯定，确认。继续推进治疗过程，为来访者的成年自我成为其童年自我的真他做铺垫。]

来访者:（安静）我六岁的童年自我只是想躲起来，很害怕。[童年自我呈现致病性的情感。]

治疗师:（放慢语速，十分温柔）没关系。接下来，我和安德烈要与你的成年自我建立联结，我们俩一直位于你的成年自我的身后。我想你六岁的童年自我只是希望你的成年自我在那里，在等你的成年自我准备好了，我们需要尊重你的童年自我。你的意识在我与你的童年自我之间来来回回，你理解我的意思吗？因此，请与我们建立联结，然后你需要进入那里，让你六岁的童年自我感到舒适。[横向干预：用治疗师与安德烈作成年自我的真他，再用成年自我作为她非常脆弱的童年自我的真他。]

来访者:（嘴唇抽动，颤抖，哭泣）……[核心情感（即悲伤）的表达。]

治疗师:（断续式放慢，十分温柔）嗯……嗯……[横向干预：通过语气、说话的速度实现情感共鸣、同频与抱持。]

来访者:（咳嗽，哭得更大声）……[更深的核心情感（即悲伤）的表达。]

治疗师:（断续式放慢，十分温柔）嗯……嗯……帮我想象一下你六岁的童年自我和你的成年自我。[纵向干预：继续引导场景重塑过程。]

来访者:（哭诉）我看到我的成年自我正在接近那个跪在地上的六岁小孩……我把手放在她的背上，告诉她没事。[继续推进场景重塑过程。]

治疗师:（放慢语速，十分温柔）嗯。[横向干预：肯定，确认。继续推进治疗过程。]

来访者:（哭诉）我又回到了六岁的自己。[继续推进场景重塑过程。]

治疗师:（放慢语速，十分温柔）嗯……嗯……[横向干预：肯定，确认。继续推进治疗过程。]

来访者:（哭诉）有一个关心的人会让人感到安慰，但她仍然想隐藏自己，感觉依然是不好的。[处理致病性的情感（即羞耻感），呈现初步的正向成效。]

治疗师:（放慢语速，十分温柔）嗯……你是说你六岁的童年自我吗？[横向干预：为检视童年自我与成年自我互动的成效做铺垫。]

来访者:（点头）……[配合并确认治疗师的观察。]

治疗师:（放慢语速，十分温柔）她有什么反应？她允许你的成年自我的手搭在她的背上吗？[纵向干预：检视童年自我的接纳性情感。]

来访者:(点头)……[接纳性情感。这是正向发展。]

治疗师:(放慢语速,十分温柔)很好,她没有拒绝。你的成年自我的手搭在她的背上,这让她有什么感觉?[纵向干预:一小步一小步地加深童年自我的接纳性情感。]

来访者:(哭泣)安全一点。[加深了童年自我对成年自我的安全依恋关系。]

治疗师:(放慢语速,十分温柔)安全一点,很好,你的成年自我感觉如何?[纵向干预:继续引导来访者注意成年自我的情感体验。]

来访者:(哭得更大声)为小女孩悲伤。[成年自我的核心情感表达。]

治疗师:(断续式放慢,十分温柔)哦,是这样……为小女孩感到悲伤……嗯……那么,当你的成年自我的手搭在小女孩的背上时,你的成年自我是否感到足够安全?看看保护圈,你注意到了什么?你的成年自我注意到了什么?[横向干预:检视成年自我的接纳性情感。]

来访者:(较平静)获得了力量、智慧和建议。[加深了成年自我对成年的接纳性情感,也提高了体验自身感受的能力。]

治疗师:(放慢语速,十分温柔)对!你做得很好![纵向干预:肯定,确认。重视正向发展。]

来访者:(擦眼泪,像在内观)……[持续保持体验焦点。]

治疗师:(放慢语速,十分温柔)现在让我们集中精神,当你的成年自我感觉准备好了,就让我们回到把手搭在小女孩的背上这个场景。[横向干预:二元调节来访者体验情感的激烈程度。]

来访者:(擦眼泪,像继续在内观)……[持续保持体验焦点。]

治疗师:(放慢语速,十分温柔)只有当你准备好了,我们才会这样做。[横向干预:信任来访者会按时机留意童年自我的情感体验。]

来访者:(哭泣,立即用左手捂住眼睛)……[童年自我的情感表达。]

治疗师:(断续式放慢,十分温柔)没关系的……嗯……嗯……[横向干预:继续通过语气、说话的速度实现情感共鸣、同频与抱持。]

来访者:(哭泣,把头转向一边)……[身体语言像是童年自我躲了起来。]

治疗师:(断续式放慢,十分温柔)嗯……嗯……你的成年自我对小女孩做了什么?一次只做一点点。[纵向干预:一小步一小步地加深童年自我的接纳性情感。]

来访者:(哭泣,把头转向一边)告诉她没关系。[作为真他的成年自我尝试安抚其童年自我。]

评注

我们从上述临床案例可见，治疗师必须敏锐地追踪来访者的成年自我与童年自我的内心世界。其成年自我体现了四个状态与体验三角的现象，童年自我也体现了四个状态与体验三角的现象。最终的总体策略便是，让安德烈与治疗师成为来访者成年自我的真他团队，并让其成年自我作为其童年自我的真他。

接下来，我们将会看到来访者的成年自我如何有效地与其童年自我建立安全依恋（横向）关系，从而让其童年自我感到相对安全，继而转进深度（纵向）的状态二，继续场景重塑。

临床案例 6.3　　　　　　　**"他伤害了我"**

治疗师：（断续式放慢，十分温柔）就是这样，告诉她没关系。用你的右手，用她的右手，放在六岁时的你可能处于你身体中的那个位置上。好吗？你没问题的。[纵向干预：一般来说，身体接触会加强语言表达的共情、同频与抱持效力。同时，也能更聚焦身体感觉。]

来访者：（哭得更厉害了）……[似乎显示童年自我对成年自我的安全依恋关系与接纳性情感加深了，因此童年自我悲伤的表达更强烈。]

治疗师：（断续式放慢，十分温柔）啊……嗯……就这样……嗯……[横向干预：通过语气、说话的速度实现情感共鸣，同频与抱持。]

来访者：（开声哭诉，十分悲伤）她试着告诉她没关系。[作为真他的成年自我继续尝试安抚她的童年自我。]

治疗师：（放慢语速，十分温柔）告诉她没关系。[横向干预：肯定，确认。继续推进治疗过程。]

来访者：（开声哭诉，十分悲伤）才不是没关系，他伤害了我！[用童年自我第一人称的"我"表达。]

治疗师：（放慢语速，十分温柔）小女孩说不是没关系，他伤害了你。嗯，是的，不是没关系。[横向干预：肯定，确认。继续推进治疗过程。]

来访者：（开声哭泣，十分悲伤）……[童年自我的核心情感（即悲伤）的表达。]

治疗师：（放慢语速，十分温柔）好的，当你把手放在小女孩所处的你身体中的位置时，用你的目光确认安全。也许，当你准备好了和保护圈在一起时，如果可以，请试着把你的左手放在你感觉保护圈所在的身体部位。注意，一定要等到你觉得准备好的时候再这样做。哦……我看到你的右手放在胃的位置,这说明你觉得那个六岁小女孩在那里。[横向干预:继续用治疗师与安德烈作为来访者成年自我的真他,再用其成年自我作为十分脆弱的童年自我的真他。]

来访者:(身体前倾,左手从脸上移开,大声深深地呼吸,较平静)……[配合治疗师的引导。]

治疗师:(放慢语速,十分温柔)如果你准备好了,而且如果你想这么做的时候,请确认那个保护圈存在于你身体的什么位置,然后把左手放在那儿。[纵向干预:聚焦身体感觉和真他团队。]

来访者:(左手从肩膀上移开)……[配合治疗师的引导。]

治疗师:(放慢语速,十分温柔)继续……嗯……确保小女孩知道她不是独自一个人,成年自我与她联结着。[横向干预:继续用成年自我作为十分脆弱的童年自我的真他。]

来访者:(闭上眼睛,呼吸放慢,较平静,像在沉默内观20秒)……[持续保持体验焦点。]

治疗师:(放慢语速,十分温柔)有什么从你的胸口或心脏涌上来?你注意到了什么?[纵向干预:继续聚焦身体感觉呈现的信息。]

来访者:(轻柔地)平静。[像是完成了处理核心情感体验,处于状态二至状态三之间。]

治疗师:(放慢语速,十分温柔)好的,你的脑海中出现了什么图像?[纵向干预:继续聚焦身体感觉呈现的信息。]

来访者:(平静,轻柔地)就像是……力量的化身。[像是成年自我处于状态二至状态三之间。]

治疗师:(放慢语速,十分温柔)力量的化身,嗯。[横向干预:肯定,确认。继续推进治疗过程。]

来访者:(平静,轻柔地)它来自我自己,但又联结着其他人的爱和支持。[成年自我处于状态二至状态三之间。加上成年自我接纳真他团队的支持。]

治疗师:(放慢语速,十分温柔)其他人的爱和支持。嗯……嗯……和那个能量在一起。当你觉得准备好了,我们就要去往右侧——小女孩所在的位置。[纵向干预:为再次聚焦童年自我做铺垫。]

来访者:(闭上眼睛,呼吸放慢,较平静,像在沉默内观20秒)……[持续保持体验焦点。]

治疗师:(放慢语速,十分温柔)看一看她,尽管她背对着你的成年自我。[纵向干预：继续以内在关系体验的路径推进治疗过程。]

来访者：（放声哭泣，皱眉，把头转向左侧）……[童年自我再表达核心情感（即悲伤）：状态二。]

治疗师：（放慢语速，十分温柔）你的成年自我是否可以稍微靠近一点？[横向干预：再用成年自我作为真他。一小步一小步地弱化童年自我的红色信号情感。]

来访者：（擦眼泪，抽鼻子，轻微地咳嗽）……

治疗师：（断续式放慢，十分温柔）哦……她能碰触你的童年自我并给她一些安慰吗？比如……用一只手臂来拥抱她？[横向干预：再用成年自我为真他。一小步一小步地弱化童年自我的红色信号情感。超镜映主动引导成年自我安抚童年自我。]

来访者：（较平静）可以。她伸出一只手臂，搂住了我的童年自我的肩膀。[成年自我配合治疗师的引导，也暗示了童年自我的绿色信号情感，即愿意信任成年自我。]

治疗师：（断续式放慢，十分温柔）很好。现在，我们在这个场景中待一会儿……好……没错……请再次注意，成年自我不是独自一人……保护圈一直就在你的身后……也许你需要成年自我问一问你的童年自我，她现在需要什么……当然，你可以不断地告诉她，那不是她的错……没有什么可觉得羞耻的……同时肯定她的感受……好吗？嗯……成年自我抱持着她……和童年自我在一起。好的……嗯……[横向干预：用真他支持成年自我。用成年自我作为真他，化解童年自我的孤独。再通过语气、说话的速度实现情感共鸣、同频与抱持。]

来访者：（啜泣，颤抖，捂住了眼睛）……[童年自我在深度地表达核心情感（即悲伤）状态二。]

治疗师：（断续式放慢，十分温柔）嗯……嗯……成年自我现在在做什么？童年自我又在做什么？[横向干预：再通过语气、说话的速度实现情感共鸣、同频与抱持。继续推进场景重塑过程。]

来访者：（虽然仍在哭泣，但是相对平静，捂着眼睛）成年自我说："没关系，我可以如何帮助你？"[继续推进场景重塑过程，继续内在关系的互动。]

治疗师：（断续式放慢，十分温柔）嗯……嗯……你的童年自我说了什么呢？[纵向干预：继续推进场景重塑过程，继续内在关系的互动。]

来访者：（仍在哭泣，相对平静，捂着眼睛）她说："保护我就好了。"[童年自我深情表达需要＝深度的核心情感＝深度的状态二。]

治疗师：（断续式放慢，十分温柔）嗯……嗯……[横向干预：再通过语气、说话的速度实现情感共鸣、同频与抱持。继续推进场景重塑过程。]

来访者:(去拿纸，擦去脸上的眼泪，慢慢睁开眼睛，戴上眼镜)和别人说完后感觉释然了。[场景重塑结束，开始转入状态二之后。]

治疗师:(断续式放慢，十分温柔)嗯……嗯……(横向干预:再通过语气、说话的速度实现情感共鸣、同频与抱持。)

来访者:(啜泣，然后放声痛哭)她说……[童年自我深情表达需要=深度的核心情感=深度的状态二。]

治疗师:(断续式放慢，十分温柔)嗯……嗯……成年自我是怎么回应她的? [横向干预:再通过语气、说话的速度实现情感共鸣、同频与抱持。继续推进场景重塑过程。]

来访者:(深情哭诉)童年自我想说更多。[童年自我之前不敢发声，当下则主动想发声。童年自我深情表达需要=深度的核心情感=深度的状态二。]

治疗师:(放慢语速，十分温柔)她想说更多，很好。[纵向干预:继续推进正在被重塑的场景的关键情节。]

来访者:(深情哭诉)成年自我只是在等着她开口。[继续推进场景重塑过程，继续推进内在关系的互动。]

治疗师:(断续式放慢，十分温柔)好的……她是安全的……你是安全的。[横向干预:肯定，确认。继续推进正在被重塑的场景的关键情节。]

来访者:(啜泣)……[表达悲伤。深度的核心情感=深度的状态二。]

治疗师:(断续式放慢，十分温柔)成年自我在确保并安慰她，让她知道现在是安全的。嗯……嗯……[横向干预:继续用成年自我作为童年自我的真他。]

来访者:(放声哭诉)她说……[表达悲伤。深度的核心情感=深度的状态二。]

治疗师:(断续式放慢，十分温柔)她说……嗯……[横向干预:肯定，确认。继续推进正在被重塑的场景的关键情节。]

来访者:(哇哇大哭)他伤害了我!!! [表达悲伤。深度的核心情感=深度的状态二。]

治疗师:(断续式放慢，提高了说用于抚慰的"嗯"时的音量，十分温柔)嗯……嗯……嗯! 成年自我和她一起吗? 嗯，成年自我还好吗? [横向干预:继续用成年自我作为童年自我的真他，并检视成年自我的承受能力。]

来访者:(点头，哭泣声变得更大了)……[表达悲伤。深度的核心情感=深度的状态二]

治疗师:(断续式放慢，十分温柔)好的……嗯……[横向干预:肯定，确认。继续推进正在被重塑的场景的关键情节。]

来访者:(继续啜泣，大口喘息)……[表达悲伤。深度的核心情感=深度的状态二。]

治疗师:(断续式放慢，十分温柔)嗯……我为你感到很难过……不过你是安全的。[横向干预：共情。治疗师的真实情感的自我暴露，体现积极的情感交流。]

来访者：（继续啜泣，粗声地呼吸）……[表达悲伤。深度的核心情感＝深度的状态二。]

治疗师：（放慢语速，十分温柔）记得保持呼吸，保持呼吸。[横向干预：令来访者明显感受到关心。]

来访者：（较平静，粗声地呼吸，深深地吸了一口气）……[深度的核心情感＝深度的状态二。]

治疗师：（放慢语速，十分温柔）嗯……嗯……有什么从内在涌了上来？是成年自我、童年自我，还是保护圈？[横向干预：继续推进正在被重塑的场景的关键情节。基于来访者慢慢地平静下来，表明核心情感的处理接近完成。与此同时，治疗师的语调与速度呼应着来访者的呼吸速率。]

来访者：（平静）童年自我只是在让成年自我抱着她。[关键情节：接纳性情感。童年自我接纳成年自我作为真他与安全依恋对象。]

治疗师：（放慢语速，十分温柔）好的，童年自我让成年自我抱着她。[横向干预：肯定，确认。继续推进正在被重塑的场景的关键情节。]

来访者：（平静）她在哭。[继续推进正在被重塑的场景的关键情节。]

治疗师：（放慢语速，十分温柔）她在哭……此时成年自我在做什么？[横向干预：肯定，确认。继续推进正在被重塑的场景的关键情节。]

来访者：（平静）她在悲悼，但是她是镇静的。[成年自我有足够的承受力。]

治疗师：（放慢语速，十分温柔）她在悲悼，但是她是镇静的。那个保护圈在做什么？它和成年自我的关系如何？[横向干预：肯定，确认。继续推进正在被重塑的场景的关键情节。]

来访者：（平静）他们把一只手放在成年自我的背上。[成年自我继续作为童年自我的真他与安全依恋对象，暗示童年自我没有抗拒。]

治疗师：（放慢语速，十分温柔）他们把一只手放在她的背上——成年自我的背上，而且成年自我也在抱着小小自我。好，很好。和这些在一起，无论多长时间都可以。嗯……嗯……你需要多久都可以。童年自我在做什么？[横向干预：肯定，确认。继续推进正在被重塑的场景的关键情节。重视正向发展。]

来访者：（平静）她在哭，但是不像以前那么害怕了。[核心情感的处理接近完成。]

治疗师：（放慢语速，十分温柔）她在哭，但是不像以前那么害怕了。好的。她允许成年自我抱着她，好的。在说完她想说或者你想说的话之后，她感觉怎么样？你感觉又怎么样？[横向干预：肯定，确认。继续推进正在被重塑的场景的关键情节。铺垫开始元处理。]

来访者:(拿纸擦去脸上的眼泪)和别人说完后感觉释然。[场景重塑结束。开始转入状态二之后。]

治疗师:(放慢语速,十分温柔)和别人说完感觉释然,好的,和这种感觉待在一起。[纵向干预:肯定,确认。重视正向发展。]

> **评注**
>
> 我们从上述临床案例可见,来访者——尤其是其童年自我的部分——用了很多非语言的方式(比如,用放声哭泣)表达状态二的极度悲伤,治疗师则继续用十分温柔的语气与放慢的语速来抱持来访者,与其完成场景重塑。值得强调的是,当治疗师追踪到来访者的童年自我由沉默的啜泣转化为"想说更多"的那一刹那是非常关键的时刻。要记得来访者发声反抗父亲时曾被他暴力地勒着脖子,不能发声。因此,来访者的童年自我能发声,同时悲悼与控诉,并被治疗师确认与肯定,是一种非常重要的矫正性情感体验。
>
> 当来访者继续表达释然的感觉时,她从闭上眼睛与躺在椅背的姿势,转变为主动睁开眼睛,戴上眼镜,挺直身体并向前坐,望向治疗师。来访者身体语言的转变,表明她感觉状态二的处理已经完成了。治疗师亦顺应来访者身体语言的提示,进入元处理的工作阶段。

值得强调的是,纵横转进的干预特别适用于引导来访者由状态一至状态二,并深化状态二的体验。当来访者呈现状态三时,纵横转进的干预便退居幕后,在幕前的则是重视正向情感与元处理的干预。

临床案例 6.4　　　　"奇特的体验"与"到达……核心自我"

治疗师:(放慢语速,十分温柔)回过头来看刚刚那45分钟我们治疗的过程,你感觉怎么样?[开始元处理。]

来访者:(手托下巴,平静)我感觉到达了我的核心自我并且让她发声,有一种释然的感觉。[用"核心"这个关键词形容极度深入的内心世界。当下除了在状态二与状态三之间外,还呈现出了真我=状态四的素质。]

治疗师:(放慢语速,恢复平常语调)嗯,也就是说,那个核心表达使你感到释然。[肯定,确认。重视正向发展。]

来访者:(点头,平静)焦虑和那种强烈的恐惧感是紧密相联的,而且那种强烈的恐惧没有发声。[反思十分清晰、智慧,呈现状态四的素质,也开始重构自主性叙事。]

治疗师:(放慢语速,平常语调)是的,所以关于你刚才说到的这件事,以及那种强烈的恐惧和焦虑，如果你看着它们，你发现它们现在怎么样了？[肯定，确认。重视正向发展。继续对治愈的体验做元处理，促进重构自主性叙事。]

来访者：（点头，平静）那是一种非常奇特的体验，因为当我进入成年自我中时，就会自然而然地感到平静安宁。即使我转向那种强烈的焦虑和恐惧时，只要我进入成年自我中，我就会再次感到平静安宁。["奇特的体验"是一种正向的战栗性情感：状态三。]

治疗师：（放慢语速，平常语调）嗯……嗯……这是否意味着那个六岁的童年自我不在那儿？或者她在那儿，但是以一种不同的……[肯定，确认。继续对治愈的体验做元处理。]

来访者：（点头，平静）对，以一种非常不同的方式。[同样肯定、确认治疗师的观察。]

治疗师：（放慢语速，平常语调）那么，那个六岁的童年自我现在感觉如何？[检视童年自我当下的状态。特别聚焦情感体验。]

来访者：（十分平静）……她被认可了。[童年自我呈现接纳性情感。成年自我的平静呈现状态四。]

治疗师：（放慢语速，平常语调）她被认可了，是的。她当下在做什么？[检视童年自我当下的状态。]

来访者：（十分平静）她还在哭着依偎着成年自我。[童年自我被形容在状态二。成年自我的平静呈现状态四。]

治疗师：（放慢语速，平常语调）她还在哭着依偎着成年自我……好的。[童年自我的悲伤虽然可能尚未完全被消化，但治疗师评估来访者已经承受了很强烈的情感刺激，因此决定留待下次治疗再做进一步处理。]

来访者：（十分平静）不过，她没有那么害怕了，因为她至少被听到了。[确认童年自我＝深层核心的自我体验了矫正性情感体验。]

治疗师：（放慢语速，平常语调）她没有那么害怕了，因为她至少被听到了，是的。[肯定，确认。]

评注

我们从上述临床案例可见，一方面，来访者因强烈的情感刺激而感到身体疲惫，故治疗师决定在这里暂停；另一方面，来访者也感到释怀与平安。这种现象犹如产妇生产的过程，在婴儿诞生后，产妇既会因生产过程的辛苦而感到疲惫，又会因婴儿诞生而感到安慰、释怀与平安。

关于这位来访者后续还需要处理的创伤，我将会在下一章继续讲解。

小　结

对于精神分析治疗的过程，弗洛伊德曾有这样的论述：

任何一个希望从书本中学习出色下棋对弈的人都能迅速发现，只有开局和残局才可能有详尽的、系统的介绍，而在开局之后展开无限的各种各样的走棋法都不可能有这样的描述。关于这些介绍的空白，只能通过费尽心思的研究和与大师们对决的比赛来填补。为精神分析治疗的实践而制定的那些规则，也会受制于相似的局限。

本章有关 AEDP 的十六个纵横转进，便是针对弗洛伊德的"开局之后展开无限的各种各样的走棋法"的现象而做出的回应。身为治疗师，由于我们无法预知对方（来访者）的下一步会如何走，因此，我们每步棋的走法都是无限的。不过，这并不代表我们不可以尝试拟定一些原则。

我对治疗过程的体验如下，仅供参考：

- 先学习修炼横向的干预，因为这些干预是为了与来访者建立安全依恋关系；
- 依恋关系建立得好，容易引导来访者往纵向走；
- 纵向的干预往往都会有横向的干预（比如，治疗师的语气、语速，以及在场）作为后盾；
- 倘若治疗的过程有点卡壳，那么可以先试用横向干预，再试用纵向干预[1]。

---

[1] 在本章全部临床案例中，我共用了 61 项横向干预、26 项纵向干预。当然，这可能跟我与该来访者的这个独特组合有关。

第 7 章

场景重塑的临床应用

戴安妮以超乎常人的勇气，直面最深层的极度悲伤，并承受内心的极度痛苦，把自己被一个男人（父亲）污辱的创伤画面，再一次赤裸裸地呈现在另一个男人（身为治疗师的我）面前。戴安妮对我的信任，以及她的坚持与敢于冒险，都令我衷心敬仰。我对戴安妮的这份情怀，也充分表现了我的诚敬心。

我们在第 6 章中探讨了十六个纵横转进的干预，并以戴安妮的案例说明了如何落实应用。与此同时，我们也探讨了这些纵横干预中有关场景重塑的理论。我想在本章再借戴安妮的案例（我将本章的案例整体命名为"脱离凶恶"），详述场景重塑的临床应用。

在这一节治疗初，戴安妮怀着较为放松的心情，忆述了自己自上一节治疗（两星期前）后，她恐慌症发作的次数已经大大减少，而且每次发作的时间由一小时左右缩减为不超过 15 分钟。每次发作的程度由之前的 10 分重度，到现在的约 5 分中度。尽管如此，戴安妮还是承认，她在最近的日常生活中，好像仍然需要压抑从心底浮现出来的但又不知道是什么的东西。

戴安妮忆述了最近做的一些怪梦——也可以说是噩梦，梦境细节好像都与性有关，令她感到十分困扰。每次从梦中惊醒后，她都会"感谢老天，这只是个梦，而不是现实"。

她的忆述给了我至少两个切入点。第一，可以将"好像仍然需要压抑从心底浮现出来的但又不知道是什么的东西"作为切入点。从体验三角的角度来看，"压抑"是连带着红色信号情感的现象，而"心底浮现"的是连带着核心情感的现象。第二，还可以将梦境的内容作为切入点。在以往不同的治疗经历中，我发现来访者都会在接受治疗前的数天做类似与我沟通的梦，仿佛是在告诉我需要协助他们处理的信息与方向。既然梦是无意识的产物，那么这便是来访者的无意识在向我发声，关键是我是否能听到与听懂这声音。

弗洛伊德曾说"梦是通往无意识的绝佳途径"，戴安娜老师也说过"情感是通往无意识的绝佳途径"。因此，当戴安妮说"心底里浮现"，即贴近体验三角的核心情感位置时，我便选择以这个现象作为切入点。

在这一节的治疗前，戴安妮表示，她已调整好心态，在接受我在场的陪伴下，处理最近的经历。

临床案例 7.1   **"两个梦"**

治疗师：（放慢语速，温柔）让我们回到那种浮现的感觉中。[治疗师尝试引出激动场景，并在同时以在场的心情态作为抱持来访者的能量场。]

来访者：（身体放松安坐，睁着眼睛）那感觉就像有什么东西在我肚子里爬。[虽然来访者在当下还处于状态一，但基于以往的经验，来访者会因配合而快速转进状态二。治疗师亦留意来访者使用的形容身体的语言。]

治疗师：（放慢语速，温柔）好的，没关系。让我们去腹部和胃部去感受那个犹如爬行感觉的体验。[治疗师顺势引导来访者聚焦身体。]

来访者：（断续式放慢，睁着眼睛）事实上，它让我想起了我做过的两个梦……它们都是在我们那次激烈的治疗之后，我意识到我是如何紧握我的盆骨区域的——我试图阻挡一切，以保护自己，然后我的上半身羞愧地躲藏起来，畏缩着。[治疗中真情体验与表达的激烈，经常会引发更多创伤记忆的浮现。治疗师认同来访者的洞见。梦境中，尤其是来访者提到的"盆骨区域"接近下体，带有性的象征。梦境是激动场景。]

治疗师：（放慢语速，温柔）对……对……[注意到来访者处于状态一中，她的断续式放慢的表现有助于转进状态二。继续推进治疗过程。]

来访者：（断续式放慢，睁着眼睛）我想在领悟之后，这些梦就开始出现了。其中一个是，我的手上有一个小肿块，我在抓它……[激动场景一。]

治疗师：（放慢语速，温柔）在梦里吗？[澄清。]

来访者：（断续式放慢，睁着眼睛）是啊，我在抓它，但我抓不出任何东西，我又吮吸它，很快就吸出了一条蛆虫，我把它吐了出来。这条蛆虫刚被我吐出来时，生命力极强，四处爬行。没过多久，因为它离开了我的身体，便无法再从我的身体中进食，没过多久就死了。我去了洗手间，想把浑身洗干净，我感觉蛆虫遍布我的全身。我的朋友们也在那里，他们试图帮助我，但我好像还是抓不到它们，但我能感觉到，身体里有一些小肿块，它们就像蛆虫一样遍布我的下半身。[继续形容激动场景一的细节。]

治疗师：（放慢语速，温柔）了解了，嗯。[留意到来访者的梦境中有"蛆虫""吮吸"与"下半身"的细节，治疗师脑海已经闪过口部性行为的意念与厌恶的感觉。]

来访者：（断续式放慢，睁着眼睛）第二个梦是我去了洗手间，意识到那儿有一种绿色的黏液，像是糊状的凌乱的绿色。[激动场景二。]

治疗师：（放慢语速，温柔）在马桶里吗？[注意到来访者的梦境中所体现的"糊状的"与"绿色的黏液"，治疗师脑海闪过精液的意念。]

来访者：（断续式放慢，睁着眼睛）我刚刚意识到了这一点，我意识到它就在我周围，好像是在我的内裤里……而且到处都是，令人恶心。就像我胃里的这个深坑的感觉……那种在爬行的感觉，很恶心。[继续形容激动场景二的细节。]

治疗师：（放慢语速，温柔）嗯……嗯。[注意到来访者的梦境中有"内裤"的细节，更清楚地强化了治疗师了解来访者对梦境中有关性的解读。与此同时，来访者表达的"恶心"呼应了治疗师先前闪过的厌恶感觉。]

来访者：（断续式放慢，睁着眼睛）那些梦真的……真的展示了我用不同方式表达我对从我身体里出来的东西的厌恶。[再次强调厌恶。]

评注

戴安妮的两个梦都鲜明地指向了与性有关的议题，加上她来寻求治疗的原因，以及上述临床案例，都是在处理遭受生父性虐待的创伤后遗症的症状。基于戴安妮梦境中情节的露骨画面，我凭直觉预感到，她在接下来的治疗中，很可能会体验到与表达出比上述治疗更强烈的情感，这也可能会触碰到她最深刻的伤痛处。

顺应戴安妮忆述的梦境都与身体有关这一点，我尝试邀请她在接下来的治疗中觉察身体内部的感觉。她留意到，那种恶心的感觉位于胃部、肚腹与喉咙的位置。由于我把恶心评估为核心情感的一种，因此，我邀请戴安妮待在那个恶心的情感上。同时，我也带着既谨慎又自信的心态邀请她在准备好的时候，用她的想象带着我的陪伴，像时光倒流一般穿越回到她的童年。至于是回到童年阶段的具体哪个年纪，我告诉戴安妮，她的心自然会知道。

重要的是，在处理这般深层创伤时，不能让戴安妮的内心感到孤独，否则会再一次受伤害。因此，一如既往的有效做法是，在戴安妮的想象中，带上了一个由我、戴安妮的丈夫安德烈，以及戴安妮的成年自我组成的保护圈，去守护其内心想象的童年自我。

当戴安妮配合我的邀请，闭上眼睛，把观照的焦点由外转移到内心世界时，也意味着她此时愿意信任我、愿意去冒险。从 AEDP 的四个状态转化过程的现象学的角度来说，戴安妮处于状态一与状态二之间。从体验三角的角度来说，戴安妮已经是从最差自我到了转向最佳自我的临界点。因此，我做的纵横干预工作是引导她转进状态二，换句话说，我是在为场景重塑做铺垫。

戴安妮闭上眼睛，聚焦自己身体的感觉，她感觉自己有一种想躲避起来的冲动，但又因为有一个在场的物体压着她，使她动弹不得。在以下的临床案例中，请继续关注我与戴安妮的对话。

临床案例 7.2　　　　　　　　　　**"它是邪恶的"**

治疗师：（断续式放慢，温柔）让我们向你的成年自我了解一下……里面好像有一个在场的物体……这个在场的……是人吗？［治疗师凭直觉判断这个在场的是人，而且是来访者的父亲。不过，重点不是治疗师的直觉，而是来访者的自觉与确认。］

来访者：（放慢语速，闭上眼睛，姿势十分放松地半躺在椅子上，点头）……［确认治疗师的猜测。身体语言表明其焦虑程度接近零，预示核心情感出现。］

治疗师：（放慢语速，温柔）我们知道这个人有多大年纪吗？［铺垫场景重塑的细节，越细化越有效。］

来访者：（闭着眼睛，放慢语速，嘴唇不停地颤动，声音变成小女孩的语调）……是个成年人……［令治疗师进一步判断应该是其父亲。来访者有想哭的冲动，核心情感呼之欲出。呈现童年自我的状态，已经处于状态二。］

治疗师：（放慢语速，温柔、坚定）我们需要再做一次实验，我们需要你的成年自我，因为你的成年自我也会感应到那个成年人的在场，对吗？［猜测需借助来访者的成年自我的力量与智慧。］

来访者：（闭着眼睛，放慢语速，嘴唇不停地颤动，点头）……［确认治疗师的情感协调甚至感通。］

治疗师：（放慢语速，温柔、坚定）好的，我们需要对那个在场成年人做点什么，不是吗？［继续细化铺垫场景重塑的情节。］

来访者：（放慢语速，闭着眼睛，嘴唇不停地颤动，点头）……［继续确认治疗师的情感协调甚至感通。］

治疗师：（放慢语速，温柔、坚定）此时此刻，你的成年自我对这个在场的成年人有何感受？［一方面，通过来访者的成年自我让其童年自我得到安全依恋，化解孤独感，增加安全感；另一方面，引导来访者意识到自己的核心情感。］

来访者:（放慢语速，闭着眼睛，坚定）强烈的愤怒。[核心情感出现。]

治疗师:（放慢语速，温柔、坚定）强烈的愤怒，好的。你能感觉到你体内的愤怒吗？[聚焦与核心情感相关的身体感觉。场景重塑效力的关键，并不是想象的细节，而是承托这想象的底气，即有身体感觉的核心情感。]

来访者:（放慢语速，闭着眼睛，坚定，依然是小女孩的语调）能。[确认铺垫场景重塑中相关情感的细节。]

治疗师:（放慢语速，温柔、坚定）好的。你当下在身体的哪个部位注意到了你成年自我体内的愤怒？[继续铺垫场景重塑的相关情感，重点聚焦身体的细节。]

来访者:（闭着眼睛，放慢语速，坚定，依然是小女孩的语调）我的肩膀和腿。[确认铺垫场景重塑中关于情感的细节。]

治疗师:（放慢语速，温柔、坚定）在你的肩膀和腿上……指的是你的成年自我的肩膀和腿，对吗？[继续铺垫场景重塑的相关情感，重点聚焦身体的细节。]

来访者:（放慢语速，闭着眼睛，坚定，依然是小女孩的语调）是的。[确认铺垫场景重塑中关于情感的细节。]

治疗师:（放慢语速，温柔、坚定）好的。接下来，你想自己去做吗——我指的是你的成年自我。我凭直觉感觉你的答案是肯定的，但我还是想先和你再确认一下。因为我记得在我们之前的合作中，每次你——我指的是你的成年自我——这么做时，都会更具治愈力和有效性。[猜测倘若核心情感的直接表达来自来访者的成年自我就会更有效，即她在场景重塑的幻想中，直面那个欺压她的在场的成年人，把强烈的愤怒释放出来，会产生强大的疗效。]

来访者:（闭着眼睛，平静，点头）……[确认治疗师的直觉猜测。]

治疗师:（放慢语速，温柔、坚定）你的保护圈就在那里，它再次为你加油——哦，"加油"也许不是个合适的词，更确切地说应该是在支持你。嗯，你的成年自我想对这个在场的成年人做什么？释放你的愤怒吧……凭你的直觉，你知道那个成年人是谁吗？[一方面，以保护圈的在场巩固来访者的安全依恋感，继续保持焦虑程度为零；另一方面，邀请来访者在幻想的场景中以真实的核心情感流露重塑以前想做却不能做的事情。]

来访者:（闭着眼睛，平静，点头）……[来访者与治疗师互为主体式的感通与默契：在场的成年人是来访者的父亲。]

治疗师:（放慢语速，温柔、坚定）是啊。我也有同样的直觉。接下来，你可以做任何你需要做的事情，不必受任何的限制，无论你想做什么都行，并让身体投入。嗯。[继续鼓励来访者真情流露。]

来访者:（闭着眼睛，平静，双手臂作挥动状）我把他拉开，把他摔到门上。[场景重塑启动，深化真情流露。]

治疗师:（放慢语速，温柔、坚定）嗯，好的，去吧！[继续替来访者的真情流露打气。]

来访者:（闭着眼睛，身体在椅子上不断移动）……[愤怒的能量激发身体的活动。]

治疗师:（放慢语速，温柔、坚定）你把他摔到门上……这样做够了吗？[以来访者的想象情节为指引，继续推进场景重塑。]

来访者:（闭着眼睛摇头）……[示意还不够。]

治疗师:（放慢语速，温柔、坚定）做到你认为够了为止。[继续鼓励来访者，推进场景重塑。]

来访者:（闭着眼睛双臂呈扔物的动作，双脚呈踢物的动作，面露难过的表情）……[用想象加上身体动作的投入，释放长久以来被压抑的愤怒能量。]

治疗师:（放慢语速，温柔、坚定）好的，请继续。[继续鼓励来访者，推进场景重塑。]

来访者:（闭着眼睛双手臂呈扔物动作，双脚呈踢物动作，面露难过表情）继续猛击他，直到把他击倒在地。[继续推进场景重塑。]

治疗师:（放慢语速，温柔、坚定）嗯，好的，请继续。[继续鼓励来访者，推进场景重塑。]

来访者:（闭着眼睛在地上踩脚，面露难过的表情，想哭，加重语气）踩他的生殖器！[继续深化真情流露，用身体动作表达。]

治疗师:（放慢语速，温柔、坚定）嗯，踩他的生殖器，请继续。[继续鼓励来访者，推进场景重塑。]

来访者:（闭着眼睛在地上踩脚，放声哭泣，双手掩面）呜……呜……[深入的悲愤流露，共用了 45 秒。]

治疗师:（断续式放慢，更加温柔、坚定，充满怜悯）哦……是的……唔……是你三岁[1]的自我还是成年自我？[给来访者体验并表达悲愤的空间后，引导她反思。]

来访者:（闭着眼睛，停止踩脚，放下双手，稍微平静了一些）这仍然是我的成年自我，很悲伤。[清晰的反思反映出了来访者依然有足够的能力承受强烈的情感，这也反映了二元情感调校的现象，预示着治疗师可以继续引导来访者转进更深入、更强烈的情感。]

治疗师:（放慢语速，温柔、坚定）哦，好的。让自己去做，让自己去悲伤。[继续给

---

[1] 来访者在这一节的治疗中，记忆退回（regression）至三岁，与第 6 章中六岁的她相比，退回得更早。

来访者体验并表达悲伤的空间。]

来访者:(闭着眼睛,再次放声哭泣,手抹眼泪)嗯……嗯……[继续表达悲伤。]

治疗师:(放慢语速,温柔、坚定)嗯……嗯……询问你的身体,做到这种程度是否够了。你的脚后跟痛吗?你需要垫子吗?[明显地表达关怀来访者使劲踩脚可能会受伤,也意识到来访者第一波的悲愤处理暂缓,再准备引导并陪伴她转进第二波的核心情感处理。]

来访者:(闭着眼睛,哭泣,手抹眼泪)不……没关系的……[保持反思能力。]

治疗师:(放慢语速,温柔、坚定)嗯,好的,很好。[敬佩来访者的坚毅。]

来访者:(闭着眼睛,哭泣,手抹眼泪)我只是想阻止他,不让这种事情再次发生。[继续体验悲伤,并希望借愤怒与伤害她的在场的成年人划清界限,建造健康的边界。]

治疗师:(放慢语速,温柔、坚定)让我们去这么做吧![用"我们"提示来访者并非孤独,继续鼓励来访者,推进场景重塑。]

来访者:(闭着眼睛,哭泣,摇头)可是,我觉得那是……那是好的,那是……[好像有点内心的挣扎。]

治疗师:(放慢语速,温柔、坚定)是啊,问问你自己的身体是否可以。请记住,不必受任何的限制。再也不能抑制自己的情感了,你已经抑制很久了。[刻意不分析来访者可能有的内心挣扎,信任并顺随她身体的智慧,推进场景重塑。]

来访者:(闭着眼睛,不断地用力脚踩脚,哭泣)只要踩得够厉害,就再也不会让这种事情再次发生了。[继续表达激愤。]

治疗师:(放慢语速,温柔、坚定)继续踩脚,直到这种事情再也不会发生了……嗯……[继续鼓励来访者,推进场景重塑。]

来访者:(闭着眼睛,放声哭泣,手抹眼泪)嗯……嗯……嗯……[继续表达极度悲伤,约一分钟。]

治疗师:(更加放慢语速,更加温柔、坚定)唔……让她发声,唔……你是否和我在一起?[用语调抱持来访者的悲伤,确认她是否能感受到并接纳治疗师的在场,二元情感调节。]

来访者:(闭着眼睛,哭泣,手抹眼泪)是……[保持反思能力。]

治疗师:(更加放慢语速,更加温柔、坚定)嗯……你是否与保护圈在一起?[确认来访者是否能感受到并接纳保护圈的在场,二元情感调节。]

来访者:(闭着眼睛,哭泣,手抹眼泪)是……[依然保持反思能力。依然能够承受强烈的悲伤表达。]

治疗师:（更加放慢语速，更加温柔、坚定）唔……很好……唔……这是谁的生殖器？[一方面，带着深度的怜悯，用语气表达抱持；另一方面，意识到来访者倘若能够直面真相的细节，疗效就会更好。]

来访者:（闭着眼睛，哭泣，手抹眼泪）你是在问我，是谁的生殖器吗？[澄清。]

治疗师:（更加放慢语速，更加温柔、坚定）嗯……是的。[凭直觉知道是来访者的父亲的，但还需要她主动直面。]

来访者:（闭着眼睛，泣不成声。手抹眼泪）我父亲的……[极深的悲伤。]

治疗师:（更加放慢语速，更加温柔、坚定，也想哭了）唔……唔……这就是你想做的吗？[虽然一直都替来访者心痛，但只有共同直面真相，才能更深入地体会来访者的痛。]

来访者:（闭着眼睛，泣不成声，双手轻轻地按摩双眼）我只是想让这种事情不再发生。[依然保持反思能力，依然能够承受强烈的悲伤表达。与此同时，从多层迷走神经理论①的角度理解，按摩眼睛可以激活迷走神经腹腔支②，减弱身体内部生理的激动，有舒缓身体的作用。]

治疗师:（放慢语速，温柔、坚定）你只是想让这种事情不再发生。请你再次询问身体，不必受任何的限制。身体告诉了你什么？为了让这种事情不再发生，身体做了什么？[坚信身体的智慧，因此引导来访者聚焦身体的信息。]

来访者:（闭着眼睛，比较平静，小女孩的语调）就像我踩了它，这样它就无法补救了。[继续推进场景重塑。]

治疗师:（放慢语速，温柔、坚定）它无法补救了，嗯……你还想做什么？我的意思是，你还有什么愤怒吗？[肯定，确认，聚焦情感的体验与鼓励表达。]

来访者:（闭着眼睛，情绪逐渐激动，小女孩的语调）这是一个奇怪的组合。我已经有足够的愤怒阻止它再次发生，但我也有悲伤——他仍然是我的父亲。[非常细致地观照复杂悲愤的情感，依然保持反思能力。]

治疗师:（放慢语速，温柔、坚定）是的，他仍然是你的父亲。[肯定，确认，继续推进场景重塑。]

来访者:（闭着眼睛，悲伤，小女孩的语调）我不想让他受到伤害。[复杂情感：表达对父亲的亲情。]

---

① 多层迷走神经理论（polyvagal theory）认为，人类许多的精神症状，包括抑郁症、创伤后应激障碍，以及在儿童身上常出现的过度哭泣、多动、孤独症等，其根本原因皆来自安全感的缺乏。

② 被誉为"多层迷走神经理论之父"的斯蒂芬·W. 波格斯（Stephen W. Porges）博士首先向我指出了来访者揉眼睛与激活迷走神经之间的联系。2010 年，在纽约哥伦比亚大学举行的第一次 AEDP 会议上，这一临床小插曲在一次小组演讲中首次亮相，波格斯博士作为讨论者出席会议。

治疗师:(放慢语速,温柔、坚定)嗯……嗯。[以语气表达抱持、肯定、确认,继续推进场景重塑。]

来访者:(闭着眼睛,悲伤,小女孩的语调)但我还是需要伤害他,以阻止这一切的发生。[复杂情感:表达对父亲的悲愤,建造清晰的边界。]

治疗师:(放慢语速,温柔、坚定)是的……是这样的,这是肯定的。[以语气表达抱持、肯定、确认,继续推进场景重塑。]

来访者:(闭着眼睛,泣不成声,双手轻轻地按摩双眼)……[深度悲伤。]

治疗师:(断续式放慢,十分温柔、十分坚定)愤怒和悲伤,嗯……嗯……你的悲伤是否也想对你的父亲做一些其他的事?我的意思是,你当然是为自己感到悲伤,这是合情合理的,我也很尊重你的悲伤,但这种悲伤是否还想做一些别的事情呢?[以语气表达抱持,同时肯定与确认两种不同的情感——愤怒和悲伤,继续推进场景重塑。]

来访者:(闭着眼睛,比较平静,小女孩的语调)这悲伤让我感到困惑,不知道可以做什么。[认知性的知往往比情感性的知迟缓。[1]]

治疗师:(断续式放慢,十分温柔、十分坚定)哦……是这样……你的悲伤藏在了身体的哪个部位?[坚信身体的智慧会引导来访者下一步的去向。]

来访者:(闭着眼睛,比较平静,小女孩的语调)在我的心里。[聚焦身体感觉。依然没有阻碍,继续推进场景重塑。]

治疗师:(断续式放慢,十分温柔、十分坚定)在你的心里……很好,让我们现在来关注你的心,可以吗?[依然引导来访者聚焦身体,尤其是心的位置。]

来访者:(闭着眼睛,比较平静,小女孩的语调)我真的感觉被自己肚子里的恶心冲击了,就像……[在呈现悲伤、愤怒、亲情的同时,还呈现了恶心。依然保持着观照与反思的能力。]

治疗师:(放慢语速,温柔、坚定)所以有很多……很多的感觉。[肯定、确认众多同时出现的多种情感。]

来访者:(闭着眼睛,比较平静,小女孩的语调)是的,我不应该、不应该感到悲伤……为那厌恶感。[厌恶感呈现在心境的前台。]

治疗师:(放慢语速,温柔、坚定)没关系。我想这种厌恶感藏在你三岁的自我的腹部,它被隐形的盾牌保护着。我的理解符合你的感受吗?或者,你是否还有其他的感受?

---

① 认知性的知(cognitive knowing)是指需要经过逻辑分析、推断的觉知,它比情感直接反应的觉知(emotional knowing)(即情感性的)缓慢。比如,我们在闻到有腐臭味的肉后,会基于恶心感而激发抗拒。在事后分析我们为何会有这种反应时,会推断出这块肉腐坏了。

[一方面，以厌恶感进入来访者三岁记忆的通道；另一方面，继续引导来访者意识到隐形盾牌保护着她。]

来访者：（闭着眼睛，比较平静，小女孩的语调）不过，这种厌恶感持续的时间更长。[修正治疗师的猜测。]

治疗师：（放慢语速，温柔、坚定）你的意思是，这种厌恶感延伸到其他年龄段了吗？[澄清并确认厌恶感连带的记忆是否延伸至其他年龄段。]

来访者：（闭着眼睛，平静，点头）……[肯定，确认。]

治疗师：（放慢语速，温柔、坚定）好的。现在请待在这种厌恶的感觉上面。嗯，请你在想象中，问问这种厌恶感想干什么？[引导来访者以厌恶感来驱动场景重塑的想象。]

来访者：（闭着眼睛，平静）它只是想甩掉一切。[启动并继续推进动场景重塑。]

治疗师：（放慢语速，温柔、坚定）请你从更具体、更明确的意义上讲，多讲一些如何甩掉一切。[邀请来访者聚焦场景细节。]

来访者：（闭着眼睛，情绪开始激动，小女孩的语调）无论是踢开和击打什么东西，还是呕吐和释放我体内的东西，抑或是从体内取出蛆虫，都是想甩掉一切。[呕吐是恶心的适应性行动倾向，继续推进动场景重塑。]

治疗师：（放慢语速，温柔、坚定）好的。让我们继续这个想象，可以吗？仅仅是从"踢"这个动作上，我感觉不到这是在具体的某个年龄发生的，似乎更具全体性的意义，对吗？[以语气表达抱持、肯定、确认，继续推进场景重塑。]

来访者：（闭着眼睛，情感激动，点头）……[仿佛在观照内心的场景。]

治疗师：（放慢语速，温柔、坚定）很好，所以，让我们聚焦厌恶的部分吧——从体内取出蛆虫，可以吗？[继续引导来访者聚焦身体的厌恶感以驱动场景重塑的情节。]

来访者：（闭着眼睛，面露痛苦，小女孩的语调）那东西好像在我身体里到处都是……[深入场景细节中，依然保持观照能力。]

治疗师：（断续式放慢，十分温柔、十分坚定）到处都是，嗯……嗯……[以语气抱持、肯定、确认，继续推进场景重塑。]

来访者：（闭着眼睛，面露痛苦，小女孩的语调）它们到处爬……[深入场景细节，依然保持观照能力。]

治疗师：（断续式放慢，十分温柔、十分坚定）它们到处爬……嗯……嗯……[以语气表达抱持、肯定、确认，继续推进场景重塑。]

来访者：（闭着眼睛，面露痛苦，小女孩的语调，双手持续按摩双眼）我不能放松，因为它们一刻不停地爬着……[不断深入场景细节，依然保持观照能力，继续启动迷走神经腹腔支以舒缓痛苦。]

治疗师:（断续式放慢，十分温柔、十分坚定）它们一刻不停地爬着，爬得到处都是……嗯……关注它们，也告诉自己，它们会让你产生一种非常真实的感觉——哪怕它们只是想象出来的。[以语气表达抱持、肯定、确认，继续推进场景重塑。]

来访者:（闭着眼睛，情绪变得激动，全身挺直，头向后仰，口张开，那姿势就像表演吞剑的演员，而且浑身不断微震）……[治疗师直觉从这一刹那开始，最接近创伤场景的最深处。]

治疗师:（断续式放慢，十分温柔、十分坚定）可以，嗯……嗯……帮我想象一下，有什么东西从里面冒了出来？[以语气表达抱持、肯定、确认，继续推进场景重塑。]

来访者:（闭着眼睛，情绪激动，头继续向后仰，浑身不断微震）……[继续接近创伤场景最深处。]

治疗师:（断续式放慢，十分温柔、十分坚定）是的，嗯……嗯……让身体投入，询问身体想要做什么。放松身体，让这种想法释放出来，嗯……你感觉到我们与你一起在那里了吗？[注意到来访者的头继续向后仰，猜测并鼓励她身体自愈智慧而激发的行动。与此同时，提示她意识到的保护圈巩固她的安全感，确保她能够承受当下强烈的情感。]

来访者:（闭着眼睛，头继续向后仰，甚至脖子也向后倾倒，口张开）是的……[依然保持观照能力。]

治疗师:（断续式放慢，十分温柔、十分坚定）嗯……嗯……[以语气表达抱持、肯定、确认，继续推进场景重塑。]

来访者:（闭着眼睛，头继续向后仰，脖子也向后倾倒，口张开）……[身体语言的流动表明继续推进场景重塑。]

治疗师:（断续式放慢，十分温柔、十分坚定）请你问问你的喉咙想做什么……牙齿想做什么……身体想做什么……胃想做什么……跟着你的想象走。嗯……是的，就这样去想象……对……你觉得你需要一个桶吗？你还好吗？[一是肯定来访者口张开所代表的可能意义，并予以鼓励；二是闪过厌恶连带着呕吐的适应性行动倾向；三是觉察到来访者当下强烈的情绪。]

来访者:（闭着眼睛，头继续向后仰，脖子也向后倾倒，口张开）我还好……[依然保持观照能力。]

治疗师:（断续式放慢，十分温柔、十分坚定）既然你没事，那么请继续吧……嗯……是的……就是这样……[以语气表达抱持、肯定、确认，继续推进场景重塑。]

来访者:（闭着眼睛，全身向前弯，做出了呕吐的动作，时长约 1 分 20 秒）……[到达创伤最深处，但更关键的是，她的呕吐这一动作修正了创伤，即创伤的场景在此刻被重塑了。]

治疗师：（断续式放慢，十分温柔、十分坚定）嗯……你在想象什么？你现在没事了吗？［以语气表达抱持、肯定、确认，继续推进场景重塑。]

来访者：（闭着眼睛，身体恢复向前，点头）第一种感觉几乎像是推开，或是像生孩子，还有些像是在驱除我体内的东西。［依然保持观照能力，开始反思。]

治疗师：（放慢语速，温柔、坚定）嗯，驱除你体内的东西，是这样的。［以语气表达抱持、肯定、确认，继续推进场景重塑。预感还有更激烈的场景细节，尤其是来访者要直面在想象中呕吐出来的是什么东西。]

来访者：（闭着眼睛，身体弯腰向前，哭诉）第二种感觉就是呕吐，释放出它影响我身体的一切——它是如何让我得病的，它是如何产生的……［清晰反思刚刚的体验。]

治疗师：（放慢语速，温柔、坚定）当然，嗯，它是如何让你得病的。从你身体里出来的是什么？你的胃怎么样了？［先检视来访者当下身体尤其是胃部是否舒缓了，然后铺垫引导她最终要去直面在想象中呕吐出来的是什么东西。]

来访者：（闭着眼睛，身体弯腰向前，较为平静）我的胃感觉很好。［相对比较舒缓了。]

治疗师：（放慢语速，温柔、坚定）好的，你的胃感觉很好。那么，你的喉咙怎么样？［继续检视来访者当下喉咙是否舒缓了，依然铺垫引导她最终要去直面在想象中呕吐出来的是什么东西。]

来访者：（闭着眼睛，身体弯腰向前，较为平静）有点发痒的感觉……［依然能清晰反思当下的体验，表明她有强大的情感承受力。]

治疗师：（放慢语速，温柔、十分坚定）有点发痒的感觉……对……你看到了有什么从那里吐了出来？［引导她最终要去直面在想象中呕吐出来的是什么东西。]

来访者：（闭着眼睛，身体弯腰向前，较为平静）只有黑色和绿色……［开始直面。]

治疗师：（放慢语速，温柔、十二分坚定）黑色和绿色……［以语气表达抱持、肯定、确认，继续推进场景重塑。]

来访者：（闭着眼睛，身体弯腰向前，较为平静）就像……［继续推进场景重塑。]

治疗师：（放慢语速，温柔、十二分坚定）有点像梦中的绿色糊状物吗？［以语气表达抱持、肯定、确认，继续推进场景重塑。闪过精液的意念，但只是猜测，不敢肯定。]

来访者：（闭着眼睛，身体弯腰向前，较为平静）是的，黑色的也是这样……［继续推进场景重塑。]

治疗师：（放慢语速，温柔、十二分坚定）嗯……嗯，让自己舒服点。我想悄悄地提醒你，你的左手边有一条毯子，但你可能不需要它……[铺垫来访者最终直面想象的糊状物是什么东西。]

来访者：（闭着眼睛，身体回到安坐在椅子上的姿势，较为平静）它让我很热……[非常清晰地觉察到了自己需要什么或不需要什么。]

治疗师：（放慢语速，温柔、十二分坚定）哦，它让你很热，好的。现在，我还想检视一些东西，但它可能会引发你强烈的反应，你可以去尝试吗？[二元情感调节。提醒来访者要有心理准备。铺垫并继续推进场景重塑走向最终情节。]

来访者：（闭着眼睛，身体安坐在椅子上，平静，点头）……[继续愿意信任治疗师的引导。]

治疗师：（放慢语速，温柔、十二分坚定）绿色和黑色的东西让你想起了什么？你以前在哪里见过绿色的、黑色的、糊状的东西？有什么东西浮现在你的脑海中？[引导来访者反思那些呕吐出来的东西连带的想象。]

来访者：（闭着眼睛，身体安坐在椅子上，平静）我不太清楚……[先内观了40秒后才说。]

治疗师：（放慢语速，温柔、十二分坚定）没关系的，你可以再想想，有什么思想、图像、感受浮现出来吗？[耐心等候，来访者大脑处理的过程需要时间。]

来访者：（闭着眼睛，身体安坐在椅子上，平静）与白色有过短暂的联系……[开始呈现图像。]

治疗师：（放慢语速，温柔、十二分坚定）与白色有过短暂的联系……[知道来访者已经开始意识到。]

来访者：（闭着眼睛，身体安坐在椅子上，开始激动）有点像白色的奶油状的东西……但它会变成黑色……因为……[图像更加清晰。]

治疗师：（放慢语速，温柔、十二分坚定）因为它……[继续推进场景重塑。]

来访者：（闭着眼睛，身体震动，越发激动）因为它是邪恶的，因为它是错误的……[发现白色的东西应该是精液。]

治疗师：（十二分放慢语速、十二分温柔、十分镇定、两分想哭）没错……嗯……嗯。你能想到我猜到了白色的奶油状的东西是什么吗？[为来访者发现可能的真相而感难过。]

来访者：（点头，大声痛哭了一分钟）啊……啊……[深度表达悲伤。]

治疗师：（十二分放慢语速、十二分温柔，恢复十二分镇定）我们不需要给它命名。嗯……嗯……没关系。你很安全，你在这里，我们都在这里。嗯……嗯……是的。把那污秽物吐出来吧，没关系的。嗯……嗯……邪恶消失了……邪恶消失了。嗯……嗯……[以语气表达抱持、肯定、确认。治疗师之所以不指明白色的液体是精液，是因为双方都有默契，而且治疗师认为来访者太悲伤，再要她说出来就对她太残忍了。更何况，双方都懂这可能的真相。治疗师让来访者把污秽物吐出来，重点在于让来访者的身体体验呕吐的过程。]

　　来访者:(闭着眼睛，点头，哭声逐渐减弱，继而慢慢恢复平静)……[点头向治疗师示意，表示她听到了并且同意治疗师的说法。]

　　治疗师:(十分放慢语速、十分温柔、十分镇定)好的，嗯，嗯……[以语气表达抱持、肯定、确认，继续推进场景重塑，预感核心情感的表达与处理即将完成。]

　　来访者:(睁开眼睛，恢复平静)……[身体语言示意核心情感的表达与处理已经完成。]

　　治疗师:(放慢语速，温柔、镇定，向来访者点头致敬)不急，慢慢来。我点头是我在向你的刚毅和勇气致敬，向你的这段经历表达深深的敬意。[肯定，确认，明示对她的敬意。]

　　来访者:(凝望治疗师，会心微笑)……[接受治疗师的点头致敬。]

　　治疗师:(放慢语速，温柔、镇定)在这个过程中，很感谢你允许我和你在一起。[发自内心的感恩，尤其是因为场景重塑中情节的赤裸感。]

　　来访者:(放慢语速，平静)对我来说，有趣的是，我所经历的"保护泡泡"是，我绝对有一种感觉:它们就是真相，我们一直通过阅读和思考，想探明真相是如何呈现的①。[元处理反思，跳进状态四的真相呈现。]

　　治疗师:(放慢语速，温柔)对! 真相的呈现。[以语气表达抱持、肯定、确认，继续推进正向的现象过程。]

　　来访者:(放慢语速，平静)真相就是真相，即使你不想知道真相，或者你试图隐藏真相，它也只是真相的本质、存在的真相，并向你展示……上天向我们展现的。[平静的心态与智慧的呈现，还有超个人心理学的现象，都是状态四的特征。]

　　治疗师:(放慢语速，温柔、平静)上天向你展现的? 你做了非常非常辛苦的工作。我需要确认一下你身体的各个部分，包括胸部、腹部，还有你三岁的自我、成年的自我，以及你现在的身心状况如何? [肯定、确认，聚焦状态四的身体与心理现象。]

　　来访者:(放慢语速，平静)筋疲力尽……但也有一种平和感……[状态四的特征。]

　　治疗师:(放慢语速，温柔、平静)但有一种平和感……[肯定、确认，感觉到来访者在深度静观与反思。]

---

① 保护泡泡(protective bubble)，这里指来访者在想象中，让她的丈夫安德烈和我成为她的保护泡泡。

来访者:（放慢语速，平静）还有清晰感……[状态四的特征。]

治疗师:（放慢语速，温柔、平静）和清晰感……你知道这个筋疲力尽的问题吗？我确实就这个问题和我的老师讨论过。我的老师说:"嗯，这是一项非常深入的工作，就像想象你熟睡一样。"我的意思是，就像在马拉松赛跑之后会有一种疲惫感。不过，我想让你知道，我只是想确定一下，这是一种健康的疲惫。当然，重要的是你谈到了清晰与平和。你现在在哪里体验到了这种平和，是在你的身体里吗？[肯定、确认，继续聚焦状态四的身体与心理现象。]

来访者:（放慢语速，平静）在我的核心……[状态四的特征。]

治疗师:（放慢语速，温柔、平静）在你的核心……[来访者从来没有读过关于 AEDP 的书，但是用同样的词形容同样的现象。]

来访者:（放慢语速，平静）包括我的腹部和胸部……[继续形容状态四的特征。]

治疗师:（放慢语速，温柔、平静）包括你的腹部和胸部。你的腹部是三岁的那部分，胸部当然是所有你的成年自我和保护圈的所在。我也注意到，你也有一个整体的自我，是不是？请留意觉察，因为当你谈到厌恶时，你也谈到了一种非常整体性的感觉。你觉得"整体的自我"是一种很好的描述吗？或者，你会如何描述那个自我？[肯定、确认，继续聚焦状态四的身体与心理现象。]

来访者:（放慢语速，平静）当你第一次问我是否愿意检查自己的各个部分时，我就觉得我不能这么做，因为这一切都是相互关联的……[整合的现象: 状态四的特征。]

治疗师:（放慢语速，温柔、平静，有点惊叹）当然，当然……[肯定、确认，特别重视正向发展。]

来访者:（放慢语速，平静）不过，在我能做到这一点之前，我必须清楚地分别观察它……[非常有智慧。]

治疗师:（放慢语速，温柔、平静，有点惊叹）现在一切都是相互关联的……[肯定、确认来访者状态四中的整合现象，尊重来访者的疲惫，准备完成这一节的治疗。]

评注

这一节治疗的临床体验，是截至目前我在心理治疗师的生涯中最难忘的经历。戴安妮以超乎常人的勇气，直面最深层的极度悲伤，并承受内心的极度痛苦，把自己被一个男人（父亲）污辱的创伤画面，再一次赤裸裸地呈现在另一个男人（身为治疗师的我）面前。戴安妮对我的信任，以及她的坚持与敢于冒险，都令我衷心敬仰。我对戴安妮的这份情怀，也充分表现了我的诚敬心。我也在这一节治疗的元处理阶段，向戴安妮公开表达了我对她的敬意，她对我凝望时的微笑亦表明她的接纳。

在上述临床案例中，我曾强调所谓的"可能的真相"，是指戴安妮在场景重塑的过程中想象呕吐出来的犹如父亲的精液。我之所以强调"犹如"，而并非"是"，是因为无论是戴安妮自己，还是与父亲离婚了的母亲，都无法证实父亲在戴安妮童年时是否真的性虐待过她。唯一可考据的是，戴安妮的外婆曾经告诉她的母亲，她曾目睹其父亲在戴安妮还是个婴儿的时候，对她做了一些"不恰当的性行为"。由于外婆已去世，无法核实实际的情节是否与戴安妮的想象相符。就此，当我与戴安妮详细讨论这一点的时候，她表示理解与接纳。

重点是，戴安妮与我共同确认与肯定，再加上外婆的忆述，是父亲确实曾对她做过一些"不恰当的性行为"。究竟是一次还是多次、细节如何，在心理创伤的层面，与在作为受害者的戴安妮主体的身心体验中，毫无分别。

戴安妮的后续故事是，我们又经过了几次的治疗，完成了整个疗愈的过程：再没有任何闪回，身体没有不适。戴安妮进修并完成了脑神经科学硕士课程，主修心理创伤与疗愈，以自己的创伤经历与疗愈过程写就了毕业论文。在本章成文之时，她与丈夫安德烈育有三个孩子。

直至今日，戴安妮依然是我心目中的女英雄。

小　结

本章再次借助戴安妮的案例来说明场景重塑落实的具体操作与细节。我们发现，在来访者创伤的处理过程中，深层的核心情感往往是很复杂的。比如，戴安妮的体验流露出来的核心情感除愤怒与悲伤之外，还有厌恶（包括恶心的感觉）。

对于厌恶的处理，在心理治疗的文献中较为少见，主要是因为恶心常被认为是一种纯粹的生理现象。恶心的作用是，当人们嗅到腐坏了的食物的气味时，为保护身体因进食腐坏了变得有毒的食物而做出防御。倘若依然被误食，胃部就会做出反应，会竭力呕吐出这些含毒的东西，这样身体才能重新感到安全和舒适。从心理现象的角度理解，恶心是当我们遇见使我们身心绝对排斥的体验而激发的反应。从这角度来看，我们身心绝对排斥的是邪恶，正因如此，恶心感是引导我们脱离邪恶的必要信号。

第 8 章

一个重视，三个元处理

> 存养扩充法，是受孟子对四端的修养方式的启发与影响，而应用在状态三与状态四上，引导来访者去存留、育养、扩大，以及被疗程当下的正能量或正气充满。

AEDP 的疗程口诀中的最后两句话"一个重视，三个元处理"，源于 AEDP 的保真度量表的第 19 项至第 22 项。

- 重视正向情感或转化并与其工作。
- 元处理，引导来访者在体验一个情感体验之后再进一步处理这个体验。
- 元处理来访者对治疗关系的体验。
- 元处理来访者各种大小的改变，尤其是具有治疗作用的转化体验。

一般来说，第 20 项与第 21 项适用于来访者进入状态三与状态四时；第 19 项与第 22 项则适用于状态二、状态三与状态四时。接下来，我将逐一介绍这四项干预。

一个重视

"一个重视"，是指 AEDP 特别"重视正向情感或转化并与其工作"的一种心态，以及实际的临床操作原则。必须强调的是，在 AEDP 的保真度量表的研究论文出版后，我们对第 19 项的干预有了更丰富的理解。起初，我们重视与关注的是来访者呈现在疗程中的各种正向情感（比如，喜乐、平安等），这是与负向情感（比如，悲伤、愤怒等）相对的。如今，我们认为不仅需要重视和关注正向情感，还要重视与关注正向的发展，这包括呈现在疗程中的各种负向情感的正向转化，比如，羞耻感的化解、孤独感的化解、怨恨的消失等。

接下来，我会用前文一直采用的方式，对每项干预列举一些有关"一个重视"的例子。这些例子都出自本书的临床案例，每一句话都是治疗师对应来访者当下的需要做出的语言回应；非言语部分，如语气、语速、身体语言等，用"（ ）"表示。这些语言与上文下理的出处用"[ ]"表示。比如，出自临床案例1.1，就会简洁地以"[1.1]"标记。以下每一句话的例子都会显示非言语部分与言语部分，前者是治疗师发自内心的情感，配合后者的表达，再加上对应来访者那一刻的需要与干预后的回应，才呈现出了这项干预的效力。值得强调的是，每一项干预都具有普适性的原则，只不过以下例子都是带有我个人风格的独特表达。AEDP的治疗师可先掌握这些原则的精神，再用自己的个人风格"声音"表达。

- （放慢语速，温柔）现在，你和这个平静感待在一起。[2.3]
- （放慢语速，温柔）很顺畅，好的。允许你自己感觉顺畅。[2.3]
- （放慢语速，温柔）继续和这种新的感觉，和这个"格外清新"待在一起，在画面中想象你的妻子、你自己、你的孩子，帮助我去和你一起想象。[2.4]
- （非常温柔、坚定，加重语气）继续，继续……[3.10][1]
- （非常温柔、坚定，加重语气）是的，爸，我很爱你……停留在那里……[3.10][2]
- （非常温柔、坚定，加重语气）当然，他是的……继续停留在那里……停留在那里……[3.11][3]
- （放慢语速，温柔）好的，他拉着你的左手，给你支持。请你去感受，你此时有什么样的感觉？特别是你的身体有什么感觉？ [5.5][4]
- （放慢语速，温柔）把这种温暖的感觉传给你的肩头。[5.6][5]
- （放慢语速，温柔）很好，平静很多……还有呢？ [5.6]
- （放慢语速，温柔）比较大的图画？哦，还有吗？ [5.6]

---

[1] 这是回应来访者在场景重塑中，原本是对父亲激愤的充分表达，后转化为一种深切的渴望被爱。因此，治疗者鼓励来访者的"继续"，就是这种在疗程中正向的发展。

[2] 如上，这是回应来访者在场景重塑中，来访者进一步由渴望被父亲爱转化至表达对父亲的爱。在这个过程中，也呈现了正向情感与正向的发展，因此治疗师鼓励来访者"停留"在那里。

[3] 如上，这是回应来访者在场景重塑中，来访者由感觉被父亲遗弃转化至感觉到父亲的歉疚与关爱，这正向的发展再次得到了治疗师的重视，引导来访者"继续停留在那里"。

[4] 这是回应来访者在场景重塑中，原本来访者感觉被现实的爱人拒绝，因此产生了不安全的依恋关系的感觉。然而，来访者在想象中被堂哥支持，过程中转化亦重新产生安全依恋关系的感觉，呈现出了正向情感与正向的发展，因此治疗师鼓励来访者在那里"感受"。

[5] 这是回应来访者在场景重塑中，原本来访者感觉被现实的爱人拒绝，因此产生了不安全的依恋关系的感觉。然而，来访者在想象中被堂哥支持，过程中转化也会重新产生安全依恋关系的感觉，呈现出了正向情感与正向的发展，因此治疗师鼓励来访者在那里"感受"，并引导来访者品味正能量，以落实一个重视的操作。

- （放慢语速，温柔）不会让过去的事情束缚你、捆绑你。那么，你又是如何看待未来的呢？[5.6]
- （温柔，连连点头，欣喜微笑）是的。多谢那反抗的部分！无论是大力抖掉、擤鼻子、释放反抗的能量，还是直接告诉他们或其他什么。[9.4]①
- （放慢语速，温柔，点头）是的。尽管坏事确实会发生，但她并不孤单。[9.4]②
- （放慢语速，温柔，点头，同样轻笑）嗯，没错，并不会一直发生坏事。[9.4]③
- 治疗师：（温柔，连连点头）是的，你说的"我能够做到"很好做到。你与那个说"我能够"的"我"同在。[9.4]
- 治疗师：（温柔，微笑，赞叹）哇哦，是的，保留这种洋溢的感觉和能量。我们用30秒的时间感受它……品味它……然后注意发生了什么。由我来为你计时，你不用担心。我们还有很多时间。[9.5]
- （温柔，连连点头，欣喜微笑）保持良好的感觉。对，让自己保持良好的感觉。[9.5]
- （温柔，微笑，连连点头）终于，是的！这些都是对你有益的眼泪，没错！[9.5]
- （温柔，微笑）是的，你可以的！保持那种好的感觉。[9.5]

以上说法都有一个共通的特征：当治疗师注意到来访者由负向情感转化至正向情感时，或是由负面视角发展为正面视角时，抑或是持续保持正常向的情感或发展时，治疗师所采取的干预。

三个元处理

再处理刚刚有的经历

这项元处理尤为适用于状态二之后的一切现象，旨在巩固与强化状态三与状态四必然出现的正向情感、转化与心态。治疗师可以这样问来访者：

- 从今天治疗的开始到现在的转化或改变，你有什么觉察／感受／看法？
- 既然你说对今天的治疗感觉很好，那么你可否多说一些？

处理来访者对治疗关系的体验

AEDP 的核心理念，是帮助来访者从原本单独面对生命中的困厄，通过治疗师的陪伴与在场帮助来访者化解孤独，将苦难转化提升至生命的幸福丰盛感。在这个过程中，倘若

① 这是回应来访者由走投无路的无助感转化至有力量反抗的正向发展。
② 这是回应来访者的发现，原本因为坏事确实在现实发生，但正向的发展是不会孤单地面对。
③ 这是回应来访者的新的正向视角，坏事不会一直发生。

来访者能够在治疗关系中体会到被陪伴、被聆听、被看到、被感觉到，那么这个体验的本身就带有很强的治愈力。

如上文指出，处理来访者对治疗关系的体验，同样适用于状态二之后，尤其是在状态三与状态四出现时。这就是对治疗关系的元处理，治疗师可以这样问：

- 在刚才的治疗过程中，关于我的存在，你有什么感受／感想？
- 感谢你允许我陪伴你、聆听你、看到你。对于这些体验，你有什么感受／感想？

值得强调的是，元处理治疗关系的目的是，让来访者自由表达对这关系以及对治疗师的真诚感受。这些感受既可能是正面的，又可能是负面的，但无论是正面的还是负面的，治疗师都要投入时间和空间去聆听。要知道，也许来访者的回应是对治疗关系感到不满或产生了负面的感受，这些都是其真情表达，治疗师都要虚心聆听与接受。治疗师接纳来访者的真诚反馈，其实就已经有别于来访者的这些真诚反馈被先前的依恋对象忽视，治疗师可借此主动修复与来访者的关系，产生另一轮的矫正性情感体验。

处理一切大小治愈转化性的体验

这项元处理适用于 AEDP 的任何状态，即状态一至状态四中的任何正向转化都可以借此处理，治疗师可以这样问：

- 我留意到你刚刚说了一番以前从未说过的心里话，你对这个转变有什么感受／感想？
- 我留意到你刚刚做了一样以前从未做过的由心而发的行动，你对这个转变有什么感受／感想？

表 8–1 列出了针对来访者在状态三可能出现的转化性情感，我建议治疗师可以进一步说（元处理）的话。

表 8–1　　　　　　　　　治疗师可以进一步说（元处理）的话

转化性情感	被激发的根源	治疗师可以说（元处理）的话
掌握性情感	掌握性	我为你有的欣喜、自豪、自信心而感恩。留意你身体中央的位置，比如，喉咙、胸部、胃部、小腹等，都可能体会到有能量的感觉。我邀请你去感受它、品味它
痛苦性情感	悲悼自我	在这个悲伤的感觉上待一会儿。你因体会到从童年到现在自己失去了那么多而感到很难过、很委屈。让我们给这个悲伤多一些时间和空间，我希望聆听到这悲伤的心声
战栗性情感	穿越治愈变化的危机	对这个从来没有过的体验（即新的体验）有一种有点怪异、有点焦虑的感觉，这是良性的，是好的，让我们一起去感受它！看看还有没有其他的感觉、感受或领悟

续前表

转化性情感	被激发的根源	治疗师可以说（元处理）的话
治愈性情感	对自我及其转化的肯定性确认	你对我有感恩的感觉，让我感到很荣幸。能够见证你的转化是我的福气，也让我十分感动。你的努力是值得敬佩的
活力性情感	对正在呈现的转变感到惊喜	我感受到你的生命力、热情与活力感。留意位于你身体中央的部位，比如，喉咙、胸部、胃部、小腹等，都可能体会到有能量的感觉。我邀请你去感受它、品味它
领悟性情感	接纳新的感悟	这个"是的"和"哇"感觉都是好的，还有更多吗？留意位于你身体中央的部位，比如，喉咙、胸部、胃部、小腹等，都可能体会到有能量的感觉。我邀请你去感受它、品味它

再思正向情感与扩展 – 建构理论

在状态二之后做元处理的结果，是诱发转化性情感与核心状态的呈现，其中包含着一连串丰富的正向情感。当这些正向情感再被聚焦与被抱持时，会激发新一轮的转化，释放蕴藏在正向情感中的治愈力。

扩展 – 建构理论（broaden-and-build theory）指出，正向情感能够拓宽我们的视野，使我们看到之前觉察不到的新出路与解决问题的创意方法。此外，当我们直面当前的苦厄与困难时，正向情感的出现与聚焦能提高我们的复原力。正向情感对生理的效益包括：提高抗疫力，改善睡眠质量，增强冠心病术后的复原力，甚至能延年益寿（Yeung，2021；Fredrickson，2001, 2004, 2009; Tugade et al.，2004; Tugade，Frederickson，2004）！

再思元处理的技巧

请注意，在元处理的过程中，我们首先仍是要聚焦状态三与状态四中出现的情感现象，再通过理性来反思。反思的结果，又会再次激发新一轮的"对此（新的视角），有什么感受"，之后再反思。简言之，是先情后理的无限循环。

此外，我们对状态三与状态四呈现的正向情感，可以用存养扩充法深化。所谓"存养扩充法"，是受孟子对四端的修养方式的启发与影响，而应用在状态三与状态四上，引导来访者去存留、育养、扩大，以及被疗程当下的正能量或正气充满。存养扩充法分为四个步骤。

- 第一步："存"。"你在身体的哪个部位感觉到了这个正向情感或能量？留意你的喉咙、胸部、胃部、腹部等部位。让那个感觉存留着，并待在那个能量感里。"（把正向体验留存在意识里，比如，直接鼓励来访者在这个感觉上待30秒，将会强化大脑网络神经元与神经元的连接。)

- 第二步："养"。"让我们欢迎这个体验！品味这个体验！抱持它！拥抱它！我想邀请你在这个体验上静静地享受30秒，我来帮你计时。"
- 第三步"扩"。"让这个正能量扩散你的全身！请沉浸在这个感受中，被这份正能量渗透！再次邀请你在这个体验上静静地享受30秒，我来帮你计时。"
- 第四步"充"。"让这个正能量充满你的全身！从头顶至脚尖，从左手至右手，甚至是让这感受超越身体的边界！再次邀请你在这个体验上静静地享受30秒，我来帮你计时。"

为了更好地理解用存养扩充法深化，请看临床案例8.1。此案例发生在治疗师成功地引导来访者从状态一经过了状态二之后。

临床案例 8.1　　　　　　　　"与宇宙合而为一"

治疗师:（放慢语速，平静，温柔）回顾你刚才所做的，就是你在过去这半个小时的时间里所做的非常有力的工作。当你看到这个转变时，你有什么感觉？[元处理刚刚体验的正向转化。]

来访者:（放慢语速，平静，肯定）我体会到自己有更大的能力，还有一种踏实的感觉，我可以回来做我刚刚做过的事情。[呈现掌握性情感中的自信与能力感。]

治疗师:（放慢语速，平静，温柔）当你感受到这种能力时，你还有其他感受吗？[来访者已经处于状态三。一方面，治疗师要重视来访者的正向改变；另一方面，治疗师还要以开放式提问邀请来访者留意可能会继续出现的转化性情感。]

来访者:（放慢语速，平静，伤感）有点悲哀。[悲悼自我的难过感觉。]

治疗师:（放慢语速，平静，温柔）请多说一点。[继续推进正向改变。]

来访者:（放慢语速，平静，想哭）为我以前的经历而悲哀。[悲悼自我的伤痛。]

治疗师:（放慢语速，平静，温柔）替自己悲哀。[确认悲悼自我的伤痛，继续推进正向改变。]

来访者:（放慢语速，点头，哭泣）我为自己所经过的一切而哀伤……[深化悲悼自我的伤痛。]

治疗师:（放慢语速，沉重，温柔）因你经历的一切，我也替你……为你……与你一起哀伤……[公开表达共情，共同承受来访者的伤痛。]

来访者:（放慢语速，点头，哭泣）……[继续深化悲悼自我的伤痛。]

治疗师:(放慢语速，沉重，温柔)在你的想象中，你哀伤的部分想说些什么、做些什么?[场景重塑。]

来访者:(放慢语速，点头，哭泣)她疲惫了，因此支持她的所有人都拥抱着她，让她安睡。[自我修补曾经孤单面对的痛苦。]

治疗师:(放慢语速，微笑，肯定)好的……好的! 请留意你当下的身体感觉如何。[确认，继续推进正向改变，聚焦身体反应。]

来访者:(放慢语速，点头，恢复平静)安静了许多，也感受到了安慰。[开始进入状态四。]

治疗师:(放慢语速，平静，温柔)请待在那个安静了许多与被安慰的体验中。[继续推进正向改变，聚焦状态四的正向情感。]

来访者:(放慢语速，点头，平静)还出现了希望感与平安感。[状态四的正向情感。]

治疗师:(放慢语速，平静，温柔)待在那个希望感与平安感中。[继续推进正向改变，聚焦状态四的正向情感。]

来访者:(放慢语速，点头，平静)……[安静约 30 秒。]

治疗师:(放慢语速，平静，温柔)回顾今天我们所做的一切，尤其是整个转化的过程，有什么感受浮现了上来? [再次元处理刚刚的正向转变。]

来访者:(放慢语速，微笑)唯一浮现出来的一个字就是"好"呀! [经常呈现的答案。]

治疗师:(微笑)关于这个"好"，请多说一点! [继续推进正向改变，聚焦正向情感。]

来访者:(放慢语速，微笑)有自信的感觉! 有赋能的感觉! 那个好的感觉便是这样。[状态三的情感循环出现。]

治疗师:(放慢语速，温柔，肯定)让自己待在这自信的感觉、赋能的感觉中约 30 秒，由我来为你计时，你不用担心。[用存养扩充法。]

(来访者静心约 30 秒。)

治疗师:(放慢语速，温柔，肯定)当下你留意到了什么?

来访者:(放慢语速，平静)在我的腹部有踏实感、温暖感、能力感、能量感。[状态三与四的正向情感。]

治疗师:(放慢语速，温柔，肯定)让自己待在这个能量感中，让它渗透你，弥漫你的整个身体，然后蔓延到你的头顶、脚底、双手。我们再待 30 秒。[继续使用存养扩充法。]

(来访者静心约 30 秒。)

治疗师:（放慢语速，温柔，肯定）当下你留意到了什么?

来访者:（放慢语速，平静，欢笑）我想奔走！想飞翔！我体会到了一种开阔感，还有与宇宙合而为一感！ [状态三的活力感。超个人的天人合一感。]

治疗师:（肯定，惊叹）噢！待在这与宇宙合而为一感中30秒。[继续使用存养扩充法。]

在来访者重新体验天人合一感的同时，她也清楚地知道，尽管依然要直面现实生活中的重重困难，但与之前不同的是，她更有信心了，而且不再是孤身上路，而是有很多支持的人与她共同面对。

小　结

"一力，两学，三个抓住，两个追踪无间，十六个纵横转进，一个重视，三个元处理。"这个 AEDP 疗程口诀的临床操作到这里就圆满结束了。值得再次强调的是，存养扩充法应用在状态三与状态四的正向情感上是可以不断重复的，可以形成无休止的良性循环！

第9章

"一个重视，三个元处理"的临床应用

有关状态三的处理，主要并重复出现的干预是重视正向改变与元处理。与此同时，因应元处理而呈现的正向情感（包括快乐、活力、希望、感动、正能量等），来访者重复被引导去品味30秒。从大脑神经科学角度来说，品味的目的是增强正向情感的神经网络的连接，类似把这些正向情感的神经网络粘得更牢。

本章将通过展示"对！我能"的案例①，详细分析治疗过程，并重点聚焦"一个重视，三个元处理"的临床应用。请注意，尽管案例被分成了若干段，但均为连续性地出自同一节治疗。

临床案例 9.1　　"我好像已经不适应不用照顾任何人的生活了"

来访者背景

洛敏（化名），一位45岁的亚裔单亲妈妈。12年前，丈夫因有外遇而与洛敏离婚，当时儿子年仅两岁。离婚后，儿子由洛敏抚养照顾，生活费用全靠她自己赚，所得收入仅够养家糊口。十几年来，洛敏因忙于养家，几乎没有机会松口气，这让她感到身心俱疲。为此，洛敏前来寻求心理治疗的帮助。

在本节治疗开始时，治疗师先用了约一分钟的时间与来访者为未来的见面做安排。随后，治疗师邀请来访者进入当下治疗的主题。

---

① 临床案例逐字稿初稿由俞姣佳译。由于本节治疗发生在新冠疫情期间，因此来访者与治疗师采用的是网络咨询的方式进行的。

来访者：（友善，微笑）在我们上次讨论之后，我感到非常清晰和积极，并有动力继续前进，我还请了一段时间的假。[忆述上一次治疗的正面效果。]

治疗师：（友善，热衷）很好啊！[重视正向改变。]

来访者：（友善，微笑）当我这么做的时候，我感到很放松。我和儿子订了一家酒店——那酒店离我们住的地方并不是很远，我们这么做，只是为了离开这里。由于他上网课，我网上办公，不会耽误什么事，因此我们打算换个地方过几天。毕竟，我们所说的"出去"也不会只是去散步的。[细节反映来访者的知行合一与积极行动。]

治疗师：（友善，好奇）很好呀！你们去哪儿了？[在场的心态。]

来访者：（友善，苦笑）我们最终哪儿都没有去成——因为疫情而取消了。[现实不遂人愿。]

治疗师：（友善，好奇）是因为居家令吗？[预感来访者身心俱疲现象的重现。]

来访者：（友善）不，是酒店那边取消了我们的预订。[纠正治疗师的误解。]

治疗师：（温柔）噢！[共情式抱持。]

来访者：（友善，平静）我原本很失望，但我们又开始着手计划接下来该做点什么了。[新计划反映来访者的转化力、自强不息与复原力。]

治疗师：（加重语气）这很好。[肯定，确认。]

来访者：（友善，平静）后来，我为自己计划了一星期的假期——不带儿子的假期。[新尝试，呈现转化力。]

治疗师：（加重语气）这听起来更好了。[肯定，确认，重视正向改变。]

来访者：（友善，一丝胜利的微笑）这是我从未做过的。[新尝试，呈现转化力。]

治疗师：（更加加重语气）哦，我完全支持你这么做。[肯定，确认，扩大来访者的新尝试与转化力。]

来访者：（友善，平静）不过，我产生了一种很复杂的感觉，因为我预订了接下来一段时间内唯一可能有机会享受假期的一周——我儿子在那个假期放春假，那时他的父亲在家，可以照顾他，否则我们将不得不找人看孩子。[述说作为单身母亲的难处。]

治疗师：（温柔）嗯。[保持在场的心态。]

来访者：（平静，语速不快不慢）可是，直到今天，我还不知道关于儿子是否放春假的确切消息，对此我感到有点紧张。因为要是他不放春假，我就不能享受假期，只能待在家里陪儿子了。[继续述说作为单身母亲的难处。]

治疗师：（温柔）噢……[怜悯心呈现。]

来访者：（平静，语速不快不慢）因为他父亲和继母都有工作要做。[治疗师感到好奇，为什么责任总是由来访者来承担？]

治疗师：（温柔）嗯。[心里替来访者抱不平，但对这情感存而不论，继续聆听。]

来访者：（平静，语速不快不慢）尽管我仍然可以休息一星期，但我好像已经不会自己一个人了，我是说，我好像已经不适应一整个星期都不用照顾任何人的生活了——这可能是我 15 年来都没有过的。[好像已经习惯了任劳任怨的感觉。]

治疗师：（温柔）哦，你说多少年？[尝试澄清，不敢相信自己的耳朵。]

来访者：（友善，平静）该有 15 年了。[治疗师没有听错。]

治疗师：（更温柔）15 年，嗯。[怜悯心呈现，心里替来访者难过。]

来访者：（平静，语速不快不慢）是啊。我和我的儿子一起度假，但其实我没有试过我不需要照顾任何人，也没试过我不需要为任何人做任何事。[来访者的前夫在重男轻女的文化中长大。治疗师对这个可能性暂且存而不论，等待适当时机介入干预。]

治疗师：（加重语气）嗯。[肯定，确认，重视正向改变。]

来访者：（平静，一丝胜利的微笑）所以我为这一星期的假期约了按摩、理发和面部护理这些能细心照顾自己的项目。[以行动确认自己的需要与价值。新尝试，呈现转化力。]

治疗师：（更加加重语气）对啊！[时机来了！肯定，确认，扩大来访者的新尝试与转化力。]

来访者：但我还没有机会做到，所以我觉得……是啊……有一点点……我们今天会发现这是否仍然会有机会做到。[治疗师相信来访者并非信口开河，而是讲得出、做得到的人。]

治疗师：（越发加重语气）好啊。[继续肯定，确认，扩大来访者的新尝试与转化力。]

来访者：嗯。我想……也许今天的探索是……我还有动力……还有机会。[开始呈现治疗主题。]

治疗师：（温柔）嗯。[保持在场的心态。]

来访者：（平静，有点无奈）我要休息一个星期，所以我事先预约了更多的客户。我是……你知道的，我必须挣更多的钱来弥补我休假的时间……因为我在假期时会花光所有的钱，但这会让我感觉很好。然后，当我意识到可能无法像预期的那样休假时，那种曾经的身心俱疲感好像又悄悄地爬了回来。[治疗师感受来访者作为单身母亲的难处。]

治疗师：（温柔）嗯。[保持在场的心态。]

来访者：（平静，无奈）我想我注意到的是这种身心俱疲的感觉……嗯……一种对我而言更常见的感觉，我想到……我和你说过我想写的那本书……已经是很久以前的事了……我已经很久没碰它了。[写书也可以理解为来访者的转化力表现。治疗师内心非常欣赏来访者的努力。]

治疗师:(更温柔)嗯,是的。[保持在场的心态。]

来访者:(平静,无奈)我很想知道它是否与那种毫无动力的感觉有关。这种感觉……更像是一种焦虑或恐惧,比如我有一个关于某个项目的电子邮箱,但我可能已有一年没有打开或查看它了。并不是我对某些电子邮件心怀期待,只是……我创造了它。它在网站上运作,因此一旦有人用它联系我,我需要做的事情好像就已经开始了……[与来访者身心俱疲的感觉有关的难处与后果。因焦虑而产生的回避作为防御。]

治疗师:(温柔)嗯……嗯。[呈现怜悯心。]

来访者:(平静,无奈)我已经一年没看那个电子邮箱了,因为我害怕这样做,我甚至已经到了不知道"要是我打开它,我该怎么办"的地步,我觉得我有麻烦了……那感觉就像一年前有人给我发了电子邮件,我没有回复。你知道的……有人说了些什么,我会感觉不好,或者我只是……我只是在回避整件事。[因焦虑而产生的回避作为防御。]

治疗师:(温柔)这与你提到的你想写的那本书有关。[澄清与保持在场的心态。]

来访者:对。

治疗师:(温柔)嗯。

来访者:(平静,无奈)我还没碰那本书……我没有……就好像我有一张待办清单……关于我的下一步……我被困在……我被冻僵了……而且不是完全没有动力……更像是害怕。[来访者被堆积如山的责任淹没了。心态与行动的冻僵是一种解离式的防御。]

治疗师:(温柔)当然。[接纳来访者的防御。]

来访者:(苦笑)我不……我不喜欢这样。[这种防御方式是被来访者的自我排斥的]。

治疗师:(温柔)当然。[接纳来访者排斥这防御,并推波助澜地借来访者对防御的排斥让其将防御放下。]

来访者:(平静,无奈,苦笑)我想做更多的……但我想这对我来说是……对工作没有动力,这有点像是感到无助……还有一种害怕回到写书中的感觉也是无助的,这种感觉对我来说就是存在着的……我不知道这两者是否有联系。

治疗师:嗯。

来访者:(平静,无奈,苦笑)这两者……是不是就意味着我不能做更多的事情,或是我害怕做更多……或是我也不太确定。当然,这都是我的猜测……我不知道。

治疗师:(认真,温柔)嗯,好的,谢谢你与我分享这些,也谢谢你让我陪着你承担。[营造安全依恋关系,明示关怀。]

来访者:（微笑，点头）是的……[接纳治疗师的陪伴，化解孤独。]

评注

以上临床互动表明来访者处于状态一的心境中。治疗师主导着治疗的过程，用了六分钟左右的时间，以开放、好奇、接纳及怜悯的在场心态聆听来访者的苦与乐、新尝试与矛盾。来访者治疗主题的内容，围绕着作为单身母亲的困难。来访者给治疗师的印象是习惯了任劳任怨，缺乏自信，这可能与她和前夫在成长过程中所处的重男轻女的文化背景有关，还可能与其原生家庭有关。

洛敏与生父的关系疏离，她认为生父性格苛刻，对洛敏冷漠，父女俩几乎没有情感交流。这样的成长经历使得洛敏习惯于压抑自己的需求，无法表露出任何脆弱，因为其原生家庭不会理会洛敏的需求或哭诉，甚至会批评她太敏感了。除原生家庭外，洛敏在婚姻关系中被前夫因婚外情而背弃离异，剩下她照顾儿子，这又促成了她没剩下些什么照顾自己的时间。洛敏的父亲与前夫都是亚裔，他们都是她生命中最重要的男性，但都漠视她的自我需要。相应地，身为治疗师，我也意识到我的亚裔男性的身份可能会对她有一些影响，所以必须以诚敬之情回馈，希望能让她产生矫正性情感体验。

值得再次强调的是，洛敏在上述临床案例中处于状态一中，能看到她有转化力现象，但也有无奈感和无助感与防御现象。在聆听洛敏的叙述时，我主要用了 AEDP 的横向功夫（比如，肯定、确认）作为一个抱持着她的容器，相应地降低甚至是引导她放下防御，准备催化她转入状态二中。

在以下临床案例中，我将会用很多调校语气和语速作为干预。再次强调，所谓"断续式放慢"，是指话语之间有片刻停顿（用"……"表示）。请留意来访者由状态一与状态二之间的临界点，然后正式转进状态二。

临床案例 9.2　　　　　　　"感觉我想躲起来"

治疗师:（断续式放慢）你知道的……嗯……那种"我不能"的感觉……嗯……或者说是无助的感觉……你当下有这种感觉吗？[刻意放慢，引导来访者留意当下的感觉。]

来访者:（脸呈专注静观状，右手指向心口）嗯……这种感觉不是很强烈，但如果我现在对自己说……"好的，洛敏，去查一下那个电子邮件账户"，我就会立刻感觉到……[表现出非常敏锐的觉察，尤其是内观身体感觉的能力。]

治疗师:（有信心的语气）很好啊！我们可以这样试一试吗？[刻意强调"我们"，以示将与来访者共同努力。]

来访者:(有信心的语气)好的![来访者与治疗师信心的呼应,反映了双方将共同建构一个安全依恋的平台与容器。]

治疗师:(微笑,有信心的语气)让它引导我们。请注意,我就在这里,和你在一起。[继续强化安全依恋的平台与容器。]

来访者:(微笑,有信心的语气,点头)对!好的![认可与接纳治疗师的陪伴与在场。]

治疗师:(断续式放慢)嗯……很好,只要走进内心,就能发现我就在你身边……请认真地听我的声音,全神贯注地听。[引导来访者以正念向内心世界观察。]

来访者:(流泪,说话发抖)类似于……好像我做错了什么或者……[进入状态二,让悲伤真情流露。]

治疗师:(断续式放慢,更温柔)嗯……嗯……这种感觉正在浮上来。[用语速和语调表达共情式抱持。]

来访者:(闭上眼睛,流泪,说话发抖)是啊……是的……[继续让悲伤真情流露。]

治疗师:(断续式放慢,更温柔)嗯……让我们待在这里吧。没关系,一切都很好。[继续用语速和语调表达共情式抱持。]

来访者:(闭着眼睛,流泪,说话发抖)我必须说出来!那种感觉就像是自己做错了什么。[继续让悲伤真情流露。]

治疗师:(断续式放慢,更温柔)嗯……[继续用语速和语调表达共情式抱持。]

来访者:(闭着眼睛,流泪,说话发抖)就像有羞耻……感觉我想躲起来……[继续让悲伤真情流露。]

治疗师:(断续式放慢,更温柔)嗯……[继续用语速和语调表达共情式抱持。]

来访者:(闭着眼睛,流泪,说话发抖)那就像……我不想看电子邮件,不要打开它……以为只要跑开了就可以了……我躲起来,因为……[继续让悲伤真情流露。]

治疗师:(断续式放慢,更温柔)嗯……这似乎是一种熟悉的感觉,甚至可能在你所说的那本书或电子邮件之前就曾感受过。[引导来访者退行,深化情感体验。]

评注

在上述临床互动中,治疗师与来访者有效建造了安全依恋的平台,有助于来访者体验并流露悲伤情感,即状态二的真情流露。基于来访者形容的激动场景围绕着最近有关"不想看电子邮件"的事,治疗师推测这个事件只是冰山一角,因此尝试引导来访者回忆更早期发生的事件。

接下来，来访者开始回忆，从做研究追溯至大学、中学，最终回归至最早期的幼儿园经历。

临床案例 9.3　　　　　　　　　"它一定与往事有关"

来访者:（闭着眼睛，抹去眼泪，渐返平静）哦，是的……它一定与往事有关。我想追溯到我什么时候……[来访者在退行中。]

治疗师:（断续式放慢，更温柔）没关系，别急，我们有时间。

来访者:（闭着眼睛，抹去眼泪，渐返平静）嗯……

治疗师:（非常缓慢，更温柔）嗯……嗯……[继续用语速语调表达共情式抱持。]

来访者:（闭着眼睛，又开始流泪）我想起之前还有一个项目，我协助一位教授时，我也有同样的害怕……就像打开电子邮件……我不得不做这项工作。[第二个激动场景，继续让悲伤真情流露。]

治疗师:（温柔）啊……这是你在研究所时的事情吗？[澄清故事细节。]

来访者:（闭着眼睛，流泪）不，这是……好像是在五年前吧，我协助一位教授，我只是自愿做一些研究。[纠正治疗师的误解。]

治疗师:（温柔）哦，你在努力工作，勤奋工作！[肯定、确认来访者自强不息的强项与优点。]

来访者:（闭目静观）在做这项工作时……就像……嗯……就像能去做一些什么尝试……嗯，我正在进一步追溯……现在回到大学……[继续形容第二个激动场景的细节。]

治疗师:（温柔）很好。[以声音示意继续陪伴与聆听。]

来访者:（闭目静观）我在学校里。我是青年戏剧团的负责人……嗯……我很兴奋能开始做点什么……但是我无法坚持下去，这种感觉让我无法完成这件事。[形容第三个更早期激动场景的细节。]

治疗师:（断续式放慢，温柔）无助感……好像做了错事……你无法完成它……羞耻感……[聚焦来访者的情感体验，通过共情猜测羞耻感为来访者的核心困扰。]

来访者:（闭目静观，点头）是啊！[共鸣治疗师的猜测。]

治疗师:（温柔）现在，你身体的哪个部位感觉到了？[引导来访者留意情感与身体的体验。]

来访者:（闭目静观，左手轻抚下巴）我觉得我的下巴很紧张，肩膀很紧，这就像是一个焦虑的……[留意呈现在不同身体部位的焦虑。]

治疗师:（断续式放慢，点头，非常平静，温柔）是啊。关注它……用温柔、善良去关注它……不需要刻意改变任何事情，只是单纯地关注而已……对……用开放……接受……好奇……爱……和善良去感受你在下巴、肩膀上体验到的感觉，让你的注意力四处漫游……嗯……就在这里，和你在一起。嗯……[引导二元正念，深入培养来访者以在场的心态观照当下呈现的体验。]

来访者：(闭目静观)……[配合治疗师的引导。]

治疗师：(断续式放慢，点头，平静，温柔)可否这样说……有一种……恐惧感？[共情式猜测。]

来访者：(闭目静观)我想理论上讲应该是有的……但是我当下感觉不到，我感到的更像是紧张。[纠正治疗师的猜测。]

治疗师：(连连点头，刻意沉默无语)……[默默地共鸣，让来访者继续静观。]

来访者：(闭目静观，稍微点头)但我认为有时……我觉得可能我想得太多了……但我认为有时这里面有恐惧，是的。[部分共鸣治疗师的猜测。]

治疗师：(平静)很好。[肯定、确认来访者的真诚表达。]

来访者：(闭目静观，右手轻抚下巴)我现在联结到的更多的是这种紧张感。[澄清当下观照的体验。]

治疗师：(咯咯笑)当然，你是对的，很好。说到这里，你想得太多不是你的错。可能是我的引导所致，呵呵。[治疗师承认可能是自己的引导(此处也可以说是"误导")所致。]

来访者：(咯咯笑)呵呵……我想寻找到这一切开始的记忆……[来访者与治疗师共同嬉戏式的交流，强化依恋关系。]

治疗师：(轻松，友善)不，不，没关系。[强调来访者无须太刻意，因为这样可能会让她感到焦虑。]

来访者：(微笑，开始恢复平静)……[自我情感调节力强。]

治疗师：(恢复断续式放慢，温柔，微笑)只是和这个感受同在……当然，值得注意的是，并不是只有我与你同在……你的一群女性朋友也和你在一起，围绕着你。[共同恢复放慢与平静。二元情感调节，转移来访者的注意，让来访者意识到还有他者在场陪伴她。]

来访者：(闭目静观)……[配合治疗师的引导。]

治疗师：(断续式放慢，温柔，微笑)嗯……你做得很好……放慢你的速度，让自己沉浸在你的情感中……[肯定、确认来访者的静观过程。]

来访者：(闭目静观，语速缓慢)我把它想象成……嗯……这几乎就像我看着焦虑和恐惧的感觉……感觉就像我在看我年轻部分的自己。

治疗师:（点头）嗯。[继续肯定、确认来访者的静观过程。]

来访者:（闭目静观,语速缓慢）只是……感觉就像一种当时年轻的陈旧感觉。[继续尝试留意并与情感体验联结。]

治疗师:（断续式放慢,温柔,微笑）是的……那种熟悉的年轻感觉。[继续肯定、确认来访者的静观过程。]

来访者:（闭目静观,语速缓慢）是的……感觉有些部分就像……就像她真的感到很兴奋做某事或以某种方式……[来访者静观年轻部分的自己,突显情感体验。]

治疗师:（放慢语速,温柔）嗯……[继续肯定、确认,推进来访者的静观过程。]

来访者:（闭目静观,声音轻微发抖）然后……就像……就像她被告知她不能,或者她就会失败……或者说就像这一切都崩溃了……[进深激动场景。]

治疗师:（点头,温柔）噢……好的……[留意到来访者挫败感重现。]

来访者:（闭目静观,再次流泪）类似的事情,我说不出某个特定的时刻,但……确实存在那种感觉。[更深的状态二,悲伤的真情流露。]

治疗师:（点头,温柔）是的。她被告知她要失败了,痛呀![镜映与共情来访者的真我表达。]

来访者:（闭目静观,再次流泪）是的……或者……不是直接地……不是口头上的……但出现了一些事情,就像……噢!我想这就像……“你应该害怕”。[当下顿悟的感觉。]

治疗师:（点头,温柔）嗯……[继续肯定、确认,推进来访者的静观过程。]

来访者:（闭目静观,再次流泪）这种感觉……来自我父母的一种焦虑感。[当下更清晰的顿悟感。]

治疗师:（使劲点头,加重语气）我理解。[感悟肯定确认来访者。]

来访者:（闭目静观,流泪,声音发抖）我很兴奋,然后……哦,不!将会有可怕的事情——马上就会出问题。[更深入的真情流露。]

治疗师:（点头,更温柔）嗯。[继续肯定、确认,推进来访者的静观过程。]

来访者:（闭目静观,流泪,声音发抖）会出错的!你会失败的!然后……然后就像她崩溃了一样。[更深入的真情流露。]

治疗师:（更温柔）是的……这个年轻的部分有多年轻?[继续肯定、确认,预备引导来访者进入场景重塑。]

来访者:（闭目静观,流泪）是我走路去幼儿园的样子。[静观激动场景的细节。]

治疗师:（更温柔）很好。[继续肯定、确认,推进来访者的静观过程。]

来访者:（闭目静观,流泪）我不知道为什么……我只是……走路去幼儿园。[继续静观激动场景的细节。]

治疗师:(温柔, 好奇) 很好, 嗯……你是三岁还是四岁? [更留意场景重塑的细节。]

来访者:(闭目静观, 流泪) 四岁。[继续静观激动场景的细节。]

治疗师:(温柔, 好奇) 很好, 你四岁的时候。[继续肯定、确认, 推进来访者的静观过程。]

来访者:(闭目静观)……[配合治疗师的引导。]

治疗师:(点头, 温柔, 微笑) 是的……我可以想象一个四岁的孩子在上幼儿园时很兴奋。嗯。

来访者:(闭目静观, 流泪) 四岁。[继续静观激动场景的细节。]

评注

在上述临床互动中, 体现了作为治疗师的我, 引导来访者在治疗的当下, 从感性体验的层次退行至其最早有这种无助经历的场景。这种退行就像是来访者搭乘意识的升降机, 在治疗师的引导和陪伴下一路下降(深深进入潜意识), 直至最底层。我们如何知道已经到达了最底层? 答案有二:(1) 来访者的内心仿佛有一位智者, 自然会带治疗师去正确的地方, 治疗师只需相信来访者有智慧做这个决定即可;(2) 根据治疗师的临床经验, 最底层往往是孩子离开家庭保护罩——上幼儿园的时间, 即四五岁左右。

接下来, 来访者持续地处于状态二中, 并与治疗师处理其幼儿园的场景, 请治疗师留意来访者的无助感。治疗师将尝试场景重塑, 当在这个过程中觉察到来访者被卡住时, 治疗师将积极干预; 当过程畅通无隔时, 治疗师则抱着无为的心态, 即不刻意强求, 而是顺应来访者的自然推进, 继续转化。

温馨提示: 为了反映真实情况, 以下临床案例篇幅较长, 请你在阅读时也抱着开放、接纳、忍耐、怜悯的心态。

临床案例 9.4　　　　　　　　"她很伤心, 走投无路"

治疗师:(温柔, 好奇) 你能想象她吗? [鼓励来访者继续静观激动场景的细节。]

来访者:(闭目静观, 流泪) 我记得……在幼儿园……他们用宝丽来相机给我拍了一张照片……[继续静观激动场景的细节。]

治疗师:(温柔, 好奇) 噢! [为来访者拥有关于照片的清晰回忆而高兴。]

来访者:（闭目静观，流泪，刹那的微笑）当时我站在树旁……我喜欢留整齐的刘海儿……我留着波波头……我当时穿着……嗯……一条裙子。那是一条连衣裙，白色的，有蓝色的短袖。[继续静观激动场景的细节。]

治疗师:（点头，温柔，微笑）真可爱。[治疗师猜测来访者的微笑带有自我欣赏的感觉。]

来访者:（闭目静观，流泪）裙子的底部还有很多非常小的淡黄油色点点。[继续静观激动场景的细节。]

治疗师:（温柔，好奇，微笑）哇，很好! [共情来访者的自我欣赏。]

来访者:（闭目静观，抹去眼泪，低声轻笑）我就记得那张照片了。[因看见四岁的自我而欣喜。]

治疗师:（点头，温柔，微笑）你还记得那张照片——那张漂亮的、用宝丽来相机拍的照片，哇! [肯定、确认与共情来访者的欣喜。]

来访者:（闭目静观）那时也许是刚入幼儿园。[继续推进过程。]

治疗师:（点头，温柔，微笑，好奇）啊……很好! 当时你的脸是什么样的…… 我是说，你的面部表情如何? [引导来访者继续静观激动场景的细节。]

来访者:（轻轻重复点头）她面带微笑。[若有所悟，好像重见昔日的童真与可爱。]

治疗师:（点头，温柔，微笑，加重语气）很好! [肯定、确认与共情来访者的自我观照。]

来访者:（闭目静观，流泪）然后，她感觉……嗯……好像一点也不顺利……她不知道如何交朋友。[悲伤的真情流露。]

治疗师:（断续式放慢，点头，温柔）理解的……嗯……[呈现怜悯，共情来访者的伤痛。]

来访者:（闭目静观，流泪）她……嗯……也可以说是我，我有这个记忆……我不喜欢我的老师。[另一个激动场景。]

治疗师:（点头，更温柔）好的。[继续推进情感处理的过程。]

来访者:（偶尔睁眼抹泪）有两段记忆让我印象深刻……嗯……我需要做测量水杯这件事。说来话长……但简单地说就是我不想去做这件事……我感觉被剥夺了能力，还有一种被困住的感觉……不公平……这不公平。[悲伤的真情流露,继续静观激动场景的细节。]

治疗师:（点头，更温柔）是的。[共情来访者的伤痛。]

来访者:（闭目静观，流泪，声音发抖）我有过几次这种感觉，就像……[继续静观激动场景的细节。]

治疗师:（温柔，加重语气）你可能感到孤独! 没有人可以求助。[共情猜测来访者的内心感受。]

来访者:(连连点头,加重语气)对! 对! [确认治疗师的猜测。]

治疗师:(温柔,加重语气)也没有人帮忙! [继续共情猜测来访者的内心感受。]

来访者:(连连点头,闭目静观,流泪,声音发抖)是的。这就像无助的、孤独的…… [继续肯定、确认治疗师的猜测。]

治疗师:(断续式放慢,温柔)嗯……嗯……她现在有什么样的表情? [引导来访者继续静观激动场景的细节,深化情感体验。]

来访者:(连连点头,闭目静观,流泪,声音发抖)她很伤心。[更深入的真情流露。]

治疗师:(点头,更温柔)是的……[共情来访者的伤痛。]

来访者:(闭目静观,流泪)她很伤心,走投无路。[更深入的真情流露,好像有点卡住了。]

治疗师:(断续式放慢,温柔)她需要从……今天的你,或者我,抑或是从你脑海中的女性朋友那里获得帮助吗? 我很乐意为她做任何她需要的事。[超镜映回应,尝试场景重塑。觉察到来访者在过程中卡住了,所以尝试投入真他做干预。]

来访者:(闭目静观,流泪)我看看选择哪个图像……我在想象她……她在外面,她感到……不公平、无助、孤独……我想象她正在地上写写画画……嗯……地上铺着一张很大的画纸。[继续静观激动场景的细节。]

治疗师:(放慢语速,温柔)嗯,很好! [继续推进情感处理的过程。]

来访者:(闭目静观,流泪)嗯……她需要有人领着她去跟老师谈谈。[治疗师觉察到来访者的过程不再卡着了。]

治疗师:(放慢语速,温柔)好的。[继续推进情感处理的过程。]

来访者:(闭目静观,流泪)只是……她不能站起来,因为她太害羞、太安静了。[过程在推进,场景正在被来访者主动重塑。]

治疗师:(断续式放慢,温柔,加重语气)好的……好的……就听她的……[肯定、确认来访者"小我"①部分的难处。]

来访者:(闭目静观,流泪)她需要有人……牵着她的手去找老师。[深入的真情流露,表达核心需要。]

治疗师:(放慢语速,温柔,加重语气)当然可以! [肯定、确认来访者"小我"部分的难处。]

---

① "大我"与"小我"或成年自我与童年自我的互动,在诸如 AEDP、内在家庭系统疗法(IFS)、快速眼动疗法(EMDR)、自我状态疗法(ego-state therapy)等中都有涉及。

来访者:（闭目静观，流泪）并支持她……告诉别人她需要更多的时间……[继续场景重塑，深入的真情流露，表达核心需要。]

治疗师:（放慢语速，温柔，加重语气）当然可以。现在谁在握她的手？[继续推进情感处理的过程。]

来访者:（闭目静观，流泪）我在握着她的手。[继续形容被重塑的场景细节。]

治疗师:（放慢语速，温柔，好奇）是谁现在要领着她去跟老师谈谈？[继续引导来访者形容被重塑的场景细节。]

来访者:（闭目静观，抹去眼泪，轻声微笑）我们所有人。[来访者的真他团队。]

治疗师:（轻声微笑，加重语气）我们所有人……很好！[肯定、确认来访者重塑的场景细节。]

来访者:（闭目静观）就是我、你，还有我的女性朋友团体，我们都一起去。[来访者的真他团队。]

治疗师:（轻声微笑，加重语气，点头）我非常荣幸能这样做。[超镜映共情，继续肯定、确认来访者重塑的场景细节。]

来访者:（闭目静观，流泪）尽管人们都在为她辩护，但她还是感到害怕。[来访者"小我"部分持续的脆弱与难处。]

治疗师:（放慢语速，温柔，加重语气）好的。[开放、接纳、忍耐、怜悯。]

来访者:（闭目静观，流泪）她害怕自己会有麻烦，或者……[来访者继续形容"小我"部分持续的脆弱与难处，过程在推进。]

治疗师:（放慢语速，温柔，加重语气）嗯哼！[开放、接纳、忍耐、怜悯。]

来访者:（闭目静观，流泪）就像她问这个问题是不好的一样。[来访者继续形容"小我"部分持续的脆弱与难处，过程在推进。]

治疗师:（放慢语速，温柔，加重语气）我们在当下有足够的时间去做我们需要做的事。你打算怎么回应她？[继续开放、接纳、忍耐、怜悯。]

（来访者沉默，闭目静观约20秒。治疗师保持无为、开放、接纳、忍耐、怜悯。）

来访者:（闭目静观，流泪）我想……把我的回应分为两个部分。[来访者继续重塑场景。]

治疗师:（放慢语速，温柔）好的。[开放、接纳、忍耐、怜悯。]

（来访者再次沉默，闭目静观约10秒。治疗师继续保持无为、开放、接纳、忍耐、怜悯。）

来访者:（闭目静观，流泪）有一部分想要……这对她来说是多么难以相信……[来访者难以相信的是她会得到别人的帮助。]

治疗师:（放慢语速，温柔，加重语气）当然可以。[开放、接纳、忍耐、怜悯。]

来访者:（闭目静观，流泪）也许她不配得到不同的东西，或者就像……[也许是来访者有关自我价值的核心信念。]

治疗师:（放慢语速，温柔）嗯。[开放、接纳、忍耐、怜悯。]

来访者:（闭目静观，流泪）这几乎就像她……她认为问这个问题是不可以的。我有一部分想确认这一点。[来访者长期的信念，也许跟她在原生家庭中被压抑有关。]

治疗师:（放慢语速，温柔）可以。[继续开放、接纳、忍耐、怜悯。]

来访者:（闭目静观，流泪）然后……[继续推进过程。]

治疗师:（放慢语速，温柔）你身体内的某些部分想确认某种信念……想聆听它……[肯定、确认并接纳来访者的一部分。]

来访者:（闭目静观，点头）是的。[确认治疗师的同频。]

治疗师:（放慢语速，温柔）好。[继续推进过程。]

来访者:（闭目静观，流泪，声音发抖）然后是……另一部分 ① 想主动安抚……[继续推进过程。]

治疗师:（放慢语速，温柔）嗯。[肯定、确认并接纳来访者的另一部分，即"大我"部分。]

来访者:（闭目静观，流泪，声音发抖）出于某种原因，现在的情况是……就像我想让她知道这个世界并不像她父母想象的那么可怕。[若有所悟。]

治疗师:（放慢语速，温柔，加重语气）啊哈！[重视正向改变。]

来访者:（闭目静观，流泪，声音发抖）她的父母很害怕，但我想让她放心……事实没那么可怕。[场景重塑中。]

治疗师:（放慢语速，温柔，点头，加重语气）是的。[重视正向改变。]

来访者:（闭目泣诉）我为她的父母感到难过……他们一直都很害怕。[呈现对父母的怜悯。]

治疗师:（放慢语速，温柔，点头，加重语气）嗯哼。[深切共情，确认、肯定来访者对父母的怜悯。]

来访者:（闭目流泪）……[悲伤的真情继续流露。]

治疗师:（放慢语速，温柔）父母的恐惧感有一些被转移到了她身上……[尝试转移焦点重回小女孩部分，也把给小女孩带来创伤的责任还原至父母身上。]

---

① 这里指来访者的"大我"部分。

来访者:（闭目流泪，连连点头）是的。[确认、肯定治疗师的同频。]

治疗师:（放慢语速，温柔）那个小女孩。嗯……我们先和那个小女孩的感受在一起吧。嗯……[尝试转移焦点重回小女孩部分，也把给小女孩带来创伤的责任还原至父母身上。]

（来访者再次沉默，闭目静观约 12 秒。治疗师继续保持无为、开放、接纳、忍耐、怜悯。）

来访者:（闭目流泪，哭诉）好像坏事会发生，坏事总是会发生！[来访者的核心恐惧与信念。]

治疗师:（放慢语速，温柔，点头，加重语气）啊哈！所以这听上去就像……"坏事总是会发生"的这个观念，……你从父母那里了解到这一点。[尝试把这信念还原给父母。]

来访者:（闭目流泪，哭诉）是的，但是她相信……[来访者仿佛被这信念卡着。]

治疗师:（放慢语速，温柔）当然，是的。[继续保持无为、开放、接纳、忍耐、怜悯。]

来访者:（闭目流泪，哭诉）他们总是……直到今天……他们说这帮不上忙、你得不到帮助。[来访者被这信念卡着的近因。]

治疗师:（断续式放慢，温柔）直到今天……理解了。你想要……成年的你……明智的你……以及做母亲的你……只有你……你想要对那个小女孩说什么或做什么呢……[尝试用来访者的正面部分介入干预。]

来访者:（闭目流泪，哭诉）我觉得……我觉得很难停留在那个明智的……做母亲的……强大的部分……[依然卡着。]

治疗师:（放慢语速，温柔）理解。请注意，我在这里，我们都在这里。[治疗师尝试用自我作为真他。]

来访者:（闭目流泪）是的。[确认、肯定、接纳治疗师的在场。]

治疗师:（放慢语速，温柔）你的女性朋友群体……也都在这里……我们为她们提供充足的空间。[治疗师尝试用真他团队介入干预。]

（来访者再次沉默，闭目静观约 20 秒。治疗师继续保持无为、开放、接纳、忍耐、怜悯。）

来访者:（闭目流泪）我想给她的信息是……我知道感觉最重要的是……承认坏事确实会发生，但她并不孤单……[自然呈现转化力及正向改变。来访者在自我观照过程中觉察到化解孤单才是小女孩部分的最核心需要。]

治疗师:（放慢语速，温柔，点头）是的，对的。[重视正向改变。]

来访者:（闭目流泪）我们会帮她的，没事的……[没有被卡住了，继续推进场景重塑过程。]

治疗师：（放慢语速，温柔，点头）是的。尽管坏事的确会发生，但她并不孤单。[重视正向改变。]

来访者：（闭目流泪，间或轻笑）并不会一直发生坏事。[确认治疗师的同频，向那个荒谬的核心负面信念反抗。]

治疗师：（放慢语速，温柔，点头，同样轻笑）嗯，没错，并不会一直发生坏事。[重视正向改变。]

来访者：（闭目流泪，开始恢复平静）嗯……我脑中浮现出"力量"这个词……还有……"控制"这个词。我想让小女孩知道……尽管坏事的确会发生，但她……她仍然可以……从中获得积极的感受……我想这是母亲部分的回应……[治疗师直觉感悟这是场景重塑的重要拐点。]

治疗师：（放慢语速，温柔，点头）当然。[确认、肯定，重视正向改变。]

来访者：（闭目流泪）我不知道如何表达出来……我只是不想让她感到无助。[来访者的核心祈盼。]

治疗师：（断续式放慢，连连点头）好的。嗯……尽管坏事的确会发生，但我们在这里……和她一起……[继续用真他团队化解孤单。]

来访者：（闭目流泪）她没有被卡住，她没有……[好像是继续推进过程。]

治疗师：（放慢语速，温柔，点头）没有。[确认、肯定，重视正向改变。]

来访者：（闭目静观，平静）这很有趣，因为我说它就像我的……图像从她身上转移到了她身后的……我自己的母亲。[继续推进场景重塑的过程。]

治疗师：（放慢语速，温柔，点头）好的。[确认、肯定，继续推进场景重塑的过程。]

来访者：（闭目静观）我想抖掉它。[忘掉、甩掉"坏事总是会发生"的不祥信念。继续推进场景重塑的进程。]

治疗师：（放慢语速，温柔，加重语气，十分好奇）很有趣！你想抖掉它吗？[灵光一闪！留意到来访者用的"抖掉"是一个体验性的语言。]

来访者：（闭目静观，流泪，哭诉）就像我……[好像是继续推进过程。]

治疗师：（十分好奇，加重语气）你身体的哪个部位想摆脱它？[抓住机遇，留意身体体验。]

来访者：（闭目静观，轻笑，双手由头到身做清洗状）我的整个身体……我想洗个澡，把它洗干净。我不再相信那个信念，也不要再有这种感觉！[留意身体体验。]

治疗师：（十分好奇，加重语气）好啊……甚至在当下！[确认、肯定，重视正向改变。]

来访者:(闭目静观, 轻笑, 双手重复由头到身大力做清洗抖掉状) 嗯! [继续留意身体体验。]

治疗师:(温柔, 连连点头) 对啊! 说到这里……刚刚重复抖掉之后, 里面是什么样子的? [确认、肯定, 重视正向改变。追踪场景重塑的细节。]

来访者:(闭目静观, 咯咯轻笑, 双手重复由头到身大力做清洗抖掉状) 我擤了擤鼻子, 我把内心所有的东西都擤出来了, 感觉好多了! [继续推进过程。]

治疗师:(温柔, 连连点头) 好啊! 继续! [继续确认、肯定并重视正向改变。]

来访者:(闭目静观, 咯咯轻笑) 是的, 这里有个反抗的部分……好像知道那不是真的……那不是真的。[继续场景重塑的细节。]

治疗师:(温柔, 连连点头) 是的, 很对。[确认、肯定, 重视正向改变。]

来访者:(闭目静观, 感触流泪, 加重语气) 我会更好的! 我会做得更多! 之前的那个信念不是真的! [继续推进过程。]

治疗师:(温柔, 连连点头, 欣喜微笑) 是的。多谢那反抗的部分! 无论是大力抖掉、擤鼻子、释放反抗的能量, 还是直接告诉他们或其他什么。[确认、肯定, 重视正向改变。]

来访者:(闭目静观, 欣喜微笑, 加重语气) 这使我们坐得更直。[调整身体坐姿, 留意身体体验。]

治疗师:(温柔, 连连点头, 欣喜微笑) 哦, 是的! 让我们来面对它、处理它。嗯……感受它……感受背部……感受胸部……感受抬高的下巴。站起来……就像你的内心都站起来了。[继续留意身体体验。]

来访者:(闭目静观, 加重语气, 挺起胸膛) 我会……我会告诉你们……生活可以是美好的, 人可以是善良的。尽管一切无法确保总是完美的, 但有希望。[继续场景重塑的细节, 直面向父母宣告。]

治疗师:(温柔, 连连点头, 加重语气) 对! 美好、善良、有希望! [继续确认、肯定, 重视正向改变。]

(来访者再次沉默。闭目静观约 40 秒。治疗师继续保持无为、开放、接纳、忍耐、怜悯。)

治疗师:(温柔, 连连点头) 再次问你的身体需要做什么, 或者你想说什么。[继续留意身体体验, 推进过程。]

来访者:(闭目昂首静观) 我想说"我能够"……"我能够"做到, 一想到这……就不会觉得打开电子邮件这件事有多么可怕了。[继续场景重塑的细节。]

治疗师:(温柔, 连连点头) 是的, 你说的"我能够做到"很好。你与说"我能够"的那个"我"同在。[确认、肯定, 重视正向改变。]

评注

在上述临床案例中，我想重点来说说两个要点。

第一，我经常觉得，治疗过程与产妇的生产过程，而且往往是顺产过程类似。所谓"顺产"，就是产妇在分娩过程中，通过子宫收缩把婴儿顺利地向下①挤出来。在这个过程中，医生的工作是要细心审视、揣摩婴儿的位置，并判断婴儿是否顺着子宫的收缩而相应地向下移动。要是移动了，就是没卡着，医生可以不干预，顺其自然；要是没移动，便是卡着了，医生就需要干预，让婴儿在子宫内继续向下移。

由于治疗过程与上述过程颇为相似，因此我们也可以说，既然治疗师觉察到了来访者好像被"坏事总是会发生"这个负面的核心信念卡住了，就有必要做出干预。在此我必须承认一点：我的心理治疗功力远远不及各位同道，而且我的临床经验也告诉我，没有"必胜"的干预方法，我只是较偏好用横向功夫做尝试。

第二，反思治疗的过程，有关所谓的"灵光一闪"所引发的留意身体感觉的干预，来访者在干预前后有着显著的区别：之前，来访者还是时断时续地卡在"坏事总是会发生"这个负面的核心信念中；之后，来访者好像越过了一个终极关卡，治疗过程宛如流水般顺畅，一路走到圆满结束。在这里，到底是"灵光一闪"是关键，还是以留意身体感觉作为干预是关键，坦白说，我也不能百分之百地确定。

诚然，留意身体感觉是进入内隐记忆的路径，既然要纠正存储在内隐记忆中的核心信念，那么自然要借助打开内隐记忆库的钥匙。留意身体感觉，便是打开内隐记忆库的钥匙。打开了内隐记忆库，再引导来访者注入新的方式，顺应来访者自发性的身体语言，用"双手重复由头到身大力做清洗抖掉状"，结果势如破竹，消解了来访者负面核心信念的魔咒，进而催化矫正性情感体验。

不过，扪心自问，这种方式是不是可能只适用于处于此情此景中的这位来访者呢？对于其他来访者、其他治疗师、其他的临床情景也适用吗？这个问题完全合乎情理，要想回答它，就要谈到"灵光一闪"的现象。要知道，"灵光一闪"既可能会引出甲干预，也可能会引出乙干预、丙干预等。换言之，关键在于"灵光一闪"所呈现的智慧。

什么是"灵光一闪"？是误打误撞出来的吗？是偶然出现的现象吗？还是可以通过修炼而出现的必然的现象？

所谓"灵光一闪"，就是临床直觉（clinical intuition）。所谓"直觉"，是一种认识论的途径，是与逻辑性的推理相较而言的。从现象学的角度来说，是当我们好像漫不经心、不

---

① 所谓"向下"，从解剖学角度来说是指头向上、产道向下。

再努力思考问题时所得到的答案，且答案不知从哪里就突然闪现在脑海中。直觉带有一种"啊哈"的感觉，是一刹那的呈现！

我们可以掌控临床直觉出现的时间吗？答案是，也许可以。根据威尔弗雷德·比昂的论述，"无欲无忆"（without memory or desire）是临床直觉的秘诀。研究比昂思想的精神分析师纳维尔·赛明顿（Neville Symington）与琼·赛明顿（Joan Symington）认为：

比昂说心理现实仅能通过直觉了解，这意味着心智－情感的现实是被直接领会和理解的，而不是通过感知。比昂主张，感知会堵塞对心理现实的直觉。既然记忆和欲望都是基于知觉，那么它们就会堵塞对心理现实的直觉。通过感觉而产生的感知性知觉，是不能产生直觉的；相反，领悟的时刻是通过思想内在的创造性活动而出现的。（Symington & Symington，1996，p.167）

我们如何实践"无欲无忆"呢？纳维尔与琼有进一步的解释：

比昂说得很清楚，不是记忆本身，而是对于记忆的依恋会阻塞理解。比昂建议，分析师必须遵循这样的法则：必须脱离对记忆的上瘾性依恋。比昂说，对感官的依恋心态是需要戒除的（Symington & Symington，1996，p.169）。

这里的"依恋"并非指依恋理论中的依恋，而是近乎佛学中的执着。这执着是需要戒除的。

纳维尔与琼从佛学的角度来理解"无欲无忆"，我则从道家的虚静心来理解"无欲无忆"。所谓"虚"，并非空空如也的空间名词，而是一个如打扫清空的动词，不被任何先存的偏见(回忆)、治疗的成败（欲望）所黏着（执着）。所谓"静"，是指我们不因感知性的打扰而产生躁动。

简单地说，"无欲无忆"是《道德经》第16章中"致虚极，守静笃"的临床实践，也是修炼临床直觉的入门功夫！

在接下来的临床案例中，治疗师留意到来访者的情感表现慢慢由负面的悲伤、无助感转化成正面的善良、希望与"我能够"的自信心。这情感表现表明来访者的心态已经到达状态二至状态三的临界点。以下的治疗对话反映出了治疗过程的延续。

临床案例 9.5   **"有力量和充满希望"**

来访者:（闭目昂首静观，咯咯轻笑）她很有力量，很强壮。我可以想象她几乎就像一个超级英雄……昂首挺胸……头发飘逸，充满自信。[渐渐转至状态三。]

治疗师:(温柔,连连点头,欣喜微笑)我们一起做![确认、肯定,重视正向改变。]

来访者:(闭目昂首静观,咯咯轻笑)呵呵。[继续推进过程。]

治疗师:(温柔,连连点头,欣喜微笑)当然可以,没错。手放在臀部,肘部弯曲,胸部向上,抬高下巴。请记得那句"我能够做到"![确认、肯定,重视正向改变,继续留意身体体验。]

来访者:(闭目昂首静观,连连点头)我感觉很好。[留意自己的情感体验。]

治疗师:(温柔,连连点头,欣喜微笑)保持良好的感觉。对,让自己保持良好的感觉。[确认、肯定,重视正向改变,继续留意身体体验。]

来访者:(闭目昂首静观)就像我胸口的能量……从我心中……向外发散,很宽阔的感觉。[状态三正向情感的身体体验现象。]

治疗师:(温柔,微笑,赞叹)哇哦,是的,保留这种洋溢的感觉和能量。我们用 30 秒的时间感受它……品味它……然后注意发生了什么。由我来为你计时,你不用担心。我们还有很多时间。[确认、肯定,重视正向改变,深化身体体验。]

(来访者再次沉默,闭目静观约 30 秒。治疗师继续保持无为、开放、接纳、忍耐、怜悯。)

治疗师:(温柔,微笑)你注意到了什么?[继续推进过程。]

来访者:(闭目昂首静观,感触流泪)幼儿园的我。她看起来很小,我则是……一个大我的存在。她很小,她在我的后面,正在抬头看。[继续形容场景细节。]

治疗师:(温柔,微笑)嗯。[继续推进过程。]

来访者:(闭目昂首静观,感触流泪)她感到安全。[留意情感体验。]

治疗师:(温柔,微笑)那很好。[确认、肯定,重视正向改变。]

来访者:(闭目昂首静观,欣喜微笑)这很简单,但她知道……她要完成她的画……她会得到她需要的。我要确保她做完这件事,然后保证老师会倾听她。[适应性行动倾向,胜利式情感。]

治疗师:(温柔,微笑)好的。[确认、肯定,重视正向改变。]

来访者:(闭目昂首静观,欣喜微笑)她会感觉很好和快乐,因为我正在照顾她。[继续推进正向过程。]

治疗师:(温柔,微笑)很好,再静静感受 30 秒,由我来为你计时。[确认、肯定,重视正向改变,深化身体体验。]

(来访者再次沉默,闭目静观约 30 秒。治疗师继续保持无为、开放、接纳、忍耐、怜悯。)

治疗师:（温柔，微笑）允许能量扩散……接下来会发生什么？［确认、肯定，重视正向改变，继续推进正向过程。］

来访者:（闭目昂首静观，感触流泪）刚刚……有一种悲伤……好像不是悲伤……是眼泪……终于有人支持她了……因为我的父母……他们不能支持她……但现在有人……［感动的情感：状态三。］

治疗师:（温柔，微笑，连连点头）终于，是的！这些都是对你有益的眼泪，没错！［确认、肯定，重视正向改变，深化身体体验。］

来访者:（闭目昂首静观，感触流泪）这只是一件令人感动的事情……终于有人来了。［继续推进正向过程。］

治疗师:（温柔，微笑，连连点头）是的！感受它。再来一次，我会为你计时。允许自己……接受这一切。嗯……［确认、肯定，重视正向改变，深化身体体验。］

（来访者再次沉默，闭目静观约30秒。治疗师继续保持无为、开放、接纳、忍耐、怜悯。）

治疗师:（温柔，微笑，好奇）你的脑海中浮现出了什么？［继续推进正向过程。］

来访者:（闭目昂首静观，开心微笑）我的脑海中浮现出了幼儿园的样子……她正忙着在画纸上画画……她很好……她很安全，也会玩耍。［充满活力生命力的情景：状态三。］

治疗师:（温柔，微笑，开心）哈哈。［共情来访者的欣喜。］

来访者:（闭目昂首静观，欣喜开怀欢笑）她很高兴……［充满活力生命力的情景：状态三。］

治疗师:（温柔，微笑，开心）她很高兴，很好，很好。［确认、肯定，重视正向改变。］

来访者:（闭目昂首静观，欣喜开怀欢笑）她不需要别人替她辩护……她是安全的，她会好起来的。［继续推进正向过程。］

治疗师:（温柔，微笑，开心）是的。［确认、肯定，重视正向改变。］

来访者:（闭目昂首静观，开心微笑）我想，那种感觉……就像强大的保护……［继续推进正向过程。］

治疗师:（温柔，微笑，开心）当然，强大的保护是好的。坚持强烈的保护感。［确认、肯定，重视正向改变。］

来访者:（闭目昂首静观，静心微笑）是的，有力量和充满希望。［继续推进正向过程。］

治疗师:（温柔，微笑）是的，坚持这种力量和希望感……注意你在不到一小时内所发生的改变……这改变令你有什么感觉？［确认、肯定，重视正向改变，对过程的改变做元处理。］

来访者:(闭目昂首静观,静心微笑)感觉很好。[继续觉察自己的情感。]

治疗师:(温柔,微笑)是吗?保持积极的感觉。[确认、肯定,重视正向改变。]

来访者:(闭目昂首静观,欣喜开怀欢笑)哈哈。[充满活力生命力的情感:状态三。]

治疗师:(温柔,微笑)是的,你可以的!保持那种好的感觉。再来一次,我会计时。我们有时间,有足够的时间。[确认、肯定,重视正向改变。]

(来访者再次沉默,闭目静观约 30 秒。治疗师继续保持无为、开放、接纳、忍耐、怜悯。)

治疗师:(温柔,微笑,好奇)你注意到了什么?[继续推进正向过程。]

来访者:(闭目昂首静观,静心微笑)我在享受它![继续觉察自己的情感。]

治疗师:(温柔,微笑)继续享受它。不着急。[确认、肯定,重视正向改变。]

来访者:(闭目昂首静观,欣喜开怀欢笑)我想我感觉到了自己的能量……就像……是的……我想睁开眼睛……就像……我想马上开始工作,哈哈哈。[充满活力生命力的情感:状态三。]

治疗师:(温柔,微笑)当然可以。[确认、肯定,重视正向改变。]

来访者:(睁开眼睛,欣喜微笑)好的,就像我准备好了。[充满活力生命力的情感:状态三。]

治疗师:(温柔,微笑)你对"我想开始"这句话有何感想?你之前在经历什么?是紧张、焦虑和恐惧吗?你前后的变化像是形成了对比。[确认、肯定,重视正向改变,对过程的改变做元处理。]

来访者:(欣喜微笑)是的。[继续确认肯定治疗师的观察。]

治疗师:(温柔,微笑)是的,你能。[确认、肯定,重视正向改变。]

来访者:(欣喜微笑,加重语气)对!我能。没事的,会有好事发生的。[呈现新的核心信念。]

治疗师:(温柔,微笑)是的,不会有事的,会有好事发生的……留意你当下的内心和身体,你发现了什么……[确认,肯定,重视正向改变,预感来访者会进入状态四。]

评注

有关状态三的处理,主要并重复出现的干预是重视正向改变与元处理。与此同时,因应元处理而呈现的正向情感(包括快乐、活力、希望、感动、正能量等),来访者重复被引导去品味 30 秒(Fosha,2021)。从大脑神经科学角度来说,品味的目的是增强正向情感的神经网络的连接,类似把这些正向情感的神经网络粘得更牢。

治疗师如何得知来访者的心态已到达状态三与状态四的临界点?再回想刚才来访者强

调 "想马上开始工作"，又说 "我准备好了"，似乎意味着要改写未来的自主性叙事情节。身体力行地改写未来或者更深入地创建未来，这属于状态四的现象。由此我们可以半推断半猜测，来访者快要进入状态四了。

临床案例 9.6　　　　　　　　"我确实感到精力充沛"

来访者：（闭目昂首静观，平静）在我的胸口，像是有能量在运动，就像……在扩张……四溢且充满活力。[状态四的现象。]

治疗师：（温柔，微笑）是的。[确认、肯定，重视正向改变。]

来访者：（闭目昂首静观，平静）我的头脑中有很多想法在运转，出现了诸如 "你知道……" "我能够……" "会有好事发生的" 的想法……同时，我也在思考，我接下来要做什么……嗯……我打算什么时候打开那个电子邮件账户？[动力十足地面对将来。]

治疗师：（温柔，微笑）哇，真好啊！也许可以再多做几次，品味胸口产生的宽广、积极、发散的能量，还有脑海中浮现的积极想法……允许自己沉浸在整个体验中。[确认、肯定，重视正向改变，继续邀请来访者深化状态四体验。]

（来访者再次沉默，闭目静观约 30 秒。治疗师继续保持无为、开放、接纳、忍耐、怜悯）

治疗师：（温柔，微笑）在你的身体里……你又注意到了什么？[继续推进正向过程。]

来访者：（闭目昂首静观，平静）仍然感受到踏实、能量……还有两件有趣的事飘入我脑中。一个是我看到幼儿园的我……她还在画画……然后我看到我的父母……我只是觉得同情他们，就像……"希望对你们来说太渺茫了，但我……我仍然对你充满希望。" 就像拥抱他们一样……积极地拥抱了他们……并替他们感受到希望。[继续推进深化状态四体验。]

治疗师：（温柔，微笑）很好，请这样做，这很重要。我为你对他们的怜悯而感动。[继续推进深化状态四体验。]

来访者：（闭目昂首静观，平静）还有一个是我那一个星期的休假。这个想法是……即使儿子的春假取消了……也就是说，即使发生了不如意的事，也没关系，我还是有一个星期的假。我将能检查我的电子邮件，并得到一切……就像一种积极的感觉——还是会好的，还是可以的。[智慧，自信，面对挫败的复原力，继续推进深化状态四体验。]

治疗师：（温柔，微笑）还是会好的。再来感受一次吧！你在不到一个小时的时间里竟然发生了如此大的转变和变化。看，你能做到的啊！[继续推进深化状态四体验。]

（来访者再次沉默，闭目静观约 30 秒。治疗师继续保持无为、开放、接纳、忍耐、怜悯。）

治疗师：（温柔，微笑）只要你想，只要你准备好了，就可以随时睁开眼睛。[继续推进状态四体验，也在同时准备结束当日疗程。]

（来访者慢慢睁开眼睛，面露灿烂的笑容。）

治疗师：（欣喜赞叹，加重语气）你笑容满面！ [确认、肯定，重视正向改变，继续邀请来访者留意状态四体验。]

来访者：（欣喜欢笑，双手做花开状）在我睁开眼睛之前，我想象……我召唤了我内心所有的能量。在我睁开眼睛后，就像有什么东西在闪亮，或是有什么在不断地向前延伸。就像是我之前还没准备好睁开眼睛……后来就准备好了，可以睁开眼睛了！ [反思当下状态四体验。]

治疗师：（欣喜赞叹，加重语气）哇，很好，太感人了！ [确认、肯定，重视正向改变，特别突显状态四体验。]

来访者：（欣喜欢笑，加重语气）谢谢你的引导！ [转化后的感恩情感。]

治疗师：（欣喜赞叹，加重语气）不用客气，这是我的荣幸，也是我的殊荣和快乐。我在想呢……这是因为我们做网络咨询时屏幕的关系，还是别的什么吗？一切都变得很明亮了。 [确认、肯定，重视正向改变，特别突显状态四体验。]

来访者：（欣喜欢笑，加重语气）哦！呵呵，是的。 [确认、肯定治疗师的观察。]

治疗师：（欣喜赞叹，加重语气）原来是你的能量，是你让今天的"电量"更足了！ [确认、肯定，重视正向改变，特别突显状态四体验。]

来访者：（欣喜欢笑，加重语气）是的，我确实感到精力充沛、更明亮、更轻，而且充满希望！ [确认、肯定治疗师的观察，继续反思当下状态四体验。]

治疗师：（欣喜赞叹，加重语气）的确如此！ [继续突显状态四体验。]

来访者：（欣喜欢笑，加重语气）非常感谢，这对我来说非常有效，所以我很感激。 [转化后的感恩情感。]

治疗师：（欣喜赞叹，加重语气）对我来说，它也非常有效。[适量的自我暴露。]

来访者：（欣喜微笑，加重语气）是的，谢谢。好的，在下次治疗之前，我会想你的。希望以后一切顺利，也希望你能继续为别人提供这样了不起的服务。[圆满结束当日疗程。]

评注

以上呈现的状态四现象，包括心境的平静、复原力、身体内向外扩张的能量、四散的活力、对父母的怜悯智慧等。当天的疗程用了约一个小时。然而，严格来说，疗程没有特定的长短时间，尤其是当状态四呈现的时候，可以做无休止的处理。对于呈现的正向情感，可以做无休止的品味。

小 结

　　本章以一个完整的临床案例来示范 AEDP 的四个状态。这个临床案例值得我们特别留意的特别地方包括以下几点。

- 在状态二中，如何一步步地进入更深的潜意识。所谓"更深"，是一个空间的形象，既可以指由上向下降的"更深"，又可以指由外向内入的"更深"。我把这个空间的形容词转化为对时间的形容词，意思是进入潜意识"更深"，呈现的是"更早"的回忆。①

- 引导来访者的觉察回到更早的记忆，并不是靠理性认知把记忆刻意地挖出来，而是通过来访者放慢对核心情感的体验的过程，所有与这个核心情感有关的回忆都会自动地呈现出来。换言之，核心情感的体验是穿越到最早期记忆的时光隧道。

- 临床直觉是可以培养与修炼的，关键是感悟与培养比昂的"无欲无忆"，与之对应的是佛学的戒除"执着"，或道家的"虚静心"。

- 状态三与状态四呈现的正向情感，均可以用品味 30 秒的干预来强化，使来访者能体验，以致内化正向情感连带的正向身心效果。

---

① 我曾督导过国内的一位治疗师，她的来访者的创伤记忆可追溯到其还在母胎中的体验。

The Instinct to Heal

Practice Awakening the Power of Transformance

第二部分

内修篇

第 10 章

静观性在场

> 静观性在场是一种无所不包的，并且以欣赏、钦佩和崇敬的心态，觉察此时此地的一切存在。

在这本书的第一部分，我们以探索转化力作为 AEDP 中驱动我们治愈和自我修复能力的首要动力，并描述了一幅内心转化的地图，即四个状态与三种状态转化的现象学。蕴藏在我们的意识和身体中的转化力，通过养育力和其中不断加深的纵向和横向干预来唤醒。这些干预的目的在于，通过治疗师对来访者核心情感体验的每时每刻的追踪和最佳反应来催化大脑神经与心理状态的转变。这些核心情感体验都是在以依恋理论为基础的治疗师的帮助下完成的。简言之，养育力与这些干预就是 AEDP 治疗师在治疗中所表现的外功。

在本书的第二部分，我想探讨 AEDP 治疗师的内在修养。我指的"修养"是 AEDP 治疗师从内到外的整个人，也就是内在品格特质的外在表现。内修是关于 AEDP 治疗师的内在生命的培育。这种存在包括无意识、有意识与 AEDP 治疗师自我的超个人意识的维度。在心理治疗过程中，AEDP 治疗师的内修体现在 AEDP 治疗师的治疗心态上。所谓"治疗心态"是指 AEDP 治疗师在治疗过程中的精神状态。对于 AEDP 治疗师来说，这种精神状态是静观性在场（contemplative presence）。

为什么静观性在场如此关键和重要？我认为，来访者的转化力（这个追求最大适应性、活力、真实性和相关性的总体驱力）是通过与治疗师的静观性在场的互动来激活的。换言之，静观性在场也是养育力的表现。

杜甫的《春夜喜雨》一诗就体现了这种转化力与静观性在场之间的二元互动。

好雨知时节，当春乃发生。

随风潜入夜，润物细无声。

野径云俱黑，江船火独明。

晓看红湿处，花重锦官城。

杜甫因其儒家情怀被尊称为"诗圣"，并因其在诗歌中运用了能与读者引起强烈共鸣的意象，以及饱含对国家和人民的深刻悲悯而广受赞誉。

英国精神分析学家、作家克里斯托弗·博拉斯（Christopher Bollas）在《中国心》（China on the Mind）一书中指出，东方诗词中的物体，如溪流、鸟或树叶，超越了物体本身，是诗人心中的"仓库"。此外，"诗词本身就是个人生活中富有浓厚情感的图画，投射到自然世界的共同元素中——一棵松树、一只白鹭、一条小溪、一条鱼……诗词呈现了自体。这是一种无须直截了当地表达自己的存在的方式"。

从博拉斯的角度看，在《春夜喜雨》一诗中，杜甫心中什么样的品质被投射并呈现在这场被认为"好"的春雨上？杜甫的主要论述是在"好雨知时节"一句，其余部分则是对春雨的滋养力量的一种意象性的阐释。雨之所以"好"，是因为它能"知"道在什么时候和在什么情况下带来这生机。

这"知"是什么？会让杜甫觉得如此特别？杜甫的忧患意识与深邃的悲情是儒家思想中"仁"的典范。什么是"仁"？新儒家大师牟宗三曾说，"仁以感通为性，以润物为用"。

可以说，杜甫的《春夜喜雨》一诗是对"仁"的右脑意象化表达，牟宗三的解说则是对《春夜喜雨》的左脑反思。杜甫的"知"，就是儒家的"感通"。

感　通

什么是感通？

牟宗三先生在《心体与性体》[①]引述程明道先生的"识仁篇"，进而对"感通觉润"有此论述："医书言手足痿痹为不仁，此言最善名状。仁者以天地万物为一体，莫非己也。"这是从"仁者"境界说"仁"。"痿痹为不仁"，则"仁"之义便是"感通无碍"，而以"仁者，以天地万物为一体"以示之矣。故云"此言最善名状"，言由痿痹麻木之为不仁，最足以名状（反显）仁之实义也。

王阳明在《大学问》中云："大人者，以天地万物为一体者也。"此是说人。但他接下来又说："大人之能以天地万物为一体也，非意之也。其心之仁，本若是，其与天地万

---

① 本书中关于此书的引文，均援引自吉林出版集团有限责任公司于 2013 年出版的版本。

物而为一也。"此末句便是说"仁心",这也是由"大人"境界直透示其本心仁体也。

牟先生文中对"感通无隔,觉润无方"的诠释,反复出现"万物一体"一词,强调感通觉润必须以"万物一体"作为前提,又以"万物一体"作为终极。感通觉润,既始于又终于对"万物一体"的领悟。

程先生借医学上手足的痿痹比喻作为负面教材,如脑卒中后半身手足的麻木瘫软,无论受什么刺激,大脑神经都无法再影响手足的动作。也就是说,大脑与手足之间的神经线路卡住了。原本是一体的连接,现在不通了。身体的各部分不再是统一的、合一的,其中有阻隔、有障碍了,即所谓的"痿痹麻木之为不仁"。

与之相反的是,健康的身体是统一的、合一的,虽然手是手、脚是脚,但手与脚是协调的。也就是说,同一身体的各个部分都是互相影响、互相契合的。《易·咸卦》中说"象曰:咸,感也",既然"咸"与"感"是共通的,而"咸"的意思是互相影响、互相契合,那么这健康身体内的各部分便是"感通无隔"了。

既然仁者的内心境界是"以天地万物为一体",那么仁者与天地为物的关系就像健康身体各部分的关系,也是互相影响、互相契合的,这自然是"感通无隔"了。

本体性的"万物一体"引申出来现象性的"感通无隔",属于应然①层次的理想境界。在实然层次的平凡境界中,你是你,我是我,都是被异化了的个体。加上我们都浸沉自恋文化的大染缸中,如何做到你与我或来访者与治疗师之间的"感通无隔"?

读到这里,你是否感到好奇:介绍仁者"感通无隔"的内心境界,与 AEDP 有什么关系?

其实,我们只要追踪大学问"大人者以天地万物为一体者"的下一句——"其视天下犹一家",便容易理解了。

追溯 AEDP 理论的根源,其一是依恋理论及母婴发展研究的成果,以此构成心理治疗中治疗师与来访者互动关系的典范。既然是依恋理论及母婴发展研究,那么顺理成章地共鸣着王阳明"家"的内部关系了。其中落实在治疗过程的具体操作,是"治疗师通过敏锐的观察与回应",以及"透过治疗者——'你',时时刻刻地引导着且无论断地去接纳当事人——'我'"(杨兆前,张吴国仪,2009)。

觉 润

觉即就感通觉润而说。此觉是由不安、不忍、恻隐之感来说,是生命之洋溢,是温暖

---

① "应然"指的是应该的样子,"实然"指的是实际的样子,二者相对。这两个词出自法学中两个学术流派,即自然法学派和分析法学派。

之贯注，是时雨之润，故曰"觉润"。"觉"润至何处，即使何处有生意，能生长，是由吾之觉之"润之"而诱发其生机也。故觉润即起创生。故吾亦说仁以感通为性，以润物为用。横说是觉润，竖说是创生。横说，觉润不能自原则上划定一界限，说一定要止于此而不当通于彼。何处是其极限？并无极限。其极也必"以天地万物为一体"。此可由觉润直接而明也。此即仁之所以"仁体"。

以上，是牟先生在《心体与性体》一书中的进一步诠释。他指出，"觉润无方"中的"觉"是受"不安、不忍、恻隐之感"所刺激、影响和驱动的。所谓"不安"，并不是指焦虑或担心，而是"不安"于见到别人受苦，自己却安于现状而无动于衷，亦"不忍"心对受创伤者坐视不理。"恻隐"是内心悲凄的感觉，如犹太智者耶利米，眼见国破家亡，哀鸣着："但愿我的头为水，我的眼为泪的泉源，我好为我百姓中被杀的人昼夜哭泣。"

"觉"润至何处，即何处有生意、能生长，是由吾之觉之"润之"而诱发其生机也。深深地共鸣着 AEDP 对转化力的干预介入："留意转化力的显现，如回弹迹象、强处、关系需求，以及与生俱来的最佳自我追求倾向"，还有"明确地增大转化的动力"。我把 AEDP 有关依恋关系及情感体验的干预定名为"纵"与"横"的功夫，当然是受了"横说是觉润，竖说是创生"的启发！

再深一层，顺应 AEDP 对内隐的明确表达，每一节的 AEDP 治疗、每一课的 AEDP 培训，都是对 AEDP 治疗师的"感通无隔，觉润无方"的无远弗届的修炼。对 AEDP 治疗师的培育，使其达至仁者"感通无隔，觉润无方"的内心境界，是我们共同的修炼，是我们的"修身"，是我们品格的塑造，也是我们的"心态"（analytic attitude）[1]。

值得强调及凸显的是，AEDP 治疗师的"感通无隔、觉润无方"，在治疗的流程中落实在时时刻刻、敏锐地观察与回应，以及无论断地接纳及诱发唤醒转化的力量的干预操作上，便是心理治疗的在场现象了。

在 场

在场：超越被物化

追溯某些从英语翻译成汉语的心理治疗术语的原意总是很有趣的。所谓"在场"，是由英文"presence"翻译而来的，而且英文"existence"与"appearance"的中文翻译"存在"

---

[1] 张海音老师在以"精神分析的态度"为主题的 2019 第六届中国精神分析大会通知的大会邀请函中，强调了精神分析师的工作态度、"身修"的重要性，以及要有仁爱心及心怀敬意的态度。我认为，张老师形容的心态，无独有偶地共鸣着 AEDP 治疗师的培育哲学。

和"出现"也是同义词，意味着一种平凡存在的体验。不过，这样一来，心理治疗或主体间性语境中存在原意的丰富性和深度在翻译过程中没有被体现出来的情况。那么，心理治疗或主体间性语境中的"在场"究竟是指什么？

为了从原意上理解"在场"一词，我们或许可以尝试从另一个角度来体验在场的现象：当我们感觉到某人在场时，会有什么感觉？加布里埃尔·马塞尔（Gabriel Marcel）深度且有洞察力地对"体验到某人的在场"与"体验到某人作为一个物体"加以区分。从想象一个人坐在我们身边开始，马塞尔反思：

> 我们可以说坐在我们旁边的那个人和我们在同一个房间里，但他并不是真的在场，因为他的在场并没有让人感觉到。我说的"在场"是什么意思？不是我们不能和这个人交流……他明白我们对他说的话，但他不明白我们……当我们和他在一起时，我们并不是真正的自己；相反，当有人在场时，我们就会感到内心焕然一新，这种感受会让我们向自己展示——因我们受到这种影响而变得更加圆满。（Marcel，2001）

当我们体验某人时，不是仅仅将其视为一个物体，而是将其视为在场的一个人，我们可以感觉到他的在场。我们会因为他的在场而感到内心焕然一新，我们感到被理解了，我们可以成为真正的自己，我们变得更完整了。在场本身就是一种主体间的二元现象。在马塞尔的反思中，缺少（或可能隐含）的是，在场是一种相互作用的现象：当我们把某人当作一个物体时，我们就变成了物体；当我们体验到某人的在场时，我们就会对我们内在的自体、我们真实的自我和我们的整体在场。

接下来的临床案例说明了从来访者与 AEDP 治疗师之间的二元互动开始便体现了在场，还说明了来访者与她丈夫的二元互动，丈夫的在场不在房间里，而在她的心里。

临床案例 10.1　　　　　**"我能完全做我自己"**

来访者是一名 26 岁的女性，长期受有反社会人格的父亲的虐待。在直面自己被原生家庭出卖的感觉时，内心痛苦。

治疗师:（放慢语速，温柔、亲切）我感觉到你内心有很多感觉……渴望被听到……也可能是被拥抱……或被看见。我们能腾出足够的空间来容纳这些想要出现的感觉吗？[充分注意和意识到来访者的非言语和言语信息。以温柔而坚定的意愿，友好地欢迎和拥抱来访者的深层感受和核心需求，进入来访者 - 治疗师的主体间心理空间。刻意用"我们"来表示治疗师与来访者在一起。]

来访者:（闭上眼睛，沉默且温柔地点头）……[承认并同意。闭上眼睛，意味着来访者把注意力转向内心，愿意让治疗师和她在精神上一起进入这个痛苦的旅程。准备从状态一下降到状态二。]

治疗师：（放慢语速，温柔、亲切）嗯……[时刻和来访者在一起。预期来访者会经历负面影响和精神痛苦。有意用温柔的声音，以精神上的拥抱来解除来访者的孤独，减轻其精神上的痛苦。]

来访者：（闭着眼睛，放慢语速）唔……感觉挫败……或者……深深的悲伤……都被隐藏了。[开放的注意力和意识到内在情感体验。下降到状态二的核心情感体验。]

治疗师：（放慢语速，温柔、亲切）嗯……[意识到来访者对状态二情感体验的进一步下降。有意地用更深沉的非言语表达中的声调做精神抱持。]

来访者：（闭着眼睛）唔……[保持内心的专注。]

治疗师：（放慢语速，温柔）我们可否邀请……你的那一部分……[温柔而坚定，有意地用欢迎、富有同情心的拥抱来访者呈现的新部分。]

来访者：（用双手揉眼睛）……[激活迷走神经腹腔支，降低刺激和焦虑。]

治疗师：（放慢语速，温柔）带着深深的悲伤……和隐藏的部分……[毫不动摇的温柔而坚定，有意地用欢迎、富有同情心地拥抱来访者正在加深的核心悲伤。]

来访者：（揉眼睛，表情看起来像是要哭）……[进一步下降到状态二的核心悲伤。]

治疗师：（放慢语速，温柔）出来……或者在这里……[毫不动摇的温柔而坚定，有意地用欢迎、富有同情心地拥抱来访者正在加深的核心悲伤。]

来访者：（闭着眼睛，揉眼睛，嘴唇颤抖，面部扭曲，表情看起来更想哭了）……[进一步下降到状态二的核心悲伤。]

治疗师：（坐在离来访者较近的地方，放慢语速，温柔）……[进一步下降到状态二的核心悲伤。]

来访者：（开始悄悄地哭泣）……[通过哭泣来表达核心悲伤。]

治疗师：（放慢语速，温柔）唔……确保……你知道……我在这里……[温柔而坚定地提醒来访者，治疗师坚定不移的精神在场和与来访者在一起，缓解来访者的孤独。]

来访者：（安静地哭泣，点头）……[承认，同意，愿意接受，接受性情感。]

治疗师：（放慢语速，温柔）……和你在一起。[来访者的非言语表达逐渐减弱，紧接着是治疗师精确如二重奏般地进入干预。]

来访者：（安静地哭泣）……[核心悲伤的深化表达。]

治疗师：（放慢语速，温柔）唔……[深切的有意同情和心理抱持。]

评注

在 20 分钟的核心悲伤和深深的抽泣后，来访者注意到身体上的"释放"和"温暖"的感觉，这表明一种体验上的转变。同时，来访者还注意到一种"疲惫"和"精神模糊"的感觉，这表明进一步的情绪处理，加上二元情感调节，能够深化来访者的体验。因此，AEDP 治疗师可以使用关系式的干预，让来访者进入一种体验，通过躯体记忆让爱她的丈夫在场（内在在场）。

治疗师：（放慢语速，温柔）用你的注意力留意……他给你的爱……和温暖……注意……尤其是你注意到……在身体里。[温柔而坚定地邀请来访者保持专注，意识到并接受她内化的丈夫的爱的意图。]

来访者：（闭着眼睛，向后斜靠，轻松的）……[注意内心的反应。]

治疗师：（放慢语速，温柔）慢慢地……你有足够的时间……当你准备好了……我们就会把注意力转移到"精神模糊"的感觉……[邀请来访者从一个有关系资源的地方进入并面对负面体验。]

来访者：（闭着眼睛，点头，温柔）嗯……当我和他在一起的时候……当我以那种方式与他交往时……嗯……我有一种安全感和舒适感……嗯……所以那些……我在外部建造的墙……嗯……我就不需要它们了……[加深安全感，使任何形式的心理防御都变得没有必要。与来访者核心自我体验建立预期的联结。]

治疗师：（放慢语速，温柔）我不需要那些墙……[确认并镜映来访者放下心理防御。]

来访者：（温柔而坚定，宣告式）所以这个巨大的能量……不需要被控制在我的内心……我能完全做我自己。[集中注意力，开放地意识内部体验，体验与宣告式表达状态四的真实自我体验。]

治疗师：（温柔而坚定，加重语气）你能完全做你自己！好呀！让我们欢迎！[温柔而坚定地邀请来访者的真实自我体验进入当下，重视积极体验和真实自我体验。]

来访者：（灿烂的笑容）……[接受性情感，喜乐情感指向状态三的转化性体验。]

治疗师：（放慢语速，温柔）坚持住……慢慢地……你有足够的时间。[积极体验的进一步被重视和深化。邀请来访者集中注意力，意识到并有意增强相关的正向神经可塑性。]

来访者：（放慢语速，宣告式）只是因为我没有试图控制……所有这些能量……都有一种更大的平衡感。[平静是一种平衡感，指向大脑神经科学的层次上，状态四整合与眶额皮质激活相关。]

评注

我们从临床案例中所看到的，是在转化过程的现象学中，来访者体验的转变的描述性（descriptive）的呈现，这些现象符合马塞尔的描述；而规定性（prescriptive）的，是 AEDP 治疗师对来访者直接体验的所有方面（包括言语和非言语表达）坚定不移地集中注意力和开放意识；反过来，AEDP 治疗师通过体验性或关系性干预，以亲切和珍惜的意图回应来访者的即时体验。AEDP 治疗师的注意力、意识和意图就是丹尼尔·西格尔（Daniel Siegel）对"在场"的操作定义（Siegel，2018）。

治疗师现在是对什么在场呢？换句话说，治疗师关注什么，意识到什么，目的对象是什么？必须强调的是，在场是主体内和主体间性的，尤其是 AEDP 治疗师对自己的体验在场，因此是主体内的。同时，由于 AEDP 治疗师也对来访者的体验在场，因此具有主体间性。

此外，这种临床背景下的在场现象学是二元的、不对称的、相互的。之所以说它是二元的，是因为它涉及两个大脑，从 AEDP 治疗师在场的不对称引导开始，来访者通过跟随治疗师的在场，同样也是在来访者的主体内和主体间。换言之，正如临床案例显示，从主体内层次的角度来看，来访者变得专注并公开地意识到自己的经历。同时，从主体间性层次的角度来看，来访者关注并意识到 AEDP 治疗师的言语和非言语表达。这样一来，治疗师 - 来访者互动及共同建构的现象可被描述为一个"在场的场"（field of presence）。这个在场的场与电磁场类似，意味着觉知到或意识到无孔不入的物理和心理空间，以及无间断的当下体验：一个意识 - 时空的连续体（consciousness-space-time continuum）。当我们深深地联结到这个在场的场时，意识 - 时空连续体的体验将转化、超越甚至质变，重构我们惯常对主客二元性的分裂和二分法的认知，转变为一个非二元性的或统一的不可分割的整体。

在场：当下，对任何事物都是开放的

通过马塞尔的洞见，我们对接受另一个在场的人的体验有了一定的了解。这种体验性的了解在来访者和 AEDP 治疗师之间的临床交流的瞬间的微观分析中被进一步明确地揭示出来。尽管马塞尔认为在场最终是一个谜，但我们仍然可以对"在场是什么"有一个初步的定义。这个定义就像一幅启发式地图，引导我们对这一现象学领域进行更深入的探索。

丹尼尔·西格尔是人际神经生物学（Interpersonal Neurobiology）的先驱[①]，他在关于在场的研究中颇具影响力。对西格尔来说，在场意味着当下，对一切都敞开心扉。这个阐述方式看似简单，但仍需进一步展开。

- 敞开心扉：在场的主体从内而外体现和散发出整个人对一切事物的接受感。在场表示愿意张开双手，而不是握紧拳头的封闭性意愿。在场使整个人同时多个层次参与，包括身体、心理、思想和精神。换句话说，是身体的、情感的、认知的和超个人的。在场是拥抱体验，而不是排斥体验。在场是欢迎体验，而不是拒绝体验。在场是接近体验，而不是逃避体验。在场是走向体验，而不是远离体验。

- 当下：在场的主体时时刻刻都保持专注。我们对时间的概念是一种心理建构，我们的经历最终只发生在当下，而不是过去，也不是未来。生命是由无休止的时时刻刻组成的，而在场就是对时时刻刻保持专注。

- 对任何事物：在场主体的注意对象，是包罗万象的任何事物。我在使用"对象"这个词时犹豫不决，因为它可能误导我们去关注外在或外部存在者的身体边界之外的东西；相反，在场的人、关注的人或瞄准的任何事物包括内在或内部，以及外在或外部在场的人。这是在场的主观性之内和主观性之间的维度，如临床案例10.1所示。

举个例子。我曾借助使用针头注射器的体验来练习在场。身为一名医生，从我在医学院学习的日子起，我就习惯于使用针头注射器抽血、静脉注射等。尽管如此，我还是必须承认，当我接受这些涉及针头的医疗程序时，我是一个"胆小鬼"。当我回忆起这段经历时，我注意到胸口有一股气喘吁吁的气息，我屏住呼吸，为剧烈的疼痛做好准备。肌肉收紧时，最明显的是心脏部位。胸部还有一种实实在在的收拢感，而不是张开感。也许"开放"不仅仅是一个创造心理空间的隐喻，还可能有一种实际的身体关联，让人在胸部区域有一种开放感。

西格尔用"COAL"一词来描述一个在场的人的心理态度，组成这个单词的四个字母其实是四个单词的首字母，这四个单词也体现了这种心理态度的四个基本特征，它们分别是：对发生的事情充满好奇（curious），保持开放的态度（open），接纳当下、不去对它做评判（accept），用爱心对待这种体验和对待自己（loving）。换句话说，保持孩子般的好奇心，创造一种没有先入为主的期待的精神空间，以非评判的心理状态持续接受，保持同情、珍惜和仁慈，这些都是在场的基本特征。

[①] 西格尔历时25年，通过对数千个临床案例的研究，创立了一门新的学科——人际神经生物学，该学科的研究重点是人际关系与大脑的密切关系。

除此之外，西格尔还提出了培养在场的三种心理练习或支柱。

- **集中注意力**。保持对某个特定目标如激光般的注意力的能力，这种注意力从当下到另一个当下都在意识中出现。这个实践看似简单，但做起来却很难，因为我们确实会分心。当我们意识到自己分心的那一刻，就是练习温柔而坚定地将注意力重新引导到专注目标上的好机会。专注于有意识地注意我们的呼吸过程的呼吸冥想，以及专注于身体各个部位身体感觉的身体扫描，都有助于练习集中注意力。

- **开放性意识**。练习接受，无须判断，只需专注，然后放下意识中出现的任何东西。这里的关键词是"无须判断"，意思是没有对错、是非、好坏的价值判断。当我们把"错误"或"坏"标记到某个特定的心理内容上时，我们就抑制了对该内容的意识。我们变得封闭，而不是被打开，因此不再在场。

- **善意**。培养同情心、爱心，以及爱护自己和他人的心理状态的能力。这种心境可以通过缓慢而有意识地说出诸如"愿我平安""愿我免受内外的伤害""愿我安逸地生活"这样的简单短语来练习。接下来，可以将上述短语中的"我"换成"他 / 她"。在这些练习中，我们先是被邀请去回忆我们对哪些人有积极的感觉，以及对哪些人有中立的感觉。然后，我们挑战自己，将仁慈的意图指向那些在我们心中唤醒负面情绪的人。最后，我们可以将慈悲的意念指向所有有生命和无生命的物体，乃至地球甚至宇宙。

值得强调的是，集中注意力、开放意识和善意的意图可以通过正式和深思熟虑的实践来培养，最终形成一种"COAL"的心理状态。与这些心理状态相关联的神经回路遵循这样的原则："神经元一起激活，心理状态相互连接，共同生存。"重复的正式练习会把这些精神状态转化为我们的存在特征，因此，这些状态自然会从我们存在的核心由内而外地散发出来。

在场与神经觉知

再次回忆马塞尔的洞见："当有人在场时，我们就会感到内心焕然一新，这种感受会让我们向自己展示——因我们受到这种影响而变得更加圆满。"同时，这种自我启示和更全面的自我意识的体验在临床案例 10.1 中得到了体现——来访者不仅体验到了 AEDP 治疗师的在场，还有内在的丈夫的在场。

当来访者感受到 AEDP 治疗师的在场，体现并散发出好奇心、开放性、接受性和慈爱时，什么样的神经生理现象过程被激活了？换句话说，AEDP 治疗师的在场促使来访者产生转变动力的神经生理按钮是什么？

要想回答这个问题，我们就要来了解神经觉知（neuroception）现象。这个概念由首屈一指的精神病学家、神经科学家斯蒂芬·W. 波格斯提出，他提出了多层迷走神经理论。与有意识知觉不同的是，神经感知是指我们的自主神经系统评估环境中的风险，以及确定被认为是安全、危险或威胁生命的情况的能力（见表 10–1）。

表 10–1 神经感知解析

环境风险	行为反应	自主神经系统参与
危及生命	僵住，呈现装死的样子	起源于脑干（背运动核）的无髓迷走神经，属脊椎动物神经最古老、原始的结构
危险	战斗或逃跑	交感神经系统被激活，加速新陈代谢及心脏活动
安全	眼神交流，吸引人的声音，相应的面部表情	起源于脑干的有髓迷走神经，抑制交感神经系统对心脏的影响

通过神经感知，如果环境被我们评估为安全的，那么与自主神经系统相连的特定神经回路就会积极地关掉防御系统，并抑制战斗、逃跑或僵住的行为策略。我们也会积极地从关注生存转向社会参与、交流、联结和依恋。

神经系统是如何评估环境安全、危险或危及生命的？波格斯认为：

由于边缘反应受颞叶皮质对声音、面部和手部运动意图的反应的调节，因此，特征探测器可能会触发神经觉知，这些区域涉及与杏仁核和导水管周围灰质相连的颞叶皮质区域。因此，对熟悉的人、具有适当韵律的声音，以及有温暖表情的人，神经觉知会演变为促进安全感的社交互动。（Porges，2011）

将这些神经生理学发现应用于临床环境中，便是 AEDP 治疗师的在场激活了来访者的神经觉知安全感。这是 AEDP 治疗师的存在，以及从内而外的体现和散发，表现在姿态和技能上、神经生理学层面上，以及相关的心理动力学层面上，积极解除来访者的防御系统。

在神经生理学层面，AEDP 治疗师的非言语韵律，通过放慢语速与来访者对话节奏的技巧来激发来访者的神经觉知安全感。在心理动力学的层面上，焦虑的体验发出了危险的信号，启动了各种防御行动的机制。焦虑是少量的恐惧、少量的羞耻和少量的情感痛苦，被认为是危险或红色信号情感，会阻碍核心情感的体验和表达。

在安全的神经觉知下，来访者的防御操作被主动关闭，导致红色信号情感转换为绿色信号情感（包括好奇心、信任和愿意冒险）。绿色信号情感反过来解除了对核心情感的体验和表达的抑制，从而激发转化的能力。来访者的转化驱动力，通过 AEDP 治疗师的在场所引导的安全神经觉知而被解除抑制，现在被唤醒、释放继续转化的连锁反应，最终让来访者获得对真实自我的体验。

在场与实证研究

谢里·盖勒（Shari Geller）及其同事（Geller & Greenberg，2012）在他们关于治疗性在场（therapeutic presence）的实证研究中开创性地证明，无论治疗方式如何，当来访者觉得治疗师在场时，他们都报告了治疗过程中积极的变化，而且另一个强有力的衡量治疗效果的指标——治疗联盟（therapeutic alliance），也会变得更强大。

在心理治疗的背景下，治疗性在场被定义为"一个人在与来访者的接触中，在多个层面上完全处于当下的状态"。这些层面包括生理、情感、认知等。这就像是把治疗师的整个身体变成一条接收的天线，在这种"内在接收状态"中，包括对来访者多维度的内部世界（包括身体和言语的表达）的完全开放，以及对治疗师自己的身体体验的开放，以便获得知识、专业技能和内在智慧。这涉及对来访者和治疗师自身内心世界的同时多模式感知——有意识、无意识和超意识。随着对在场的练习，包括对超意识或超个人维度的接受，来访者的实践被提升到冥想的水平，也就是静观性的在场。

盖勒借助"PRESENCE"一词指导与来访者的即时实践，它是以下各词句的首字母缩写（Geller，2017）。

- （Pause）暂停。
- （Relax into this moment）在这一刻放松。
- （Enhance awareness of your breath）提高你的呼吸意识。
- （Sense your inner body; bring awareness to your physical and emotional body）感知你的内在身体；觉知你的身体和情感。
- （Expand sensory awareness outwards[seeing, listening, touching, sensing what is around you]）向外扩展感官感知（看、听、摸、感知周围的事物）。
- （Notice what is true in this moment, both within you and around you）注意此时此刻的真实，无论是在你的内心还是在你的周围。
- （Center and ground in yourself and your body）守中与凝聚（在你自己和你的身体）。
- （Extend and make contact with client, or other）扩展和联系（与来访者或其他人）。

以上，我们在一定程度上理解了在场的定义与研究，接下来，请容许我引进"静观性在场"的观念。

静观性在场

首先，AEDP 的治疗心态以在场开始，后来通过二元正念（dyadic mindfulness）的概念（Fosha，2011，2013）。值得强调的是，二元正念是整合正念练习、依恋现象及主体间性现象的结果，包含治疗师的多种态度：肯定、明确的共情、关怀、同情、善良、真实、慷慨、慈爱、温柔、真诚、消除孤独、乐于助人和情感投入（Fosha，2013，2017；Lipton & Fosha，2011；Medley，2018；Yeung & Fosha，2015）。超越了简单的"在场中"（presencing）和二元正念，我想提出 AEDP 的治疗心态中应包括静观性在场（Yeung，Fosha，Ye Perman & Xu, 2019；Yeung & Zhang，2020）。

什么是静观性在场？

根据精神科博士杰拉尔德·梅（Gerald May）的说法，静观性在场是一种"开放的、全景式的、包罗万象的意识，是这种包罗万象的意识的生活和行动使它充实，并且是内心的态度和在场，而不仅仅是意识状态"（May，1991）。生活的充实和行动是在内在心灵（being）与外在行为（doing）同时存在的一种方式。换句话说，关键是，静观性在场是一种生活方式。它"始终崇敬生命的奥秘"（May, 1991）。在早期的研究中，梅曾经提出"静观意味着对存在的一种完全不受干扰的欣赏，一种精神状态或灵魂的状态，同时是完全清醒的，从所有的成见、先入为主和解释中解脱出来……而伴随着它的是一种钦佩的心灵凝视"（May, 1991）。

简言之，静观性在场是当下这一刻以开放与崇敬的心态去关注任何事物。梅再进一步指出，"静观与哲学性直觉（philosophical intuition）十分贴近"，并建议，"让我们暂时停止思考，只要凝视内心的现实……我们就能看到生活在其微妙的流动中……这是直接的感知，这种简单而稳定的看待事物的方式就是直觉；没有任何神秘的过程，却是对人类心灵最直接的审视"（May, 1991）。

因此，静观性在场是以一种无所不包的、欣赏、钦佩和崇敬的心态，觉察此时此地的一切。

静观性在场中的精神元素与一般的在场和二元正念属同一个的家族相似性[①]。同时，静观性在场还有以下四个更凸显的特征：

- 静观性在场是通过身体的静态化而进入的；
- 静观性在场包括直觉，定义为非言语的、直接的、具体化的了解；
- 可以将静观性在场修炼为一种生活方式；
- 静观性在场包含了欣赏、钦佩和崇敬的心态。

---

① 家族相似性（family of resemblence）是维特根斯坦提出的哲学概念。他认为，范畴的成员不必具有该范畴的所有属性，而是 AB、BC、CD、DE 式的家族相似关系，即一个成员与其他成员至少有一个或多个共同属性。范畴成员的特性不完全一样，他们是靠家族相似性来归属于同一范畴的。范畴没有固定的明确的边界，是随着社会的发展和人类认知能力的提高而不断形成和变化发展的。

静观性在场作为一种生活方式

如何把静观性在场修炼为一种生活方式？请容许我就以下三个方面提出建议。

培养意识和行动

关于这个方面，至少存在以下三个层次的意识与行动。

- **第一层：缺乏意识和行动。** 无论是在现在、之前还是之后，都没有意识也没有兴趣将这种静观性在场超越治疗的范围。仅将静观性在场视为一种治疗技术。这种态度有可能使人生活在一种支离破碎的自我中，属晚期现代性 [①] 的自我困境（Giddens，1991）。
- **第二层：正在形成的意识和行动。** 开始有意识地将静观性在场超越治疗的范围，融入生活方式。愿意这么做的参与者将处于这一层次，经常处于静观性在场的道路上，在生活的各个领域，时时刻刻让静观性在场呈现。
- **第三层：不断的意识和行动。** 静观性在场已经成为人的第二天性。诚然，这很可能是贴近智者与圣人的领域了。

培养在场

关于这个方面，有两个传统可以参考。

- **东方传统。** 正念练习，源于佛学传统，被广泛接受为培养在场心态的有效途径。请参考本章末的两个正念练习——"身体扫描"与"白云冥想"。
- **西方传统。** 古希腊的哲学，尤其是斯多葛学派的哲学，最近重新被引入以培养心理治疗师的内心世界，甚至是作为一种治疗范围之外的精神修炼。心的在场，专注于当下，是一种基本的斯多葛生活方式（Hadot，p.84）。我们可以练习抓住当下（carpe diem）[②]。所谓"抓住当下"，并不是指沉溺于无休止的狂欢之中，而是意识到欲望的虚空、我们的有限性，因此感激地珍惜每一个当下的时刻，并将其视为礼物（Hadot，p.224）。

培养崇敬

培养崇敬，就是对"从高处俯视的目光"（the look from above）的实践。这是一个关

---

① 晚期现代性（late-modernity），又被称为"高度现代性""激进的现代化""自反性现代化""反射性现代化""第二阶段现代化"。其重要特征之一是，许多本来已被确认属于"现代"的社会文化形式，如今开始被持续的现代化过程本身所质疑，许多传统的"真理"也开始受到严厉的攻击。

② 这是一句拉丁文，源自古罗马诗人贺拉斯（Horatius）在公元前 23 年所写的《颂歌》（*Odes*），对应的英文为"pluck the day"（直译为"采下这一天，别指望明天"），现引申为"seize the day"（把握当下）。

于从越来越远的空间想象自己和行为的练习，比如从月球、土星、太阳系边缘甚至以外等角度看地球。由此会产生这样的体会：意识到人类软弱、脆弱和有限的谦卑；人类不过是无限时空中的一个小点。这种观点改变了我们的利己主义式的个人主义，而属于整个宇宙和整个人类群体（Hadot，p.169）。它将会打开我们的心灵，以面对万有的存在。

正念练习 1　　　　　　　　**身体扫描**

找一个安静的地方。如果你所处的环境中有噪声，那么无须理会这些噪声，让它们慢慢地消失在背景中。

闭上双眼，舒服地坐在椅子上，或是躺在地上。专注你的呼吸，不需要去改变什么，只是很自然地呼吸。专注你内在的呼吸，去看、去感受呼吸。

如果你是坐在椅子上的，那么请留意你是否感到自己被椅子支撑？如果你是躺在地上的，那么你身体的哪个地方感觉被支撑，或是没有被支撑？或者，你在感受身体的哪个地方时感觉有困难？

你也许感受不到一些地方，这很正常，所以当你在确定这些地方时，将你的呼吸逐一指引到这些地方，让自己放松呼吸，去留意身体的这些地方。现在，也许你能慢慢地感受到它们。

只是去留意，顺其自然。

花一些时间来调整你的姿势，如果可以，让椅子或地面更多地支撑你的身体，并让自己感受到被支撑。

当你听到我的声音时，请跟随它，并去观察你的身体。在你观察身体的每个部位时，体会它们不同的感觉，注意身体左侧和右侧的不同，观察那些你能感受到的部位，以及你感受不到的部位。记住，就算你无法感受身体所有的部位，也是很正常的。

专注那些紧张的部位，当你这么做时，是否可以使它们放松？同时，也要留意还有哪些部位没有放松。

只是留意发生了什么，无须尝试去改变什么。

并不是要你去努力放松那些部位，而只是做一个观察者。

以下为"身体扫描"正念练习的指导词。

现在，从脚底开始，观察噪声是如何和你的脚趾、脚跟、脚背、脚踝相连接的？

呼吸时，将你的注意力轻柔地移到你的双脚上，观察这样是否可以放松它们？观察你的左右脚，它们的感受有什么不同？

将你的注意力移到你的小腿上，观察你的小腿，看看它们是如何和你的脚连接的？然后，观察左右两条小腿，体会它们有什么不一样的感觉？无论你哪里有紧张的感觉，都请保持均匀地呼吸，并将注意力轻柔地移到你的小腿上，观察你的小腿的感受是否有什么不同？然后，将你的注意力移至你的膝盖，观察膝盖与小腿的连接，然后是膝盖与大腿的连接；你是否感觉一侧的膝盖比另一侧的感受更为强烈？

继续保持均匀地呼吸，并将注意力轻柔地移到大腿后侧，再慢慢地向上移至你的臀部和骨盆；伴随着呼吸，将你的注意力转移到那些你觉得紧张或疼痛的部位，注意是否能通过关注那些部位，从而让紧张和疼痛消失？是否可以让你感到轻松，并感觉自己现在与椅子之间有一种不一样的接触体验？

关注你的呼吸质量是否发生了什么改变？呼吸是变得更深还是更浅？是变得更慢还是更快？

将注意力移至尾椎骨、骶骨上。伴随着呼吸轻柔地进入那些地方，并去感受那些地方。你是如何感受那些地方的？你能感受到哪些地方？你无法感受到哪些地方？它们像什么？

现在，呼吸并将注意力带入你的颈椎，感受它是如何与头骨连接的？

观察你的肩膀，以及肩膀和脊柱的关系，还有头和脊柱的关系。接下来，观察任何紧张的部位，或是你左右肩的联系，然后呼吸并将注意力移至你的肋骨，观察你的肋骨和肩膀、脊柱的关系，慢慢地将呼吸并将注意力带到颈部，再到头部。关注你的呼吸，它在这里是否与在其他地方有所不同？

当你呼吸时，是否能感觉到背部和肋骨的运动？

再次观察你的呼吸质量及放松的程度。现在将注意力收回，去体会此刻椅子给了你多少支撑？

注意你胸腔中的呼吸是否已发生了改变？

留意你的呼吸，它是如何与你肩膀、脖子，以及头部的运动相联结的？

留意你的面部，那里发生了什么变化？

在你的前额周围，你是感到光滑、柔软和放松，还是感到很涩、僵硬和紧张？如果是后者，就请呼吸并将注意力移到那个位置，释放那里的紧张。

关注你的眼睛和眼睛周围，通过调节呼吸去让眼睛和眼睛周围更加柔和。

将注意力集中到你的下巴和嘴周围，轻柔地呼吸，关注你有什么感受。如果你感到紧张，就请微微张开嘴，这是否能帮助你释放紧张？

现在，全然地感受你的身体。注意，现在是什么吸引了你的注意力？有什么改变了？

用这种方式花一些时间与自己相处。

我们将这种与自己相处的方式称为"正念"，它能有助于你与自己相处。

正念练习 2   **白云冥想**

以下为"白云冥想"正念练习指导词。

现在，你以一种放松的方式呼吸。你开始能够体验到空气进入你鼻孔的感觉，尤其是在吸气的时候。吸气，呼气，用自己的节奏去呼吸。

现在，你的呼吸变成了一朵白云。吸气时，白云进入你的鼻孔；呼气时，它又被呼出。你感到每次这么做都很容易。你也许还会发现，你在微微点头，承认白云进出你鼻孔时的感觉。

当你越来越能够想象白色云朵的画面，并且能逐步感受到白色云朵进出你的鼻孔时，也许你就能逐步跟随白云进入你的鼻腔，在里面碰到你鼻腔顶部。你是否感觉到了那个位置？那里是否有一种特殊的感觉？如果有特殊的感觉，就请注意这种感觉，它是什么样的？是开心的吗？是中立的吗？是惊奇的吗？是温暖的吗？是凉爽的吗？它是只占了一小块空间还是一大块空间？

继续探索白云接触你鼻腔最上方的体验，感受你体验的变化。

当你的体验变得更为清晰时，请记住白云接触你鼻腔最高点时的感觉，这能让你不断重复这样的感觉。

现在，只是去留意，顺其自然。

留意你所学的，留意当云朵进出你的鼻腔时是不是一种有趣的感受？

然后，将你的注意力移至鼻腔的顶端，在那里停留一会儿，不用做什么去改变你的体验。

在你熟悉了白云进出你的鼻孔，以及触碰你鼻腔最高点的体验后，慢慢地将注意力移至喉咙。然后，带着好奇去关注，当你让白云接触你喉咙时会发生什么。

在你呼吸时，空气会经过你的喉咙，现在让白云去接触那个地方，尤其是当你吸气时。每次呼吸时，都让白云去触碰你喉咙的内壁。你有怎样的感觉？

请再试一次，不要着急。可以让自己在这一刻充满好奇。

如果你愿意，那么你还可以做各种尝试。比如，短的呼吸和长的呼吸，浅的呼吸和深的呼吸，关注一切特殊的感觉。

在喉咙那里，你的感觉是否会有所不同？是开心的吗？是中性的吗？是惊奇的吗？是温暖的吗？是凉爽的吗？它是只占了一小块空间还是一大块空间？

继续探索白云触碰你喉咙内壁时的体验，记住这种体验。

现在，只是去留意，顺其自然。

接下来，吸入白云，让它下移至你的肺部，想象你的肺部充满了柔软的白色云朵。

随着你吸气，白云会在你的肺部扩大。再次吸气时，将你的注意力移至胸腔，然后到肋骨周围，再到肩膀下的位置，最后抵达你的背部。

请观察你胸腔中不同的感觉，去留意白云是如何影响你胸腔中不同地方的。你胸腔中哪些地方吸引了你的注意力？

你想将注意力移至心脏的感受吗？还是想继续体会白云在你的胸腔、肋骨、肩膀、背部的感受？无论你如何选择，都请轻柔缓慢地呼吸，在这一刻，找到你的兴趣所在，它感觉起来怎样？白云进入你所选择的地方后，你有了怎样的感觉？在每个地方，是开放的还是封闭的？你的内心是在开放地体验，还是封闭起来的？

现在，只是去留意、体验，并记住你的感受。

接下来，呼吸到了你的腹腔处，膈下方的位置。观察那里是开放的，还是有什么限制？你的腹腔丛能否很容易地接受到呼吸？如果不是，就请关注这里，并仔细观察这些限制。

随着呼吸，白云将移至你的腹腔丛。轻柔缓慢地呼吸，请留意那里发生了什么？你的体验是会发生改变，还是依然如故？你有足够的时间去想、去留意、去体验，并记住你的感受。

现在，深深地吸气，将白云吸入你的腹部。

保持轻柔缓慢的呼吸，并让白云进入你身体的深处，进入你的肚子、你的骨盆。

观察你的感觉，你感到紧张的部位，你能通过白色云朵的帮助释放紧张吗？

跟你的呼吸做实验，改变它——更快，或更有力，然后再放慢、放轻柔。你观察到了什么？哪种感觉更为自然？

当你想象着白云深入你体内时，你有什么样的感觉？花一些时间去感受，当你持续轻柔呼吸时，留意你的感受，并记住你的感受。

现在，将呼吸深入腹部、肚子、骨盆，再下至双腿，然后到脚。接下来，想象从你的脚开始呼气。

随着你的呼吸，白云充满你的整个身体，以柔软、轻柔的方式充满了整个身体。留意各个位置的感受，以及那些紧张的位置。

当你保持呼吸时，留意你所有的感受，并让白云帮助你。

现在，花些时间，去反思你与白云的体验。

记住你是如何通过呼吸将白云吸入，并将它移至你身体各个部位的。它是如何触碰你鼻孔内部的，又是如何触碰你鼻腔的最高点、喉咙，以及你的胸腔、心脏、腹腔丛、腿和脚的。

留意你是如何体验到你身体的变化的？你和白云的关系是如何变化的？反思这是否可以帮到你，如果可以，它是如何帮到你的？

非常感谢你的留意。

小 结

我们探讨了静观性在场的理论基础，不同元素及其意义价值。其中，特别以"仁"为儒家思想与其引伸出来的"感通觉润"作为 AEDP 一言以蔽之的核心理念。此外，我们再思考了"在场"的概念与神经生理学研究，以及在场的实证研究结果。我们进而引入静观性在场的论述，以及将其作为一种生活方式的提议。

至于落实的应用，我们可培养西格尔的提出的"COAL"，即对发生的事情充满好奇（curious），保持开放的态度（open），接纳当下、不去对它做评判（accept），用爱心对待这种体验和对待自己（loving）。我们还可以参考盖勒提出的"PRESENCE"，与静观性在场的无所不包的、欣赏、钦佩和崇敬的心态，觉察此时此地的一切存有。最后，调整身体的状态，使身体进入静观性在场，是可以借正念练习"身体扫描"与"白云冥想"来慢慢培养的。

第 11 章

虚静心

> 容许我大胆地说，治疗师的成长，不应只包括学术与技巧，还包括人格，这些都永远在路上。我也承认，治疗师内外一致的信念也许深受内圣外王 [①] 的观念影响。这个信念，也是我认为东方文化优于西方文化的地方。

本章有关虚静心与第 12 章有关诚敬心的论述，并不是经典 AEDP 中的理论。在这里，我想再次感谢恩师戴安娜老师，是她 20 年来对我们各位弟子的栽培，让我们的生命不断地成长与丰富。戴安娜老师超乎常人的包容度，让身为弟子的我们以她首创的经典 AEDP 为基础，再分别发展我们的专长与兴趣，包括关于复原力、关爱等议题的探讨。

我专门探讨的是什么议题？

第一，自我初遇戴安娜老师并接触 AEDP 时起，便下决心要把 AEDP 带到中国，而我也非常喜欢学习中国哲学 [②]，所以特别希望能够尽绵薄之力，把源自西方的一套心理治疗模式处境化，尝试与中国文化中的智慧整合。同时，我深信中国文化中自有优于西方文化之处，因此我也努力尝试借助老祖宗的智慧去优化 AEDP 的治疗模式。

第二，我发现西方的心理治疗学界很少把治疗流派中的智慧与治疗师本身的生活和精神生命联系上，这就形成了"说一套做一套"的双重标准，令人感到荒诞。例如，我认识一位西方当代某大流派的创始人，经常大讲心理治疗共情的理论与实践，私底下却对学生

[①] 出自《庄子·天下》："是故内圣外王之道暗而不明，郁而不发，天下之人各为其所欲焉，以自为方。"这是古代修身为政的最高理想，指对内具有圣人的才德，对外施行王道。

[②] 我必须承认，我从未接受过任何关于中国哲学的正规训练，只是一个喜欢阅读与自修中国哲学的"小学生"。因此，我诚邀各位读者指正。

十分傲慢，尽显霸气与自恋。尽管这位大师级人物是在教导如何在治疗过程中而非在生活中应用共情，但共情又不应仅仅是一种技巧，更应是发自内心的关怀吧！这样一来，岂不是令人格碎片化了？！① 当然，身为治疗师，我们不会也不能要求自己是圣人贤者，但既然我们希望引导来访者学习自我观照的能力，并且努力成长，那么我们岂能不要求自己成为来访者的榜样？就像一位犹太裔的老师所说："我不是以为自己已经得着了。我只有一件事，就是忘记背后的努力，向着面前的标杆跑。"容许我大胆地说，治疗师的成长，不应只包括学术与技巧，还包括人格，这些都是永远在路上。我也承认，治疗师内外一致的信念也许深受内圣外王的观念影响。这个信念，也是我认为东方文化优于西方文化的地方。基于这个信念，我的另一个特别的研究与兴趣，便是探讨如何把 AEDP 的核心理念演化为一种生活方式。

第三，心理治疗界的大师（如弗洛伊德、弗罗姆、罗杰斯等）都探讨过如何把他们的治疗与学术理论应用在社会或文化中。我自幼便受史怀哲医生生平经历的启发，他的研究重点是如何拯救正在衰落的文明。这些前辈都是我的榜样，他们都正面地影响我思考 AEDP 如何能对社会与文化做出贡献。

以上三大范畴，前两者我将会在本章与第 12 章进行探讨。关于如何把 AEDP 应用在社会与文化中，将在本书的第 14 章与第 15 章进行探讨。

为什么我要聚焦虚静心？

老庄的思想备受西方心理治疗部分学者的肯定与认可。譬如，哈科米治疗法（Hakomi Therapy）的创始人写了一本以《道德经》为基础的著述，将玄、无欲、无为、不争、抱一等共 33 项主题应用在心理治疗的治愈智慧中。此外，还有一些以存在主义心理学为背景的学者，对庄子推崇极致，甚至认为庄子是中国历史与文化中第一位心理治疗师。

老庄的虚静心与 AEDP 有很多融会贯通的地方。单单一个"虚"的观念，就已经融摄并超越了第 10 章所讲的西格尔有关心理治疗的在场心态的四个基本特征（好奇心、开放性、接受和爱）了。

"虚"的探讨

"虚"与"静"，都是道家哲学中最重要的核心议题。要了解二者的含义，就必须把它们放到道家哲学的脉络中去理解。而相应地，倘若要了解道家哲学，尤其是《道德经》中的重要观念，就必须把《道德经》放在老子著述时的历史大环境中去理解。值得我们思考的是，老子应该不会是凭空、无缘无故地提出"无为""虚"与"静"等议题的。换言之，

① 令我充满感恩的是，戴安娜老师对来访者与学生都是一致的，而且是发自内心的亲切。

我们好奇的是，老子所处的历史时代出了什么问题，他才会提出《道德经》中记载的智慧来做出回应呢？更简单通俗地说，老子所处的社会出了什么毛病，才要用《道德经》来做解药呢？

以老子为首的道家思想属先秦时期诸子百家之一，甚至是位列儒、墨、道、法四大最有名气的流派之前。诸子百家的起源，有其共通的历史原因，主要是针对牟宗三老师说的"周文疲敝"①而产生的。意思是一群热爱国家与老百姓的学者，因目睹当前周朝文化的疲乏与弊病，激发内心的忧患意识，而发展并宣讲他们救国救民的学说。

有关周朝的文化，孔子曾说："周监于二代，郁郁乎文哉，吾从周。"意思是，孔子认为，周朝的文化是监察、回顾、整合，甚至是优化了夏朝与商朝文化的丰富结晶，令他赞叹不已。因此，孔子效法并跟随的是周朝的文化。

周朝的文化，在这里是指当时的典章制度，牟宗三老师在《中国哲学十九讲》一书中给出了这样的解释：

> 周文发展到春秋时代，渐渐地失效。……这一套周文不是它本身有毛病，周文之所以失效，没有客观的有效性，主要是因为那些贵族生活作风腐败堕落，不能承担这一套礼乐。因为贵族生活作风腐败堕落，所以他们不能够实践这一套周文。不能来实践，那周文不就挂空了吗？挂空就成了形式，成为所谓的形式主义，成了空文、虚文。

老子、庄子都认为，这些既有的制度都没有内在生命的外在形式，不只是空谈，甚至是既得利益者假冒为善的工具，故必须超越，让人们可以从这些形式规条的束缚中获得释放，重新体验逍遥，齐物（万物平等价值）的高尚境界的自由自在。

因此，道家的反思，便是对准周朝文化典章制度中实践的没落以致呈现空文的弊病而产生的超越救赎的路径。

我们参考这样的历史背景，便能更容易理解道家有关"虚"与"静"的主张了。我们先来探讨虚的主题。

"虚"与西方学术的呼应

《道德经》的第 4 章与第 5 章被认为是对"虚"的礼赞。让我们先来看第 5 章，我们将会聚焦"虚"的容纳性与创生力：

> 天地不仁，以万物为刍狗；圣人不仁，以百姓为刍狗。
> 天地之间，其犹橐籥乎？虚而不屈，动而愈出。多言数穷，不如守中。

---

① 也作"周文疲弊""周文疲蔽"。本书采用牟宗三在《中国哲学十九讲》一书中的用法。

先来看注释。

- **不仁**：可被理解为偏爱；亦可被理解为制度化道德。我较为倾向于接纳后者的诠释，因为先秦哲学的出现，源于"周文疲敝"对老百姓形成的桎梏。同时，这空洞化了的道德行为制度，也成了先存的偏见、成见与假设。不过，老子认为，道法自然的天地不受这些已经是衰败的偏见与制度的限制，所以有无限的容纳性。

- **刍狗**：以草扎成的狗，是祭品。老子以刍狗比喻老百姓，指出老百姓也如刍狗一样，会有被尊崇的时刻。然而，在祭祀完毕后，这些草扎的狗将会被弃，比喻万物与老百姓如野地里的草，既有兴盛的时候，也有衰败的时候，皆是价值平等，皆被天地与智者容纳，任其自生自成、自作自息。

- **橐籥**：古代的打气箱，扇风泼火的器具。这种工具的内部是空的，所以是虚的象征。操作这打气箱时，能使星星之火变得旺盛炽热，持久的不屈不竭，创生不息，无穷无尽。

- **多言数穷，不如守中**：指主见过多，反而会迅速堵塞智慧呈现的通道，不如持守空明的心态。老子所说的"中"跟儒家的"中"不同，后者带有"不偏不倚、不走极端"之意；前者则带有"中空"之意，与"虚"同义。

由此可见，本章提出了"虚"的两个特征：第一是开阔的容纳性；第二是无穷的创生力与智慧的泉源。

如何将其应用于临床中呢？

老子在这里论述容纳性的"虚"，与西方学术在以下几方面有呼应。

- 现象学中的括弧法①，是存而不论的意思。"存"的意思是既不扔掉某个可能性但暂时不讨论，也不妄下结论。

- 罗杰斯提出的不批判的治疗心态。

- 比昂提出的无欲无忆的治疗心态。

尤其是比昂提出的无欲无忆的治疗心态，值得我们进一步探讨。所谓"无欲无忆"，比昂的意思是在治疗过程中剔除记忆与欲望。比昂强调，在治疗的过程中需要被剔除的并不是记忆的本身，而是来访者对某段记忆的瘾癖性的执着。比昂认为，心理现实仅能通过直觉了解，这就意味着心智 – 情感的现实是被直接领会和理解的，而不是通过感知。比昂主张，感知会堵塞对心理现实的直觉。既然记忆和欲望都是基于知觉，那么它们就会堵塞对心理现象的直觉。基于感觉而产生的感知性知觉，是不能产生直觉的；相反，领悟的时

---

① 括弧法（bracketing），又被称为"悬置"（epoche），即将对象的所有预先设定的存在加括号，中立化，存而不论，既不肯定也不否定，不做判断。

刻是通过思想内的创造性活动而出现的。

比昂描述的领悟（或灵感）的出现，如洛尼根（Lonegan）说："是在一瞬间，是在一种很平常的场合，一个松弛的时刻。"（Symington & Symington，1996）而这松弛的状态，便是比昂所说的"冥想"（reverie）、弗洛伊德所说的"自由漂浮的注意力"（free-floating attention）、戴安娜老师所说的"二元正念"，或本书所说的"静观性"的状态。

综合比昂的主张，会发现以下重点与道家哲学共鸣。

- 心理现实的感悟，源于直觉领悟。而直觉的领悟，源于内在的创造性，亦源于无欲无忆，即道家的"虚"，尤其是"虚"的开阔容纳性。
- 内在的创造性，亦呼应"虚"的无穷的创生力与呈现的智慧。
- 内在的创造性，是源于心的冥想、自由漂浮的注意力、二元正念，或是静观的状态，亦即道家的"静"。

简言之，道家的"虚静心"，是直觉了悟比昂指的心理现象的首要必要条件。

用老子的术语说，在治疗过程中，必须持守"虚"的心态。第一，治疗师必须"虚"化（剔除）一切有关来访者的认知，如已既定的、使治疗师容易执着的诊断结果。第二，用"虚"的开阔容量接纳面前的那个有无限潜能的人。

我们现在尝试把"虚"的心态落实到临床的应用中。例如，一位单身的女性来访者在网上征友，男性治疗师很快便判断与定论这个行动很可能会对她不利，因为这么做的人往往都没有好结果，并根据这样的意见好心劝导来访者。结果是，男性治疗师在无意中重演了女性来访者受自己父亲批评的经历，差点导致治疗关系中断。

倘若治疗师以老子的上述智慧作为启发，那么首先要有"不仁"的心态，意思是不会带着"网上交友不利"的先存偏见与成见做劝导，使她不会感觉再一次被批判；相反，若治疗师以这位女性来访者为"刍狗"，先认定她有值得被尊崇的地方，再给她自由的空间去探索，这便是开放与接纳的心态了。接着，治疗师在剔除了先前的偏见后，也会启动好奇心，并对来访者保持聆听的心态，这将推动来访者愿意表露深藏的孤独感。此外，给予来访者自由，本身就是一种关爱的表现。

简言之，相对于在无意中重演来访者父亲的操控与批判，治疗师持守"虚"的开阔容纳性心态对待来访者，能给来访者带来一种矫正性的情感体验。

我们可以再深入一些地"虚"。在道家哲学中，"虚"与"无"是联系紧密的观念。牟宗三在《中国哲学十九讲》一书中说："无所显示的境界，用道家的话讲就是'虚'。"意思是要达至"虚"的境界，先存的条件就是"无"。

"虚"与"无"在道家哲学的脉络中，并不是"本体"（ontological）或"存有"（being）的概念，而是一个实践性的概念。因此，"虚"与"无"都是动词，而不是名词。

它们都是针对"周文疲敝"后遗的形式主义，甚至是由外在的伪善而发。一切的"有为"都是外在形式主义的空话，都是造作的假象。因此，针对"有为"的假象与连带的病态，必须以"无为"直面处理与解救。把"无为"进一步简化，便是"无"，是去除、剔除一切"有为"的人工造作。

既然我们从道家的角度了解了"无"的含义，便能更加丰富化甚至是超越比昂的"无欲无忆"概念。

"无己""无功""无名"

在《逍遥游》一文中有这样的一句：

故曰，至人无己，神人无功，圣人无名。

在《庄子的开放心灵与价值重估：庄子新论》[①]一书中，享誉国际的道家文化学者陈鼓应对"无己""无功""无名"有以下精简的诠释：

"至人无己"，并非至人没有自我，乃是至人超越偏执的我，这里的"己"，乃是为功与名所捆住的己。"神人无功，圣人无名"，所谓"无功""无名"，即是扬弃世俗价值的左右，"无己"亦即超脱世俗价值所左右的自己。

"至人""神人""圣人"这三个词同义，都是庄子心目中的理想人格。要培养这样的理想人格，必须效法《逍遥游》中的宋荣子，摆脱一般人为了做好"世俗人眼里的我"的价值判断而过活。这些"别人"，如庄子时代的乡亲百姓，或一国之君。庄子的意思，并不是鼓励我们变成拥有反社会人格的病态，而是指出"世俗人眼里的我"是一个假我，是庄子所说的"己"，失去自由，被别人的眼神、批判而牢困着。同时，我们需要超越的是对一切功名利禄、权势尊位的束缚，使我们能锻炼"无己""无功""无名"的精神境界，让真我重现。

为什么这个被世俗价值捆住的自己或"世俗人眼里的我"是一个假我？倘若我们依然被功名利禄、权势尊位的世俗价值束缚，或介意世俗人如何对我们评头品足，我们就会变成这些世俗价值或人的奴隶。同时，我们也会卡在以自我为中心的功利层次中，即依然将一己的利益放在首位。换言之，关注"世俗人眼里的我"，并不是以他者的好处为重；相反，聚焦的是这个"我"如何能在这些人群中生存，从中得到"我"想要的好处与利益。

---

① 本书中关于此书的引文，均援引自由中华书局于 2015 年出版的版本。

我们如何培养这个"无"的功夫,以达至"虚"的境界?我将会在后续介绍。接下来,我们先来探讨"无己""无功""无名"的临床应用。

- 在 AEDP 的理论框架与临床实践中,我们锻炼的是在临床的治疗过程中,以最佳自我与来访者互动。最佳自我是带着真我呈现,与状态四的种种心境(比如,智慧、慷慨、怜悯、自我怜悯、仁慈、创生性等)直面来访者。这最佳自我(或真我)呈现的心态,共鸣了庄子所说的"无己""无功""无名",即去除了假我之后出现的真我。因此,最出色的 AEDP 治疗师,在治疗的过程中都近乎是庄子所说的"至人""神人""圣人"。

- 我经常努力锻炼自己在治疗中培养"无己"的素养,放下对某些来访者的偏见。例如,一位现职亦是心理治疗师的来访者披露自己的历史,当他说曾经是"地狱天使"(Hell's Angels)的成员时,我的心头为之一震。那一刻,我学习放下"'地狱天使'成员便是社团中人,最好还是敬而远之"这些既定的信念偏执。AEDP 视角的优势是,我们不会抹杀这位来访者曾经可能有过的某些行为,但是我们会从治愈性的角度去问,这位来访者哪里是对劲的?当我以这种积极的角度,亦可以理解为"无己"之后的心态去看待来访者时,便开始欣赏来访者努力改过自新、脱离社团的生活方式,并成为心理治疗师,帮助那些仍然困在社团中无法自拔的人们。

- 有关锻炼"无功"与"无名",即培养放下对成功与名气的执着,出现在我参加对治疗有效性的研究过程中。这项有关 AEDP 治疗的成效研究,是聚焦探讨 AEDP 能否在 16 节的治疗过程中展现这种疗法的效果。这项研究的设置,包括为每一次的治疗过程摄像,并邀请参与研究的来访者对每节治疗进行反馈。我记得在研究过程中,第一节治疗开始的一分钟,我忽然发现自己聚焦的对象竟然是摄像机的镜头,便在瞬间感觉好像有无数双眼睛在看着我。我的脑中旋即浮现出了这样的声音:"万一今天的治疗效果不好怎么办?"(这是对成功的执着。)更糟的是:"万一全程 16 节的治疗效果不好,那么岂不是很丢脸?"(这是对名气的执着。)我意识到这些对"功""名"的偏执会使我分心,而且这个为自己的利益而做的治疗动机也是有问题的。那么,我如何实践"无功"与"无名"?我需要反复提醒自己转移专注目标:第一,把视觉聚焦的对象从摄像机的镜头转到来访者的脸与身体的动作上;第二,把听觉聚焦的对象从脑海浮现的声音转到聆听来访者的说话与语气上,甚至是要坚定地关注来访者的终极幸福。当我反复地遵循这样的聚焦对象的转移时,还不到两分钟,我便留意到自己的焦虑感消失了。在 AEDP 的框架中,尤其是透过体验三角的视角,我的焦虑感消失了,防御也相应消失了,核心情感通畅适切地投入与流露,并与自己的真我联系;一切的干预均出自真我的智慧与怜悯。

- 有的心理治疗师知道自己患上了不治之症，既不告诉自己的来访者，亦不替来访者需要新的治疗师而做出转介或安排。这体现了治疗师没有重视来访者的需要，甚至可能只关注自己的利益的心态，也就是源于庄子语境中的"己""功""名"的层次。还有的心理治疗师在直面即将到来的决定其生死的大手术中，在照顾自己的身体之余，还在同时照顾来访者的心理需要。他不仅陪伴来访者直面可能会失去治疗师而出现的分离焦虑，而且在同时准备万一治疗师遭遇不测，为其安排妥当接手的治疗服务。该治疗师是在自己生命临危之际，依然以 AEDP 中的最佳自我（或真我），呈现状态四中的怜悯自己与怜悯他者的素质，也就是庄子语境中的"无己""无功""无名"的层次。

锻炼"无"的功夫

我们现在再进一步探讨如何锻炼"无"的功夫。《庄子·内篇·大宗师》中，记载一段孔子与学生颜回的对话，很有趣，以下将其译为白话文。

颜回说："我有进步了。"孔子说："此话怎讲？"颜回说："我忘掉仁义了。"孔子说："很好，但还不够。"过了几日，颜回再见孔子时说："我有进步了。"孔子说："此话怎讲？"颜回说："我忘掉礼乐了！"孔子说："很好，但还不够。"又过了几日，颜回再见孔子说："我有进步了。"孔子又说："此话怎讲？"颜回说："我坐忘了！"孔子惊讶地问："什么是坐忘？"颜回说："忘掉了自己的肢体，罢黜了自己的聪明，离开了身体欲望，除去了对知识的偏执，到达了与万物融通的境界，便是坐忘。"孔子说："能与万物合一便无偏好，能顺应变化便无执着。你果然是贤人啊！我也需要跟随在你这个榜样之后。"

颜回用"忘"的方式，去除对各种的执着——先是抽象的仁义，到具体的礼乐，再到肢体、聪明、欲望、知识，最终达到天人融通合一的层次。我认为这个"忘"的进程是达到"无"的方法。

如何才能够忘？我们需要借助大脑神经科学来解释忘的现象与方法。

先来澄清一个关于忘的误区。我们通常认为忘是一种积极与主动的行为，比如，我们可以既主动又积极地把某段记忆或某个意念从脑海中擦掉、删除。我现在邀请你做一个心理实验：请你此刻从脑海中删除"庄子"这两个字，是否有点困难？请再试着忘记你刚刚看过"庄子"这两个字。也许你已经知道，恰恰是因为我重提了"庄子"这两个字，所以你更加难以忘记或从记忆中删除它了。

这种困难与我们的大脑产生记忆的原理有关。在我们看到"庄子"这两个字的一刹那，便激发了大脑神经的某个网络。当我们再次看"庄子"这两个字时，便再次激发了同一个大脑神经网络。基于大脑神经科学中的赫布法则（Hebb's law），"如果两个神经元细胞总是同时被激活，它们之间就会存在某种关联，而且激活的概率越高，这种关联程度也越高"。也就是说，被再次激发的"庄子"神经网络便存留了下来，形成我们所谓"记忆"的心理现象。然而，在大脑神经科学的运作中，并不存在主动删除记忆的机制，但有一种"如果你不使用它，就会失去它"的修剪原则。忘的关键，便是这修剪现象，我们若长时间不再激发"庄子"的神经网络，这网络中的突触连接就会自动被持久地弱化，甚至是难以再被激发或启动，有如"庄子"的神经网络自动地断开了。

让我试着把似乎十分复杂的大脑神经科学简化。记忆的形成源于某神经网络被重复地激发。激发神经网络，源于我们专注或聚焦于某个对象；反过来说，倘若我们不专注或不聚焦某个对象，有关这个对象的网络就不会被激发，记忆也不会形成，或是已有的记忆被弱化，甚至被遗忘。再简化点，记忆或遗忘的关键在于控制我们的专注对象，即转移专注目标。

如何应用于临床中呢？

基于"无"的实践是到达"虚"的境界，而"忘"的锻炼是培养"无"的功夫，再进一步，锻炼自控专注目标是培养"忘"的功夫，我们现在揣摩到一条较为可行的修炼内在精神生命（以下简称"精神修炼"）的途径。简言之，便是"转移目标＞'忘'＞'无'＞'虚'"的流程。

这条精神修炼的途径，对于作为治疗师的我，在治疗的过程中培养"无己""无功""无名"的功夫有莫大的帮助。我努力尝试整合"无己""无功""无名"与"忘"的功夫，即将我的心由专注世俗价值的目标转移至（从"忘"至"无"）超越世俗价值目标。这些超越世俗价值的目标，都是长期启发我并内化了的精神导师（比如，本书引用的孔子、孟子、老子、庄子、史怀哲、韩炳哲、卡缪、列维纳斯等）提出的。专注慢读这些中西智者的著作与传记，便仿佛有他们与我在这精神之旅中同行。

当代前辈级的精神分析师唐娜·奥兰治（Donna Orange）向所有的临床医者（医生、心理咨询师、心理治疗师、精神分析师等）与人道主义者大力提倡的正是精神修炼的需要，旨在让临床医者得到精神滋养。奥兰治认为，治疗师常常会体验到一种孤独的心境，对此，她建议用精神分析师桑德拉·布希勒（Sandra Buechler）提出的"内在合唱团"（internal chorus）来处理。布希勒说："我们每天带入办公室的'内在合唱团'必须令人感到舒适，而且必须足够激励，以鼓励创造性地使用孤独。"

细读奥兰治的著作，她的"内在合唱团"（即精神滋养来源）来自西方的贤人哲者。借着已经内化了的西方贤人哲者，奥兰治能够直面作为医者的孤独，并使这种孤独感转化为具有创造性的独处。

奥兰治建议的以精神修炼为滋养,与中国文化中的"内圣"观念共鸣。布希勒主张用"内在合唱团"直面内心世界的孤独,对应 AEDP 主张的以真他化解孤离。奥兰治以西方的贤人哲者为"内在合唱团",类似我内化了的"精神导师团",他们的精神在场陪伴我把孤独感提升为独处。每当我感到茫然、迷失方向时,想到这些精神导师的"知其不可为而为之"的忧患情怀,便会消解我的无力感,驱使我再多走一步。

倘若我们再回到庄子借颜回的话论述所谓"同于大通"的体验,也就是与万物融通的境界。我不止一次地用 AEDP 疗法帮助来访者,尤其是当我们都到达状态四的时候,彼此都会体验相互在心理层次的"自我边界的溶解"了,也就是所谓的"不二体验"(non-dual experience)。这状态四的不二体验,除了在治疗的过程中,在 AEDP 的培训中,同学们曾反馈在课堂中也能够体验到相应的"天人合一"的境界。换言之,同学们在 AEDP 的培训过程中也可以体验由状态一至状态四的转化。

在道家的思想中,"虚"与"静"是核心性的重要议题。再深入些讲,老子在《道德经》第16章中提醒我们要"致虚极,守静笃",更加表明"虚"与"静"都是互相紧贴着的实践与锻炼。

"静"的探讨

从"静"的反面说起

要了解什么是"静",我们可以从"静"的反面"躁"甚至是"狂"入手。关于"静"的反面,老子在《道德经》第12章有以下描述:

> 五色令人目盲,五音令人耳聋,五味令人口爽,驰骋畋猎令人心发狂,难得之货令人行妨。是以圣人为腹不为目,故去彼取此。

在这里,老子将以物欲为主导的外在生活与以精神为主的内在生命做了强烈的对比。为什么老子要这么做?再次强调,《道德经》的来源是针对西周文明的典章制度衰落而发出的召唤。而周文疲敝的深层原因,并不是典章制度的本质问题,而是执行这套典章制度的既得利益者终日沉迷于声色犬马的物欲刺激中。感官刺激会把我们的注意力从内心世界的精神境界,强行转移至外在的色、声、味、身、货欲的对象上面,以致我们的心忘却了对高层次精神价值(比如,真、善、美等)的追求。我们终日劳劳碌碌,便是渴望得到这些感官上的满足。无穷的追逐始终无法填满无尽的需求。这些色、声、味、身、货欲的对象原本都是我们创造出来的物品,却反而成了我们的主人,我们则成为这些物品的奴隶。这种我们与物品由主奴关系倒转为奴主关系的现象,便是疏离或异化的现象。

老子劝我们以圣人智者作为效法对象，"为腹不为目"，以及"去彼（目）取此（腹）"。从本文的脉络来看，"目"是泛指对色、声、味、身、货的欲望。对"腹"的解读，可以有两个层次：（1）按字面的肉身层次理解，如指肚腹的温饱，甚至可以是指冥想中气守丹田；（2）较为呼应前面几句对心的关注，腹亦可象征我们的精神或内心世界。对着这一章的终极启发，陈鼓应在《老子今注今译》[1]一书中说：

> 为"腹"，即求建立内在宁静恬淡的生活；为"目"，即追逐外在贪欲的生活。一个人越是投入外在化的漩涡里，则越是流连忘返，使自己产生自我疏离，而心灵日愈空虚。因而老子唤醒人要摒弃外界物欲生活的诱惑，而持守内心的安足，确保固有的天真。

活在后现代的都市文明中，我们身心的感觉器官都是无远弗届地不断被刺激着。正如诗人罗雨在《出走》一诗中所写的：

漂浮在别人的城市里

什么都可以出租：

灵魂、肉体、幸福、尊严……

到处都是好看、好听、好吃、好感觉，不断地向我们招手呼唤。这些刺激使我们的精神向外流散，仿佛感觉一股离心力要把我们的心撕裂一样。

顺应老子的"为腹不为目"，倘若我们采取腹的象征含义"内心世界"，那么我们在临床的治疗过程中如何去应"去彼（目）取此（腹）"？

第一，较为简单的"去彼（目）"，是降低在见来访者之前对自己感官的刺激。例如，治疗前的晚上睡眠或休息充足[2]，早上最好是用心肺运动的方式提升精神与身体能量[3]，少喝刺激性饮品[4]等。

第二，有关"取此（腹）"。AEDP 必要技术的第 8 项"维持一个体验的焦点"的本质便是把心的专注对象由身外转向身内。譬如，本书第 10 章中有关身体扫描的练习，首先是锻炼我们的专注能力，让我们专注于呼吸与身体外部的不同部位。接着，有关白云冥想，

---

① 本书中关于此书的引文，均援引自由商务印书馆于 2020 年出版的版本。

② 也许读者觉得这些建议好像很老套了，但现实情况是，我当实习医生的时候，曾经试过在连续值班 60 小时的过程中只睡两个小时。

③ 自 2005 年开始至今，我改变了自己的生活习惯，每天早晨尽量坚持（身体抱恙时除外）做 20 分钟的坐姿单车运动。

④ 我也理解喝咖啡也许是当代人的一种习惯，要禁掉咖啡也许有点非人化或不近人情，所以我建议的只是少喝。

再进一步地由专注身体外部的不同部位转为身体之内的感觉，这些部位包括鼻孔、鼻腔、喉咙、肺部、胸腔、心脏，最后到腹腔。这些练习都是系统性地锻炼二元正念与静观。亦基于这些系统性的、清晰的、按步就班的培养，请容许我大胆地说，戴安娜老师所说的二元正念，或本书第 10 章中所说的静观性的状态，超越了相对抽象的比昂所说的冥想，以及弗洛伊德所说的自由漂浮的注意力。

第三，如果你曾学习过尤金·简德林的聚焦 [1] 疗法，那么你也许会共鸣聚焦的本相，尤其是留意呈现在喉咙、胸部或腹部的感觉，这也是锻炼"为腹"的路径之一。

第四，在治疗过程的当下，有一些较个人化的小技巧能提醒我"为腹"的练习。例如，把一只手放在自己的心口上，或是在手腕上戴一串念珠或手链，抑或是借助智能手表的呼吸 APP 等。

最后，倘若我们以老子"为腹"的路径作为体验式治疗的实践模式，这其实也是一种自我滋养的途径。诸如正念、静观等，都有强烈的科学根据表明这些锻炼能促进身心健康。换言之，AEDP 的临床实践不仅能对来访者有治愈的作用，还会对治疗起到保护和促进健康的作用。

从正面探讨"静"

接下来，我们再从正面来探讨"静"。

《道德经》第 16 章写道：

> 致虚极，守静笃。万物并作，吾以观复。夫物芸芸，各复归其根。归根曰静，静曰复命。复命曰常。知常曰明。不知常，妄作，凶。知常容，容乃公。公乃王，王乃天，天乃道，道乃久，没身不殆。

老子这章开宗明义提倡"致虚""守静"（以下简化为"虚静"）的锻炼，"极"与"笃"含义相同，都是"极致"的意思。老子的"虚静"似乎是一种核心的认识论，可以应用于人类生活的各范畴，亦可应用于观察整个宇宙。关于"虚静"的含义，牟宗三在《中国哲学十九讲》一书中解释：

> 虚静是道家的功夫……无的境界就是虚一静，就是使我们的心灵不黏着固定于任何一个特定的方向上。生命的纷驰、心理的情绪、意念的造作都有特定的方向，黏着在这个地方，就着于此而不能通于彼，你生命黏着于此，我生命黏着于彼，各行其是，冲突矛盾就出现了。……静就是不浮动。人随着生命的纷驰，顺着意念的造作，天天在浮动之中，把

---

[1] 此处的"聚焦"，是狭义地指简德林创立的体验性流派，也是 AEDP 理论根源之一。

这些化掉就静下来了。

对于心的静或不浮动，我们可以做个比喻。倘若我们反复受外在感官的刺激，我们的心就会像是一杯含沙的水，不断地搅动水，杯中的水一片混浊，既不"虚"，也不"静"；相反，我们让外在的感官刺激都停下来，就如这杯混浊的水不再被搅动，让水中的沙沉淀下来。原本是混浊的地方，现在没有沙，是"虚"了。能够"虚"的原因是没有再被搅动便"静"了。我们的虚静心便如这杯中的水，呈现清透空明的状态，能够洞悉宇宙万物的奥秘。

当老子用"虚静"的认识论来探究天地奥秘的时候，先是去除既定与僵化的成见与偏见，然后观察到万物的生死、起灭、聚散都顺应一个循环的规律，而这些循环现象的终极现实都指向一个真相，便是"静"的境界。换言之，老子在这一章论证万物（一切存有）的根是"静"的境界。就此，陈鼓应在《老子今注今译》一书中进深一步解说：

> 人心原本清净圆满，因后天种种欲望与知识而被骚乱，故应舍弃人欲以复归其原本的清净圆满。

"静"的境界是万物的根源，亦是含有创生的潜力与种子。

老子对"静"与创生的关系，也许我可以用积极心理学，尤其是对有关正向情感的研究，来探讨心进入"静"的状态时所产生的现象。本书第 8 章已详细介绍过，内心体验的静属于正向情感之一。芭芭拉·弗雷德里克森（Barbara Fredrickson）有关正向情感的精彩研究表明，持续地体验正向情感能产生扩张与建构（broaden and build）的现象。所谓"扩张"，是指视野的扩张。扩张视野可以有生理层次的理解，即正向情感的体验连带的现象是瞳孔放大，使人视角范围扩大，肉眼可见周边更多的景象。扩张视野还有"生命被丰富化"的象征含义，即提高人的洞见与智慧。这洞见与智慧，呼应本章洛尼根有关领悟或灵感的论述：

> 灵感（insight）是突然出人意料地降临的。如果阿基米德以雕塑家的身份想雕出《思考者》的心境和状态，灵感就不会发生。灵感的到来是在一瞬间，是在一种很平常的场合，一个松弛的时刻。（Symington & Symington，1996）

洛尼根所说的"松弛的时刻"便是锻炼老子所说的"静"的结果。我经历了无数次的顿悟时刻，这些顿悟或灵感绝不是我努力用逻辑推演方式得到的，而是在我半睡半醒或是早上洗澡时，突然浮现于脑海中的。

除了扩张视野之外，弗雷德里克森所说的扩张与建构现象，亦包括正向情感（如"静"

的情感）能够促进新的尝试（即扩张），如新的理念、新的社交关系。反复地尝试，驱使这些新理念与新社交关系内化（即建构）成为我们可用的资源。

最后，扩张与建构现象能够使重复体验正向情感的人增强面对逆境时所产生的复原力。这意味着倘若我们能够经常锻炼入静、守静、恒静的功夫，那么纵使遇到生命中无常的危难与苦厄，尽管我们也会有情绪低落之时，但我们能比常人从苦难的幽谷中更快地恢复正常的状态。

入静、守静、恒静

我们在 AEDP 的治疗过程中如何做到入静、守静、恒静？换言之，我们用什么技能才做到入、守、恒，以致体验静的状态？

AEDP 必要技术的第 10 项，即"能（明显地 / 暗地里）放慢治疗过程"，便是入静的方法。你如果认真阅读了本书中的临床案例就会发现，作为治疗师的我，最常用的技能便是把语速放慢，尤其是用断续式放慢。所谓"断续式放慢"，是指治疗师在说话时，字与字之间、词与词之间、句与句之间，暗暗地但刻意地留空或静止片刻。除了治疗师自己暗暗地放慢外，还可以公开邀请来访者放慢（可以参考第 6 章的临床案例）。还有一种放慢方法，就是邀请来访者在疗程的当下刻意地做一些呼吸运动，重点是让呼气的时间长过吸气的时间。

为什么放慢会导致入静？我们需要从神经生理学的角度来解释。刻意地放慢语速，是在启动副交感神经系统，尤其是迷走神经腹腔支。而启动这神经系统，是在减慢生理机能，尤其是减慢心跳、减慢呼吸，并相应地提高免疫力。生理机能的减慢在身体感觉的现象层次，就是一种平静的体验。从觉察胸部开始，上至头部，下至腹部，再到手脚四肢，都会渐渐呈现平稳安静的感觉。简言之，AEDP 的放慢技能，能引导来访者甚至能让治疗师处于治疗过程的当下，在身体与心境的层次上进入平静。需要强调的是，这只是开始，因为从状态一至状态四的过程都是入静的进程。

例如，来访者进入状态二的真情流露时往往会十分激动，并非平静的状态。倘若我们测量来访者的心率，那么他在处于状态二时的心率会升高，这表明交感神经系统被激发；当来访者从状态二转进为状态三时，心率会降低，这表明副交感神经系统被启动，继续经历入静的现象。

我们由 AEDP 的状态一转进成状态二，再转进状态三，持续地实践入静的过程，那么我们又如何实践守静的功夫呢？

本书的第 8 章论述的"存养扩充"的临床实践，便是守静的功夫了。"存养扩充"是对西方"savoring"（品味、品尝、体味）的东方修炼方式。这个词的原义是对某种正向的感官体验的尽情享受。

当我们把"品味"落实在 AEDP 状态三与状态四所呈现的正向情感现象上时，便是让这些正向情感（如喜乐感、自豪感、鲜活感）从短暂（如几秒）与局部（如胸部）的感觉，用"存养扩充"（守）的过程，转进为持久（超过 30 秒）与全身（如头部、身躯与四肢）的体验。

再进一步，当我们把"存养扩充"的对象转向状态四的平静感的时候，便是守静了。

最后，除了入静与守静外，还有恒静。所谓"恒静"，是指静的状态或心境，已经不是刹那或短暂地在治疗室之内的临床现象，很可能已经到了治疗室之外，成为来访者或治疗师的生活方式之一。例如，我们可以不断地重复做正念练习，有功能性磁共振成像（fMRI）研究结果表明，这样重复地做正念练习，能使大脑的脑岛区域被激发，相应地提高练习者的共情能力。就像本书在第 14 章的临床案例中，来访者李勤除了在接受 AEDP 治疗外，自己也在做正念练习，获得从"静"而引发的智慧（"明"），以及对父母的接纳（"容"）。

无论是来访者还是治疗师，都沉浸在一种感官被高度刺激的文明中。因此，我必须承认，治疗师能在治疗室内引导来访者做到入静与守静的状态已经很不容易了，要想在治疗室外做到恒静的境界就更是难上加难。虽然如此，但有难度并不代表我们不尝试，就算是治疗师一点点的静，也能够有足够的内力牵引来访者，原因藏在《道德经》的第 45 章中：

静胜躁，寒胜热。清静为天下正。

老子在这里有关"静胜躁"的论述，在《道德经》的其他章中也有提及，如第 26 章的"静为躁君"，与第 57 章的"我好静，而民自正"等。老子写《道德经》的本意是提示社会为政者的领导智慧，所以他提出了"我"（为政者）与"民"（老百姓），甚至是与"天下"的互动关系。倘若这个"我"能培养（"好"）清静的心境，那么先是能使"我"的内心超越急躁或躁动的状态，接着是向外延伸影响社会（"民"），甚至是整个生态系统（"天下"），让人们也能够修生养息。"正"可理解为"模范"，属名词；但我认为，它还可以作为动词，是"修正"的意思。

容许我大胆献议，老子一句简简单单的"清静为天下正"，是针对当下文明中所呈现的病态的最佳治愈药方。接下来，我将先试着用庄子承继老子有关"静"的功能来做进一步的探讨。

众人的解读

《庄子·外篇·天道篇》中写道：

水静犹明，而况精神！圣人之心静乎！天地之鉴也，万物之镜也。夫虚静恬淡寂寞无为者，天地之平而道德之至，故帝王圣人休焉。……言以虚静推于天地，通于万物，此之谓天乐。天乐者，圣人之心，以畜天下也。

庄子在这里似乎进一步详细说明了老子所说的"清静为天下正"的现象。

首先，庄子也用水比喻精神，在静的状态之下会产生清明的效果。当然，庄子所说的水，是指一种水面波平如镜的景象。既然圣人的心处于静的境界，那么便会反映出天地万物的本真之相。虚、静、恬、淡、寂、寞，以及无为，是天地的根本，也是使能力达到极致的道路，是明君与智者都会持守的。倘若我们能把虚与静（包括恬、淡、寂、寞与无为）推广至天地，通行于万物，便会体验来自天的喜乐。所谓"来自天的喜乐"，源于智者的虚静心，并足以养育滋润整个天下。

我们探讨到现在，尤其是回顾本书的各临床案例后，你也许已了解了作为治疗师的我，是如何用内隐的虚静心（在场）与外显的语速放慢、语调温柔与其他的横向功夫来滋养来访者，并借此激发来访者自强不息的创生转化力的。这是将 AEDP 应用在治愈个人的层次上，实践老子的"清静为天下正"，与庄子的"圣人之心，以畜天下"。这也像是诗人叶芝所说的："我们可以让我们的心如宁静的水，当众生聚集在我们周围时，让他们看到自己的影像，让他们活得更清晰，甚至因为我们的寂静而活得更勇猛。"

另一层次的临床应用，是针对整个文明，意思是整个社会与文化都呈现了病态，需要治愈。在直面当代文化层次的病态时，AEDP 可以尝试做出贡献吗？虚静心可能会疗愈当代文明的病态吗？以至于"天下正""畜天下"？

我从 2003 年起开始思考这个文化问题，如今我终于发现了一个可能的答案。关于这个答案，我必须要强调的是，我只能说是"发现"，而非"发明"。此外，既然这是一种可能性，而非绝对性的答案，那么我强调的是尝试的贡献与可能的治愈。以下是我的观点：

老子哲学既然源于回应周文的衰败与疲态，那么他的原意也是应用于文明的修复与治愈。在中国历史上，在秦朝的暴政之后，西汉初期便是以黄老之学治国。我在这里没有资格评估西汉早期以黄老治国的功过，只是想点出老子哲学原本的动机与目标，共鸣着我当下沉思已久的议题。

回到当下，基于对症才能下药的原则，亦同时呼应 AEDP 的"时时刻刻地追踪来访者的核心情感，并做出适切的回应"的原则，当代社会文化出现了什么病症？有什么核心情感需要？ AEDP 治疗的心态（即虚静心）是否可能修复与治愈当代社会文化？[1]

———————
① 关于这个重要议题，我将在本书第 15 章展开详细讨论。

　　韩裔德国哲学家韩炳哲对当代社会与文化的病态做出了重要的断症分析，并提出了解救方案。以下是韩炳哲有关当代文化病态的诊断。

- 以韩国为先例的当今社会，再引申至整个当代文明，出现了以神经元的病变为主的疾病。"神经元所引发的疾病（以下简称"神经元的疾病"），如抑郁症、注意缺陷多动障碍、边缘型人格障碍或心身耗竭综合征（Burnout Syndrome），主导了21世纪病理的样貌。"[1]

- 这些神经元疾病源于"过度的积极"（excessive positivity）[2]。尤其是指过度的（积极）工作，以至于出现工作被全面化，反过来宰制工人。

- 这种全面化的工作是"积极生活"（vita activa）的后果。尤其是当今人们全天候式的劳劳碌碌工作，为的是积聚一点点的成就功绩，使自己变成了"绩效主体"（achievement subject）。可悲的是，作为"绩效主体"，人们还以为自己是自由的，但其实已经成了工作的奴隶。

- 这种以绩效为主导的社会文化产生了一个倦怠社会。"绩效成果和积极活跃的社会有其阴暗面，即会造成过度的倦怠和精疲力竭……让人毫无节制地致力于提高绩效，这将导致心灵的坏死梗塞。"

- 直面当代文明呈现倦怠社会的病态，解救方法是必须复兴"沉思的生活"（vita contemplativa）。当然，鼓吹"沉思的生活"，并不是指百分之百地回归田园般的隐居生活，而是如何在"积极生活"与"沉思的生活"中寻找平衡。

　　我认为韩炳哲的上述诊断十分精准到位。从 AEDP 的理论框架与临床实践角度说，来访者寻求治疗的诱因，呼应着韩炳哲所谓的"神经元的疾病"。来访者因依恋对象的不协调与不适切回应而激发的红色信号情感，对应着韩炳哲所谓的"过度的积极"生活，使得绩效不达标者产生了羞耻感。来访者为避免红色信号情感而呈现不同形式的防御，最终形成假我，这共鸣着韩炳哲观察的在绩效社会中，人们为了避免不达标的羞耻而继续强迫自己做更多的工作。我认为这是一种防御式的工作，因为劳动者并不是追寻自己的梦想，而是因害怕自己达不到社会集体的要求，而最后做出沦落为"劳动动物"的逃避行为。来访

---

[1] 韩炳哲认为，神经元病变的病理学原因是基于坏死。虽然我不同意这个神经病理学的观点，却欣赏他试图把当代的社会现象与精神心理困扰的诊断串连起来。我认为韩炳哲的语言类型偏类比推理或象征性，甚至是修辞学上的表达。例如，韩炳哲列举的病症的神经元病变是源于坏死（infarction），这个解释不合乎纯粹医学病理学的研究发现。也许，韩炳哲是用"infarction"一词来与"infection"（传染病）做对比，因为传染病的病因源于身体之外，而坏死的病因源于身体之内。

[2] 韩炳哲没有为"积极"（英语"positivity"，德语"positivitat"）下定义，但按他的语境脉络，有关联的字为"行""可以"（yes）与"不行""不可以"（no）做对比；而跟 AEDP 或积极心理学所指的"积极"有区分。这个区分，将会在本书第 14 章作详细交代。

者长期戴着假我的面具过活，但内心世界隐藏的却是压倒性的羞耻感、痛苦，最终很可能会产生无法承受的无助感、绝望感与孤独感。这是一种精神被终身监禁或无期徒刑的感觉，是永久被困的状态。如果人有这种永不超生感，就会认为唯一的出路便是死亡。与此相等的体验，便是韩炳哲形容的倦怠和精疲力竭，尤其是一种孤立与隔离的"孤独的倦怠"（solitary tiredness）。当降格为"劳动动物"的绩效主体无法应付这无休止的要求时，最终可能会以自杀的方式寻求解脱 ①。

　　AEDP 的理论框架与韩炳哲的哲学分析形成了什么关系？我们可以借拼图游戏为比喻，韩炳哲以哲学的语言和哲学的方法，提供了不同的拼图板块，这些板块把整个文明病态的图像拼了起来。相应地，AEDP 是以动力心理治疗的语言与临床实践的经历形成韩炳哲的哲学推论的验证，是个人与临床层次上的拼图方式。最终发现，韩炳哲的哲学推演拼图法与 AEDP 的临床实证拼图法，二者拼出来的图形全貌是彼此的镜映（对比见表11-1）。

表 11-1　　　　　　　　　　AEDP 的理论框架与韩炳哲的哲学分析的比较

	AEDP 的理论框架	韩炳哲的哲学分析
探讨对象	以个体为单元的来访者	以社会整体为单元的文明
探讨方法	临床案例的实践与分析	文化哲学的分析与推论
病态现象	源于神经元病变的精神病态现象	神经元病变引发的精神疾病
病态源起	依恋对象对依恋者做出过多的或过少的不适切回应	社会文化对人有"过度的积极"的要求，到达不断升高的功绩目标
焦虑呈现	红色信号情感：少量痛苦、少量恐惧与少量羞耻感	不达标前的恐惧与不达标后的羞耻
防御方式	瘾癖性的各种各样的防御机制	强迫性的全天候的工作活动
面具形成	假我	以"绩效主体"主导的"积极生活"
深层困扰	致病性情感：压倒性的痛苦、羞耻与恐惧	过度倦怠和精力衰竭
终极痛苦	无法承受的孤独、绝望与无助，是精神的慢性死亡状态	"孤独的倦怠"，以自杀解脱的倾向
互补潜能	借韩炳哲的哲学推论把 AEDP 推广至文明层次的应用	借 AEDP 的治疗实践作为韩炳哲的哲学推论的临床验证

"沉思的生活"

　　以上我们借探讨 AEDP 的理论框架与韩炳哲的哲学分析来说明老子"天下正"的

---

① 在经济合作与发展组织（OECD）的 38 个国家中，当代韩国的自杀率位列第一。

"不正"现象，或是庄子的"畜天下"的"不畜"现象。那么，我们如何把"不正"变为"正"？把"不畜"变为"畜"？

接下来我想阐述的是韩炳哲所说的"沉思的生活"，它呼应着老子所说的"清静"，庄子所说的"圣人之心"，以及本章所说的"虚静心"，作为解救天下文明病态的方案。诚然，初读"沉思"一词，令我联想起且也容易让我产生误解的，是沉默地思考。"沉思"与纯理性的逻辑推论的思维模式是不同的认识论方法。

有关定义"沉思"的培养，韩炳哲认为是"必须以视觉的特殊教育为前提"，他引用了尼采有关"看"的论述：

学习"看"的意思是，"让眼睛习惯平静、耐心，让精神完全进入事物自身的观察"，也就是让眼睛拥有沉思的专注力，而且能长时间、缓慢注视着事物，这种视觉的学习是"达到灵性状态前置学习的第一步"。

以上剖析"沉思"的含义十分重要，但由于原文是德文，将其译成英文再译为中文后，"让精神完全进入事物自身的观察"与其对应的英文"letting things come to you"有点出入。有过禅修的体验或是练习过简德林的聚焦法的人，也许会更容易明白"letting things come to you"的意义。这是透过放慢凝望或"缓慢注视"着事物[1]，观察有什么景象与意念（事物）进入我们的脑海[2]。

AEDP 的治疗心态是一种二元正念的境界，意思是先由治疗师的正念心境带动，引导来访者也进入正念的心境。从更深层的角度说，是治疗师的静观性在场带动引导来访者也进入静观性在场，使来访者从状态一的痛苦体验最终转化至状态四的幸福感与蓬勃体验。

相应地，顺随韩炳哲的倡议，社会文化必须复兴"沉思的生活"，这在最终会呈现什么体验？韩炳哲这样描述：

当人处于沉思的状态时，会走出"自己"并完全进入沉思的对象中。塞尚（Cezanne）以沉思审视外在景观的方式，被梅洛－庞蒂（Merleau-Ponty）描述为一种"忘物"或"忘我"的状态："一开始，他设法尽可能地勾画出清晰的地表外貌，接着目光就不再于地点上移动，仅仅直视，直至眼睛走出脑袋，一如塞尚夫人所言。……他说，外表景观在我体内思考，我是它的意识。"（Han，2015，p.14）

---

① 这与 AEDP 必要技术的第 9 项与第 10 项有关。请参考上文有关《道德经》第 16 章的解释。

② "事物自身的观察"近似康德所说的"物自身"（thing-in-itself）的概念，属本体层次。然而，沉思相当于静观的体验，即"观察有什么事物进入我们的脑海"，是现象层次的概念。

关于韩炳哲的上述描述，"'自己'完全进入沉思的对象中"与英文原文"immerses oneself in the surroundings"也存在着细微的差别。基于这段的后半部有关物我相忘与互为内在的境界，与英文"immerses"一词最贴近的解释恐怕是"沉浸"，尤其是类似我们沉浸在空气中，这不仅是指我们的身体在空气之内，还指空气也在我们的身体之内（如肺部）。这是物与我、我与物之间的精神边界消解了，包含感通的感觉。

韩炳哲倡议的"沉思的生活"，最终呈现的是物我相忘的感觉、互为内在的感觉，以及精神边界消解的感觉，深刻地呼应了 AEDP 状态四的现象。

当我们尝试把 AEDP 的虚静心或静观性在场与韩炳哲的哲学分析整合起来，就会发现我们可以通过韩炳哲的哲学分析把 AEDP 推广至文化层次的应用；相应地，我们也可以通过 AEDP 的治疗实践作为韩炳哲的哲学分析的临床验证。

韩炳哲的哲学分析以呼唤当今陷溺于"倦怠社会"的世人，以复兴"沉思的生活"治愈我们"孤独的倦怠"，是对"圣人之心，以畜天下"的实践！

再回到"沉思的生活"

以上我用了颇长的篇幅去探讨沉思，必须强调的是，韩炳哲倡议的是一种"生活"方式。就像我提议的虚静心，这是治疗师内在修炼的结果，更深入地说，是骨子里作为一个人的修养，更是一种生活方式。这种思维模式显然是受到了庄子的影响，意思是达至"外王"之先，必须有"内圣"为前设。

把治疗师的心态从治疗过程之内推广延伸至治疗过程之外，并作为生活方式，不仅是我的愿景，也是一些前辈级的治疗师的主张，包括比昂、谢里·盖勒、莱斯利·格林伯格（Leslie Greenberg）与奥兰治。

- 比昂认为，治疗师必须锻炼一种"'负能力'，（是）一个人能够待在不确定中、待在神秘的谜团中、待在怀疑中，一点也不急于找到事实和理由的时刻"。这"负能力"便是比昂描述的"无欲无忆"的心态（即道家所说的"虚静心"）。比昂还强调："负能力的素质培养，不应该在治疗过程开始前临时抱佛脚地进入心灵状态，而应将其作为一种生活方式。"（Symington & Syminton，1996）
- 盖勒与格林伯格在《治疗性在场：达至治疗功效的正念路径》（*Therapeutic Presence: A mindful approach to effective therapy*）一书中强调，治疗师要想在临床过程中做到治疗性在场，就要在生命中做好五方面的准备：（1）致力以在场为（生命）哲学；（2）在生命与（人际）关系中实践在场；（3）正念与精神的修炼；（3）个人成长；（5）持续地留意（自己）个人的需要与关注。（Geller & Greenberg, 2012；Geller，2012）

- 奥兰治在《滋养临床医者与人道主义者的内在生命：精神分析的伦理转向》（*Nourishing The Inner Life of Clinicians and Humanitarians: The ethical turn in psychoanalysis*）一书中，引述以哲学为一种生活方式而著名的皮埃尔·哈多（Pierre Hadot）的主张："无论是护士、治疗师，还是无国界医生，或许还是年迈父母的照料，我们作为准哲学家，每天都必须花几分钟的时间来凝聚自己（的精神）。因为这些哲学性的操练虽然是安静的，不会把我们与现实世界隔离开来，但它们能让我们准备在世界上行动。"（Orange，2016，p.68）[①]

有这些老师和前辈作为先锋向导，我也尝试着倡导以 AEDP 的治疗心态，尤其是虚静心和诚敬心，作为治疗师乃至所有人的生活方式。值得我们回忆的是虚静心和诚敬心的文化来源，其实就是被提倡作为一种生活方式，如虚静为道家的内圣，诚敬为儒家的修身。由个人层次延伸至社会文化，于道家便是外王，于儒家便是平天下。

培养虚静心和诚敬心，与 AEDP 最终的理想人格紧紧关联。因此，我们自然会联想到 AEDP 的最佳自我，尤其是在状态四呈现的真我。AEDP 有这样的一个原则：在治疗过程中，治疗师必须先用自己的最佳自我近乎以身作则，才能引导来访者由最差自我转化至最佳自我。这现象就相当于，治疗师必须经常（甚至是每天），尤其是在治疗过程中保持状态四，这样才能引导来访者由状态一转化至状态四。

试想，假设来访者每个星期接受一次 AEDP 治疗，每次一个小时，其中有 20 分钟处于状态四。这就相当于来访者每个星期都会有 20 分钟的状态四体验。对于 AEDP 治疗师来说，假设每天做 4 个小时治疗，每个星期做 5 天，每个星期便有 20 小时的治疗时间。既然 AEDP 的操作原则是治疗师需要尽量保持状态四，那么这相当于 AEDP 的治疗师每个星期有 20 个小时培养自己处于状态四中。

基于大脑神经科学中"如果两个神经元细胞总是同时被激活，它们之间就会存在有某种关联，而且激活的概率越高，这种关联程度也越高"的定律，持续被激发出现的状态会转化为性格上的特质。换言之，我们不难想象，状态四中呈现的种种元素，都会内化成治疗师人格的一部分。

也许你会疑惑，AEDP 治疗师到底是内化状态四，还是培养虚静心和诚敬心？相信你看过表 11-2 后便会明白了。

[①] 奥兰治所说的"安静"与"行动"，近乎百分之百地呼应韩炳哲所说的"沉思"与"积极行动"。不过，二者的区别在于，奥兰治所说的"安静"似乎是用于"行动"的预备工作，有一些"行动依然是主，安静依然是副"的意思；相对地，韩炳哲所说的"沉思"，是要解救过度的积极行动，因此"沉思"与"积极行动"同等重要。相较而言，我更认同韩炳哲的说法。

表 11–2　　　　　　　　　　　　　状态四与虚静心和诚敬心的呼应

	虚静心	诚敬心
状态四的 特征	• 自然感：轻松、流畅、幸福、平静 • 精力：集中、放松和 / 或精力充沛、充满活力、生机勃勃 • 清晰、透明、简单、纯真 • 光现象，即与光有关的现象 • 有效性：行动、能力、信心、主动性、自发性 • 整合和谐功能与心理能力的优化：整合、灵活性；连贯与有内聚力的自主性叙事 • 自我的扩展和解放：创造力、热情、活力、自发性、嬉戏性、创生性 • 信心、希望 • 神圣的感觉 • 真相、智慧、本质、认识：真相感	• 接触与关联：开放、联结、我－你、真我－真他 • 怜悯、自我怜悯、仁慈 • 慷慨 • 极端积极的情感：喜悦、极乐、激情、欣喜若狂

　　源自道、儒两家的虚静心和诚敬心，其中细致的现象呈现于 AEDP 的状态四中。换言之，当 AEDP 治疗师在临床操作治疗的过程中，也正是间接地修炼着虚静心和诚敬心。

小　结

　　我们在本章探讨了虚静心，它呼应着 AEDP 状态四中许多细致的元素。在下一章，我将阐述如何培养诚敬心。以下为关于虚静心的一些重点：

• AEDP 的核心理念呼应着道家哲学的虚静心，可以演化为一种生活方式；
• 虚静心不仅对应甚至是融和、丰富并超越了西方心理治疗中有关 "在场" 的概念；
• 虚静心，融和并超越了比昂所说的 "无知无欲" 的心态，是直觉了悟心理现象的首要必须条件；
• 最出色的 AEDP 治疗师，在治疗的过程中都是在锻炼庄子所说的 "无己" "无功" "无名" 心态；
• 奥兰治建议的以精神修炼为滋养，共鸣着中国文化中的 "内圣" 观念；
• 老子 "为腹" 的路径作为体验式治疗的实践模式，也是自我滋养的途径；
• AEDP 治疗师可以用入静、守静与恒静的路径，落实培养虚静心；
• 虚静心对应韩炳哲所说的 "沉思"，可用于治愈当代的社会与文化的倦怠病态。

第 12 章

诚敬心

> 当代文化需要的，不单是爱，更是情！是人对人的情，人对动物的情，人对花草树木的情，人对天空与海洋的情，人对整个地球生态的情，人对宇宙的情！
>
> 当代文化需要的，不单是爱，更是敬！是人对人的敬，人对动物的敬，人对花草树木的敬，人对天空与海洋的敬，人对整个地球生态的敬，人对宇宙的敬！

　　本章将探讨诚敬心，我建议可以将它作为 AEDP 治疗师的另一项内在修炼。如我在上一章所说，内修篇并不是经典 AEDP 理论的一部分。甚至所谓"经典"一词，亦不是 AEDP 学院、AEDP 的学术文献，抑或是国际上学习 AEDP 的群体的用语。我使用"经典"一词，首要目的是作为戴安娜老师的学生，尤其是有中国文化背景的我，持守尊师重道的心态，因此我必须尽最大的努力把 AEDP 的原貌描述出来。本书第一部分以及第二部分中的"静观性在场"，最贴近 AEDP 发展至今的整体论述。

　　诚敬心，源于儒家的哲学智慧。以下我将先来探讨"诚"的心态，然后探讨"敬"的心态。为什么要聚焦探讨诚敬心？正如在上一章聚焦虚静心一样，我认为诚敬心既可融和，又能超越西方心理治疗学派中相近的观念。

"诚"的探讨

　　"诚"的哲学智慧博大精深，《中庸》中就有记载。不过，我对"诚"的探讨主要是引用新儒学家派代表人物之一的唐君毅老师对"诚"的诠释，然后我再试着把唐老师的智慧应用于 AEDP 的临床现象中。唐老师认为，"诚"的含义分为四个层次，循序渐进地贴近《中庸》的原义。这四个层次分别为：（1）客观真实；（2）说话态度；（3）个人品格；

（4）成己成物。接下来，我们来逐一讲解。

第一个层次：客观真实

客观的真实，相等于客观的真理。唐老师在《中华人文与当今世界补编》一书中写道："应用的自然科学、社会科学的技术知识，则兼需能应用于一技术的目标之实现完成，然后真。"这句话的意思是，以达至客观真实的标准，这些科学的技术必须能够实现或实践这项技术原有的目标。简言之，就是这项技术能否通过验证，达到原定的目标。若能达到原定的目标，便是真，亦是"诚"。

临床应用

倘若我们的内在修炼由客观真实的层次开始，就是一种求真意识。把这种求真意识应用在 AEDP 的疗法上，就是必须要诚实地审查 AEDP 是否真的能够医治心理困扰。

也许有些其他流派的治疗师在看到 AEDP 的治疗视频后，会质疑是否真的那么有效。有些来访者似乎需要多次甚至是几年的长程治疗才能达到想要的疗效，AEDP 居然可以在第一次治疗时便可以见效？这些疑惑都是可理解的。尽管有的 AEDP 治疗师在临床中见证了 AEDP 的神奇功效，但就像"实践是检验真理的唯一标准"这句话提醒我们的，我们仍然会感到好奇：AEDP 疗法能否经得住科学方法的验证？

针对这个问题，AEDP 学院与国际上学习 AEDP 的群体做了一项具有里程碑意义的临床研究，其中共有 62 对来访者与 AEDP 治疗师做了 16 节的治疗。这些治疗是以门诊的方式在美国、加拿大、以色列、日本、瑞典等国家进行的。无论是来访者还是治疗师，都需要在每一节治疗的前后完成一些自我报告测量。这些测量包括不同的心理困扰、主观痛苦与正向心理功能。研究结果表明，AEDP 作为一种治疗模式，可以在一系列心理症状中产生有意义且重要、显著的改善。

基于这项研究，我们可以形成以下的临床影响报告。

- **命题**：本研究审查了 AEDP 的有效性。AEDP 是一种在独立实践环境中对心理问题和积极心理功能进行跨诊断治疗的方法。临床研究人员和从业者合作开发 AEDP 实践研究网络（practice research network，PRN）模型。
- **结果**：研究结果支持 AEDP 治疗可应用于一系列出现的问题和症状。
- **意义**：结果支持 AEDP 在各种心理问题和功能中的临床应用，以及使用 PRN 模型进行的研究。
- **未来**：未来的研究将继续在独立实践环境中开展 AEDP 的 PRN 计划和合作，并将在 6 个月和 12 个月的随访期内调查治疗效果的维持情况。

以上有关验证 AEDP 的审查，名为《在私人实践环境中加速的体验性动力学心理治疗（AEDP）的有效性：在实践研究网络背景下进行的跨诊断研究》，于 2020 年在《心理治疗》（*Psychotherapy*）期刊中发表。[1]

此外，有关"6 个月和 12 个月的随访期内调查治疗效果的维持情况"，研究结果也正面支持 AEDP 的疗效是持续的呈现。[2]

值得强调的是，参与研究的 AEDP 治疗师都是认证级的。治疗师在接受认证评估时需呈交两个治疗视频，其中一个视频必须记录在第一节至第四节的治疗中展示出的状态一至状态四的转化。

我也尝试好奇地反思，究竟是其他的某个流派有效，还是 AEDP 有效？又或者，将 AEDP 与其他的某个流派相比，谁更有效？

第一，我心中的精神导师会给我温馨提示。就像孔子所说的"三人行，必有我师焉"那样，我也愿意抱着学习的心态聆听其他流派的理论，看看有什么地方可以参考。至于要比较谁更有效，我依然坚持"实践是检验真理的唯一标准"的原则。这种比较的前提，是其他的某个流派也曾做过可证明其有效性的研究报告，之后再进行随机对照试验（randomized control trial，RCT），最终分出高下。当然，简单但算不上是科学的分辨方式，是找一些在其他某个流派与 AEDP 中都"浸泡"过的治疗师，他们可能会给出一些初步的答案。

第二，索尔·罗森茨威格（Saul Rosenzweig）早在 1936 年提出了"渡渡鸟效应"（dodo-bird effect）。罗森茨威格借刘易斯·卡罗尔（Lewis Carroll）所著的《爱丽丝梦游奇境》（*Alice in Wonderland*）一书中以有羽毛的生物为原型，引入了渡渡鸟的比喻。在一场比赛后，渡渡鸟宣布"每个人都赢了，人人有奖"。放在各大流派的比较上，渡渡鸟效应意味着各大流派的疗法所起到的效果都差不多。也就是说，尽管治疗法甲和治疗法乙各有千秋，但都是有效的。当然，渡渡鸟效应仅适用于得到过严格验证的治疗方法。[3]

---

[1] Iwakabe, S., Edlin, J., Fosha, D., Gretton, H., Joseph, A. J., Nunnink, S. E., Nakamura, K., & Thoma, N. C. (2020). The effectiveness of accelerated experiential dynamic psychotherapy (AEDP) in private practice settings：A transdiagnostic study conducted within the context of a practice-research network. *Psychotherapy, 57*(4), 548–561.

[2] Iwakabe, S., Edlin, E., Fosha, D., Gretton, H., Joseph, A. J., Nakamura, K. & Thoma, N., (2022, in press). The long-term outcome of accelerated experiential dynamic psychotherapy (AEDP): Six and 12-month follow-up results. Psychotherapy.

[3] 坊间宣称是心理咨询或心理治疗的流派及方法有数百个，可谓"百家争鸣"。不过，这并不代表这些流派及方法都得到了严格验证。因此，未经验证研究的心理咨询或心理治疗的流派及方法并不适用于渡渡鸟效应，不能说它们也是有效的。

第三，有关谁高谁低，《庄子·杂篇·天下篇》中说：

> 天下之治方术者多矣，皆以其有为不可加矣！……天下大乱，贤圣不明，道德不一。天下多得一察焉以自好。譬如耳目鼻口，皆有所明，不能相通。犹百家众技也，皆有所长，时有所用。虽然，不该不遍，一曲之士也。……天下之人各为其所有欲焉以自为方。悲夫，百家往而不反，必不合矣！后世之学者，不幸不见天地之纯，古人之大体，道术将为天下裂。

庄子昔日的观察，学术之间的恶性竞争，众人要争"天下第一剑"的情结在当今依然存在。而且，"天下之人各为其所有欲焉以自为方"也体现了渡渡鸟效应。倘若我们套用庄子的上述警示，并将其应用于当下的心理治疗学界中，也许会有以下相应的观察：

> 天下的心理治疗流派多的是，皆以为自己是学林至尊！……如今当代的消费社会，心理治疗成为大生意，构成学界中的一片乱象，各治疗流派都因觉察到真理的一部分而自以为是。其实各治疗流派都各有所长，在不同的时候与场合条件之下都能够产生疗效。只可惜，这些流派的追随者中，有不少人都偏执自己的一套方法，原本开放性的心态被扭曲了。可悲的是，由于这个现象普遍存在，因此很可能会波及整个心理治疗学界。

顺应庄子语重心长的反思，加上 AEDP 治疗师努力培养"诚"的客观真实境界，我们认为 AEDP 作为一个治疗模式，永远都在发展的路上，拒绝"察焉自好"的封闭心态，并不断地用验证的研究进行自我挑战。

第二个层次：说话态度

唐君毅老师曾说过："'诚'即是说老实话。……如对于任何客观的真理，我们知道便说'知道'，不知道便说'不知道'。孔子所谓'知之为知之，不知为不知'便是说老实话。"唐老师所谓的"老实话"，是对应着我们理性认知的内容而发的。然而，这并不代表老实话无法应用在感性可觉察的内涵。换言之，"诚"的第二个层次，是把内心真实的先感后觉（所以我们才说"感觉"）与先感后想（所以我们才说"感想"）向外表达出来，这便是"真诚"的含义。值得强调的是，我认为真实的说话态度的重点并不在说话上面，而是聚焦在心态的内外一致上面。同时，说话并不是狭义的言语表达，更广义地包含着非言语的语气、语速，甚至是身体语言的表达。

临床应用

当我们将真诚应用在心理治疗的过程中，尤其是聚焦心态的内外一致的表达层次时，呼应着殿堂级心理治疗前辈罗杰斯的论述：

224 ▽
T治愈的本能 Practice Awakening the Power of Transformance
he Instinct to Heal 用 AEDP 唤醒转化力

　　我发现，在我和人的关系中，我愈是真诚便愈有帮助。这就表明我必须对自己的感觉有所觉察，还要做到尽其可能的程度，而不仅是向人展现一个代表某种态度的外表，骨子里又藏着另一种态度，乃至连自己都不晓得自己的态度是什么了。

　　罗杰斯这种内心与外表相符的态度，特别对应 AEDP 必要技术的第 5 项："治疗师借助自身的真实情感体验或审慎的自我暴露，用共情展示积极的情感交流。"

"诚"是真实情感体验

　　当然，AEDP 必要技术的第 5 项是外显于治疗说的话，而这外显干预的必要前提条件，是基于与内在相符的真实感受。因此，这不能是"语言伪术"[①]，而必须是真诚的老实话。在实际操作中，倘若我们觉察到来访者或对方的可爱之处，也许就能较为容易地做出真诚反馈。我之所以说"也许"，是因为有些治疗师习惯了聚焦来访者的病态表现，因此他们往往更倾向于关注来访者差劲的地方，因此必须培养他们关注来访者对劲的地方。[②]

　　当然，所有人（包括来访者与治疗师）都是不同程度上的"天使"与"魔鬼"的善恶混合体，即最佳自我与最差自我的混合体。因此，当来访者呈现转化力的微光时，治疗师并非很难做到真诚地表扬与肯定来访者。不过，倘若来访者呈现的是防御，甚至这些防御表现带有伤己害人的特征时，治疗师又该如何表现真诚呢？对此，尽管罗杰斯从未直接回应过，但他也为治疗师运用真诚原则提供了参考：

　　即使我所感觉到的态度并不令我愉快，或是这种态度似乎无助于形成良好关系时，上述原则仍是对的。能成为"真"的乃是至为重要的。

　　要想将真诚原则运用于一些激发我们负面情感的情景中的确很难。这些情景往往并非治疗关系中一般的小误会或小矛盾，就像汉斯－格奥尔格·伽达默尔（Hans-Georg Gadamer）所说的，误解是人际关系中沟通的正常现象，关键是我们如何从误解中澄清，使得彼此了解，最终达成和解。

　　以下列出了两种在治疗中很少出现，但处理起来难度很高的情况。

　　第一种情况是，治疗师误碰了来访者的伤处，令来访者创伤重现。处理这种情况的难度相对偏低一些。

---

① 语言伪术是指，用华丽的词汇、冗繁的语言结构、复杂的逻辑等，企图说明一个高深费解的道理或是解读一个复杂的事件。不过，这一切都是表面现象，这些语言是经不起推敲和斟酌的，说话人想要表达的东西很可能并不成立或是并不正确，目的是引导说话人如何想、如何看，混淆视听。我们在日常生活中听到的"肥胖式减肥""增长式回落"等，都属于语言伪术。

② 其实，这不仅只适用于治疗师与来访者的关系，亦适用于普遍的人际关系。

以心理动力疗法为视角，在治疗师－来访者的关系中，几乎必然会出现创伤性的重现，也就是说，即使治疗师是无意的，但在其与来访者的互动中，治疗师的行动也可能会令来访者再次体验到曾经受过的伤害。导致关系中断或来访者受伤，是治疗师的责任吗？答案：不是！亦是！

之所以说"不是"，是因为来访者的创伤源于其原生家庭，早在遇见治疗师之前就已经存在，治疗师不能也不应为这早已存在的创伤负责任。然而，来访者当下的痛，是因治疗师并非有心甚至是出于好意而误碰了来访者的伤处，令来访者产生的。由于这个"碰"源于治疗师，因此来访者当下的痛，有部分"亦是"治疗师的责任。至于这部分责任到底有多少，其实是很难评估的。然而，对于这种创伤重现的情况，对于治疗师来说必然不好受，正如罗杰斯所说的"所感觉到的态度并不令我愉快"。那么，治疗师在这种情况下应该如何保持真诚？

容许我引述一个例子。一位亚裔的女性来访者，成长于一个父权至上的家庭中。来访者说，她感觉父亲很专制，即父亲的意旨是不容置疑、不可批评、不准反抗的。倘若我从这位女性来访者的角度来看，我是一位亚裔的男性，比来访者年长 15 岁，自然会有一定程度的移情，即很容易联想起她的父亲。在一次治疗中，来访者告诉我，她与另外一位男性朋友发展了一种纯粹的性关系，即彼此之间都不会投入情感，亦不打算发展为伴侣。当时我很担心这位来访者受伤害，所以出于保护来访者的目的，我提示她，与女性相比，男性更容易接受纯粹的性关系。结果，在下一节治疗的面谈中，来访者对我说，她差点不想来找我治疗了，因为我对她关于性关系的提示是不必要的一概而论，而且我看起来也和她那专制的父亲如出一辙。听了来访者的反馈，我产生的真实感觉是委屈：明明是为了来访者好而说的话，结果被她接收后却产生了坏的结果。不过，尽管我在那一刹那感到委屈，但这种感觉很快就转化了。

第一，从依恋的角度来看，既然我是来访者的依恋对象，那么我的容纳度（包括承受负面情感的程度）必须比来访者更高。第二，这个治疗师－来访者关系中的危机恰恰是正向转化的机遇。面对来访者的反馈，如果我用解释我原本的动机作为回应，那么我只是为了避免内心世界的罪疚感，为自己再次做出令她伤痛的行为而进行合理化的自我辩护，最终的受益者是我。这种自辩不仅无益于来访者，甚至还会再次伤害她。

相反，倘若我从来访者的角度来看，一方面是她鼓起了勇气向我反馈，另一方面她是对我的容纳度有足够的信任，前者令我产生的真实感觉是欣赏与敬佩，后者令我产生的真实感觉是感恩。同时，这也是锻炼我谦虚的机会，避免我堕入居高临下的傲慢陷阱。原本是委屈的感觉，很快便转化为欣赏、敬佩、感恩的情感。诚言，我就是以这种真诚的心态欢迎来访者的反馈，向她表达真诚的欣赏、敬佩、感恩的，结果不仅巩固了来访者与我的关系，还让来访者有了一次矫正性情感体验。在这个过程中，来访者真诚的表达和我的真诚接受，使来访者与我都能够持守"诚"的原则！

第二种情况是，来访者与治疗师的关系需要中断，也就是罗杰斯所说的"感觉到的态度……似乎无助于形成良好关系时"。处理这种情况的难度较高。这种情况由多种原因所致，以下重点讲解治疗师无法承受来访者对自己的伤害的情况。

治疗师作为来访者的依恋对象，并不意味着治疗师需要任由来访者发泄，甚至可能是来访者的虐待对象。作为来访者的依恋对象，治疗师固然需要有更大的承载负面情感的容量，但这并不说明治疗师有自虐倾向，尤其是当来访者激发治疗师的反感或愤怒时。如果治疗师要以"诚"的心态面对这种反感，就必须真诚地觉察自己的感受，并反思这些感受有多少来自治疗师过去的经验，即反移情关系；有多少来自来访者与治疗师的实际关系。在现实的操作过程中，要区分反移情关系与实际关系的程度也是十分困难的。

容许我再来举一个临床案例。有一位来访者与配偶一起来接受伴侣治疗。无论是在治疗室内还是治疗室外，来访者都常常会情绪失控，而且她完全不认为需要控制自己的暴戾情绪，因为她觉得双方的所有问题都是由配偶造成的，所以就算她在我面前完全不留情面地攻击配偶也是合情合理的。我内心觉察到自己对来访者产生了反感，是反移情还是对实际情况的反应？如何区分？如何回馈？

第一，我不是这对伴侣的第一位治疗师。他们在分别治疗中都告诉过我，他们已经接受过本地许多不同治疗师的帮助，结果都是一样——这些治疗师表示，由于无法控制来访者的情绪发泄，因此爱莫能助。基于这一点，我的评估是，我对来访者的反感似乎是对实际情况的反应居多。第二，由于来访者认为自己没有必要改变自己的暴戾发泄行为，需要改变的是配偶不要再刺激她，因此如果配偶改变了，那么来访者自然会好。第三，我尝试接见过这对伴侣几次，他们的互动模式没什么变化，我也改变不了自己对来访者的那种（我认为是）推卸责任的反感，我便做出了以下的回馈：

对这对伴侣的痛苦，我深表难过与怜悯。由于我们三个在治疗过程中都常常会出现强烈情感，且我在每次治疗后都需要很长的时间才能平复，因此我很担心自己长期这样下去会出现健康问题。因此，基于我的功力不足，无法承受治疗过程中过度强烈的情感，治疗无法继续下去。

我的回馈亦是尽力地顺应了"诚"的原则。为什么我不直接指出是因为来访者推卸责任，才使得我产生了强烈的反感？因为基于"诚"的原则，我需要说老实话，但同时也需要说用爱心调和后的话。不是用语言伪术，而是用好语言的艺术来表达。此外，来访者的情绪失控很可能是边缘型人格障碍的表现，有一种特殊的疗法会对她有帮助。再加上我的反感有可能会引发反移情，所以直指来访者在用借口也算是一种批评或武断，极有可能会伤害来访者。

综上可见，把"诚"的原则应用于临床治疗的过程中，没有想象的那么简单和容易。也许，根本没有哪种现象可被称为百分之百的"诚"！治疗师可以做到的，是最真的"诚"，即自我可觉可知的最大限度的"诚"。

"诚"是积极的情感交流

以上我们探讨了"诚"在 AEDP 必要技术中第 5 项的"真实情感体验"的临床应用，接下来，我们将探讨"诚"在 AEDP 治疗师与来访者的积极情感交流中的临床应用。值得强调的是，AEDP 的积极情感交流是与传统的精神分析中弗洛伊德提出的有关"中立"（neutrality）的原则相对而言的。

在《对开业从事精神分析的医生的建议》（*Recommendations to Physicians Practicing Psychoanalysis*）这篇论文中，弗洛伊德提议，精神分析师应该像一面镜子那样，只反映来访者向治疗师展示的现象。弗洛伊德又建议精神分析师像外科手术医生一样，带着"情感冷漠的心态"，"甚至他的人类同情"也要"搁置在一边"。

倘若治疗师遵循弗洛伊德这个中立原则与来访者互动，会导致什么效果？我们需要知道的是，弗洛伊德提出的这个建议是基于他自己的临床理论的。我必须强调的是，弗洛伊德的临床操作"理论"并非他的临床操作"实践"！哈佛大学的两位教授在论文《西格蒙德·弗洛伊德的实际方法中的匿名性、中立性和机密性：1907—1939 年 43 例病例回顾》（*Anonymity, Neutrality, and Confidentiality in the Actual Methods of Sigmund Freud: A Review of 43 Cases, 1907–1939*）中报告，弗洛伊德在与 43 位来访者的精神分析个案中，与其中 37 位来访者的精神分析过程都偏离了他设定与建议的中立原则。

表 12–1 列出了弗洛伊德四位来访者较详细的资料，以及他有关中立原则的实际临床操作。

表 12–1　　　弗洛伊德四位来访者的资料，以及他有关中立原则的实际临床操作

来访者	弗洛伊德有关中立原则的实际临床操作
艾伯特·赫斯特	• 鼓励并表达欣赏赫斯特的智慧、诗歌天赋和商业才华 • 赞扬赫斯特对梦的解释，以及他对各种小说的讨论 • 告诉赫斯特，他被纽约市没有公共厕所这件事惹恼了 • 鼓励赫斯特追求与女生的性经验

续前表

来访者	弗洛伊德有关中立原则的实际临床操作
洛·坎	和坎产生了一种非常温暖的感情
安娜·弗洛伊德	分析自己的女儿,何来中立
伊迪丝·杰克逊	弗洛伊德告诉她,希望她能在分析中尽快改进。就像她当翻译一样,禁止她在分析中与他人发生性关系

也许有人会认为弗洛伊德有关中立的理论远胜于实际操作,但这个观点欠缺验证的考究。

相反,倘若治疗师抱着情感冷漠的心态,那么哈佛大学爱德华·特罗尼克(Edward Tronick)教授开展的一项名为"静止脸"(still face)的研究,可以告知我们这样做可能会给来访者带来的后果。

静止脸实验对积极情感交流的启发

在静止脸实验中,研究者邀请一对母亲与还不会说话的幼儿做三个阶段的互动,重点观察幼儿如何回应母亲的面部表情与身体语言的表达。

- 第一阶段:母亲与幼儿正常互动,这又被称为"情感协调的互动"。所谓"协调",是指母亲能够时时刻刻地追踪幼儿的情感表达,并做出即时的最理想的回应。比如,母亲明显地以微笑回应幼儿的表情,幼儿相应地用身体语言和逗玩的声音与母亲互动。

- 第二阶段:母亲突然变得面无表情且毫无反应,并持续一段时间。幼儿起初对此不以为意,依然继续单方面地用声音与动作向母亲表达自己,但过了一段时间后就会意识到不对劲,便加大了声音与动作幅度,努力试着激活面无表情且毫无反应的母亲,但母亲依然没有任何改变。此时母亲与幼儿的这种互动被称为"情感失调的互动"。面对持续面无表情且毫无反应的母亲,幼儿不断升级——尖叫、发脾气、大哭,最后放弃并接近崩溃。

- 第三阶段:母亲恢复正常,再次与幼儿同频地互动。原本接近崩溃的幼儿立即恢复了笑容、精神与生机,与母亲重新恢复情感协调的互动。

以上的静止脸实验,在不足两分钟的时间里就完成了从第一阶段至第三阶段的全部过程。然而,就在这短暂的互动中,却呈现出了爱与情伤的密码。实验中这对母子的情感协调、失调与复调的互动模式,可延伸至所有的人际关系中。这些人际关系除亲子外,还包括夫妻、师生、工作中的上下级,乃至政府官员与百姓。严格地说,这个互动模式与社会角色无关，重点是聚焦人与人之间的情感交流。更进一步说，我们可以把原生家庭视为一个实验室，作用是为帮助幼儿面对整个社会做准备。若从这个角度来看静止脸实验，我有以下几点反思。

情感协调

在现实中，亲子间的情感交流和其他所有人际情感互动一样，都是不可能永远持久协调的，必然会出现失调。因此，如果幼儿在原生家庭中能学习并掌握如何面对与父母的情感失调，那么将有助于他们面对社会中的人际现实。当然，这里有一个重要的前提，即幼儿在原生家庭中能够经历到真正的情感协调。此外，还需要强调的是，要想让幼儿学习处理亲子间的情感失调，父母有着很大的责任。

情感失调

诚然，无论是在原生家庭还是在更为普遍的人际关系中，都必然会出现情感失调，但是如果亲子间的情感互动只停留在失调的状态或是协调的时间很短暂，那么就会像静止脸实验的第二个阶段显示的那样，让幼儿面临精神崩溃。要知道，静止脸实验只是短短两分钟的互动，母亲面无表情的状态就已经对幼儿造成明显的负面影响了。现实中，不懂得与子女情感协调的父母很可能会让子女遭受长期、反复失调的精神伤害。尤其是面无表情且毫无反应的伤害，比"明刀明枪"的虐待更可怕。因为"明刀明枪"的受害者知道，他们的伤来自身外，是看得见的"阳毒"；相反，面无表情且毫无反应的伤害方式，是看不见拳头、听不见大声责骂和批评的，是无形无影的，是"阴毒"。受害者未必有觉察能力，未必能意识到原来应该有的回应没有了，甚至可能从未经历过在情感世界被协调的感觉。

简言之，如果人长期并反复处于面对毫无表情且毫无反应或情感失调的关系中，就会形成心理创伤。倘若我们再用静止脸实验的观察来评估弗洛伊德建议的中立原则，就会发现治疗师以情感冷漠的心态对待来访者，会让来访者形成心理创伤，或是重复、重演来访者在原生家庭所受的心理伤害。

情感复调

尽管人际互动中必然会出现情感失调，但这并不是人际关系问题的重点。我认为，人际关系的重点在于，情感失调后能否重新修复协调。就像在静止脸实验中的第三阶段，母亲再次恢复时时刻刻地追踪幼儿的情感表达，并做出即时协调的回应。值得再次强调的是，在静止脸实验的第二阶段，面对着面无表情且毫无反应、情感失调的母亲，幼儿尝试主动与母亲复调，但母亲仍然毫无反应。在原生家庭中，如果幼儿在经历失调后能得到父母的无条件、重复且持续的复调，幼儿就会在原生家庭中感到安全、感到被看见、感到被听见，且最终会感到被爱！同时，幼儿对世界的看法也是乐观的，因为在他们的经历中，失调并不是最终的结局，失调之后的复调才是！

既然我们认定在亲子或是其他的人际情感互动中是不可能存在 100% 的协调，失调才是必然，那么从情感协调、失调与复调的角度来看，什么是足够好的父母，能让子女感到安全与被爱？什么是足够好的人际情感协调关系？对此，戴安娜老师指出，所谓"最理想的人际互动"，其实只有 30% 的时间处于情感协调之中，其余的时间则会呈现情感失调并用于努力情感复调。简言之，人与人之间的关系，倘若能有 30% 的时间处于情感协调中就已经足够好了。

"诚"是审慎的自我暴露

治疗师的自我暴露，从弗洛伊德建议的匿名原则角度来看，多年来在心理治疗的学界里算是一种禁忌。不过，正如上文引述的实际临床的研究，弗洛伊德在与 43 位来访者的精神分析个案中，偏离了自己的操作建议。尤其是在匿名原则上，弗洛伊德的偏离比率是 100%！事实上，弗洛伊德昔日的临床操作更符合当代心理治疗中对自我暴露的正面肯定。正如当代知名的精神分析师菲利浦·M. 布隆博格（Philip M. Bromberg）所说的："我明确肯定精神分析师的自我揭示不仅是被允许的，而且是临床过程中必须有的一部分。"另一位关系精神分析派的精神分析师卡伦·马罗达（Karen Maroda）也指出："在阻挠我们的患者寻求我们的情感反应时，我们是否在不知不觉中拒绝给予了最具治疗效果的东西？我们可能会试图为我们缺乏公开的情感表达寻找合理的理由，因为旧的观点是我们会减损患者的体验，但这并没有说明变化的过程。"换言之，治疗师真诚的自我暴露是疗程中的必然需要，以及是引导来访者转化的重要元素。

关于当代有关治疗师自我暴露的文献比比皆是，仅仅是在互联网上，用 "therapist self disclosure"（治疗师的自我暴露）作为关键词去搜索，就有超过 23 000 000 个结果！因此，我并不打算在本章详细讨论，而是尝试简略探讨娜塔莎·普伦恩（Natasha Prenn）对自我暴露的建议。首先，从 AEDP 的角度来说，所谓"审慎的自我暴露"中的"审慎"，落实到治疗过程中，关键是运用元处理这项干预。对自我暴露的元处理，是指治疗师不仅要向来访者真诚地表达自己的感受、感想等，还要在表达后探讨来访者对治疗师表达的反应，然后彼此共同调校治疗师自我暴露的内容或程度。举两个例子。

- 我曾用十分温柔的语气回应一位来访者，她回应道："医生，你的语气太甜了！"于是我立刻把语气温柔度由十分降至五分。
- 我曾邀请一位来访者闭上眼睛面对想象中的创伤场景，他说："医生，你的声音太小了，能不能大点声，这样我才能够感受到你的在场。"在我感应到来访者当下的孤独后，我立刻提高音量，让来访者感受到我的在场。

除元处理之外，普伦恩认为自我暴露包括以下三个方面。

- 第一，治疗师在每节治疗过程中，以及节与节之间，如果能做到时时刻刻真情流露，那么治疗师的这种情感自我暴露就相当于上文的情感投入，是最关键、最重要的。
- 第二，治疗师暴露自己具体的生命体验，用以化解来访者的孤独，与来访者共同面对相似的问题。
- 第三，治疗师暴露自己的脆弱之处或是治疗中的错误经验，是为了弱化治疗师的全能感，增强来访者与治疗师的合作伙伴关系。

再次强调，治疗师真诚的自我暴露并不是为了得到来访者的认同或安慰，而是让来访者获得被认同、被安慰的感觉。

第三个层次：个人品格

以上，我们探讨了"诚"的两个层次：第一个层次的客观真实聚焦治疗师对外在真相与真理的诉求；第二个层次的说话态度聚焦治疗师对内在的真情表达，尤其是治疗师本身的个人真实情感体验，或是审慎的自我暴露，展示积极的情感交流。简言之，"诚"是用爱心说老实话。不要忘了，"诚"的原意并不局限于治疗师的临床应用，"诚"的心态既是每个人的修养，亦是个人品格的要求。唐君毅老师对第三个层次的"诚"有如下论述：

> 诚……是自人之行为、生命精神与人格自身说。……我们如果没有统一的生命精神、统一的人格，那么我们的生命精神与人格就尚未真实地形成，亦尚未真实地存在，也就是说，做人未做到真诚的标准。……从圣贤的真诚的标准上看，我们亦永远是小孩，而亦未成人。……理想的圣贤，只是其自然发出的行为，无不是合理的、当有的。

这统合的生命精神，呼应本书第 11 章中论及治疗师必先有虚静心作为生活方式，然后才能将其应用于临床的治疗过程中。同样地，治疗师必须先将诚敬心作为生活方式，甚至是具备统合的品格，然后才应用于临床的治疗过程中。当然，唐老师亦认为，在现实生活中，几乎没人敢说自己符合圣贤的真诚的标准，但这并不意味着我们不朝着这个方向努力。必须强调的是，如果以成为圣贤为努力的目标，那么这个动机从本质上说就已经属于很严重的问题了，因为这只是另类的自恋。真正的圣贤是不会认为、觉察自己正在做好事的，尽管就算做了"被认为"是好事的事，自己也浑然不知。

容许我在此做一点自我暴露（也许更像是一种公开的反省），借此说明在治疗室之外（即在日常生活中），实践情感真诚的表达有多么困难。我认识一位名叫阿泰（化名）的男性 40 多年。从第一天认识他到现在，每次见面时，他都是自怨自艾的。他与我交谈的所有内容，都一直在重复一个主题——他遭遇意外后身体的后遗症，以及这使得他生活得很凄惨。而且，阿泰的表达呈现了一个潜在的主旋律："我当下的所有问题，你打算如何解决？！"我发现，阿泰身边的亲人（包括他的父母与姐姐和弟弟），都无法忍受他终日的埋怨与自认为理所当然的需要获得接济与帮助，从而避免与他接触。若从精神科医生的角度来看，阿泰应该是有严重的依赖型人格障碍。

虽然阿泰只是我的朋友，而不是我的来访者，但在与他见面时，我还是会借用我在治疗中学习到的知识调整自己的心态，试图清空对阿泰的既有回忆，让心情保持安静，避免被不满而激发想大骂他一顿的冲动。同时，我也运用治疗中的技术，尽量给阿泰一些温馨提示。相信你已经敏锐地留意到，无论是调整心态还是运用技术，我都做得非常刻意。倘若如唐老师引用《中庸》的"诚"所到达的"不思而中、不勉而得、从容中道"的境界，那么一切都会是自然的，就连骂阿泰的冲动都会消失了。

就像前文所说，我们把"诚"由治疗室内的心态延伸至治疗室外的生活方式，甚至是成为治疗师作为一个人"诚于中，形于外"的品格特征，就必须坦白地承认自己只能做到"最"的程度而已。

临床内外的应用

身为治疗师，倘若我们把作为生活方式的"诚"应用于临床治疗中，难免会有点怪异。既然是生活方式，那么我们聚焦的必然是治疗室外的应用。我们是否可以将治疗师在治疗过程中具备的心态与技能应用于治疗室之外，使其成为一种生活方式？对此，我在接下来的内容中提出初步的建议，然后在本书第15章展开更详细的探讨。[①]这"诚于中，形于外"的行动建议是聆听！

也许你会觉得，聆听有什么特别的，我们每时每刻都在听啊！所谓的"聆听"与一般的"听"又有什么区别？

以下是韩国获奖小说家赵南柱在《若你倾听》一书中的一段描写，那个被社会视为笨蛋的主人公金日宇将我们需要培养的聆听体现得淋漓尽致：

金日宇开始听到"没有声音的声音"，那是空荡荡的车站和夕阳，阳光与山丘、风、弯曲的树是枝说的话。不说话的人们面无表情的脸、轻抚过头发的手指、下垂的肩膀，还有快走的脚步都在对金日宇说话，说它们害怕、寂寞、幸福、开心，也会命令他等待、回去、不要思考、回答等。

---

① 尤其是倾听与聆听的区别。

"没有声音的声音"是我们的内心感受，是我们的心声或心里话。金日宇身处的社会文化是一种胜者文化。金日宇还是电视游戏节目《人生胜利者》（The Champion）中的超级玩家，最终很可能会获得五亿韩元奖金。然而，十分讽刺的是，尽管如此，也从未有人愿意聆听他的心声。金日宇身边的人（包括他的父母），都在谋划如何能从他的身上获得最大的经济效益。这是当代资本主义社会中，被市场经济推到极致的消费者文化与自恋性文化，多么可悲！然而，沉浸在这种消费者文化与自恋性文化中，金日宇不是一个需要被听见的他者，而是一个被评判是否有市场价值的产品。

那么，我们如何去聆听这"没有声音的声音"？

德国童话作家米切尔·恩德（Michael Ende）在《毛毛》（Momo）一书中说明了如何去聆听：

> 毛毛的客人多了起来，总是有人到她这里和她一起聊天。谁要是想来看毛毛，可又没有时间来，那么这个人就会派人去叫毛毛来。谁要是觉得没事可干，也会对别人说："走，找毛毛去！""走，找毛毛去"这句话慢慢成了这群人中一句真正的口头禅……这到底是为什么呢？难道毛毛绝顶聪明，能够给每个人出个好主意吗？……只有一点，就是倾听别人说话。

恩德笔下的毛毛，象征着当代消费者文化中已经被非人化的人群中仅存的"一丝人性的光芒"。倾听，便是这一丝人性光芒的呈现。恩德继续形容：

> 毛毛那么会倾听，她能使很笨拙的人突然产生机智的思想，这不是因为她说了什么，或者问了什么，给了那些人一些什么启发，不，她只是坐在那儿倾听，非常专心，充满同情。这时候，她用又大又深的眼睛看着这些人，使被看的人觉得心中仿佛突然涌现出许多自己从来没有想过、隐藏在心底的想法。

毛毛的聆听有四大特点——端坐、位于对方的身旁、专心、凝视，这些都属于非言语中的身体语言。从 AEDP 的角度来说，这四大身体语言就是诚敬心的呈现！

让我再次引用阿泰与我互动的案例，我们也可以将阿泰视为生活中那种极难相处的、会引起我们反感的人的典型。

"诚于中，形于外"的品格特征源自《中庸》，但《中庸》中并没有形容人性的复杂，更没有说我们是善恶混合体或是圣人与罪人的混合体，抑或是 AEDP 中所说的最佳自我与最差自我的混合体。不过，有趣的是，《中庸》中也提到了"喜怒哀乐之未发，谓之中；发而皆中节，谓之和"，这是从情感角度来论述什么是做人最理想的境界。倘若我们整合《中庸》的情感致中和 ① 的智慧，再加上对 AEDP 中的最佳自我与最差自我的观察，就能实现作为生活方式的"诚"的真情流露。

阿泰的最佳自我（以下简称为"善泰"）与最差自我（以下简称为"恶泰"），在每个瞬间都是同时存在的。不过，在现实中，我很在乎出现在我面前的是善泰的那部分，还是恶泰的那部分。

倘若是善的那部分，就像是有一次，阿泰竟然说他感谢有人教他正念练习，他也在尝试，那么这当然是阿泰的转化力，即善泰的呈现。善泰这部分的出现，激发了我内心对他的这部分的敬意，当时我也对阿泰真诚地表达了欣赏。

倘若是恶的那部分，阿泰在大多数时间里都在怨天尤人。他无须用语言明说，他自然表现出的重复又重复的唉声叹气，甚至在他不说话时，他的这种怨气、苦毒之气、负能量都从他的内心渗透与散发出来。恶泰部分的出现，激发了我内心对这部分的厌恶与愤怒。厌恶的适应性行动倾向是呕吐，愤怒的适应性行动倾向是持守边界。因此，当恶泰出现时，我的表现是真诚且忠诚于自己的情感信息，刚柔并济地对他敬而远之的。

AEDP 的人性观启发我们知道，恶泰体内暗藏着致病性情感，再加上处于最深层的无法承受的孤独感中，他是首当其冲的受害者。苦毒之气已经攻心，令他无法自拔，内心的他已经沦落至严重枯萎的地步。当我想到这里的时候，激发了我对恶泰的同情，因此，在我用刚的心态坚持边界之余，也加入了一些柔和的回应。

关于镜像神经元的研究，以及关于情感通过信息素（pheromone）与音调向外传播的研究，都证实了情感的感染力超强。换言之，阿泰的怨气与苦毒之气也会感染并毒害包括我在内的他身边的人。因此，阿泰的怨气与苦毒之气，会激发我的厌恶与愤怒，引导我刚的那部分，与他划清界限、保持距离。

在此，我想介绍我自创的"口罩论"，既然情感的感染力很强，那么当我们面对如阿泰苦毒之气散出来时，必须戴上心理的"口罩"，包括保持距离、缩短接触时间，并保护我们的视觉与听觉（即少望、少听）。

那么，我如何对阿泰实践"毛毛式的聆听"？我会专心地、选择性地用听觉追踪来自善泰那个部分的声音与话语，并在现实生活中肯定与确认这部分的阿泰。同时，我也会专心地、有选择性地用听觉追踪来自恶泰那部分底层的孤独又可怜的声音与话语。

也许你会好奇，可以做到有选择性地听吗？

我邀请你当下做一个小实验。请你试着专注地听房间里的声音，几分钟后再试着专

---

① 致中和，语出《中庸》："致中和，天地位焉，万物育焉。"指人的道德修养达到不偏不倚、不走极端、十分和谐的境界。

注听房间外的声音。你是否发现你可以控制你听觉接收的目标？如果你回忆你的学生时代就不难理解这一点了。当你感到老师讲课的内容枯燥乏味时，你可能会用做白日梦来自救。这其实是你在有选择性地"听"呈现于你脑海中的声音，或"看"呈现于你脑海中的画面。

关于我们如何以"诚"的行动与话语回应身边那些极难相处的人，我的体验是，只要我们忠诚于自己核心情感的引导，就自然会有"喜怒哀乐之未发，谓之中；发而皆中节，谓之和"的"诚于中，形于外"的表现！

第四个层次：成己成物

唐君毅老师认为第四个层次的"诚"，是"宇宙的大道"。"主要是自诚字之右半面去看，诚即成。""成"，具有"成就""使完成"的意思。成不是已经实现目标的静态现象，而是无休止地继续进行的动态现象。成己，便是实践追求客观真理、主观真诚、品格统一，永远在路上。同时，我们还必须成物，这是指他者万物都可由我们协助完成。

临床内外的应用

倘若我们用聚焦、反思 AEDP 治疗师以成己成物的心态作为内在修炼，便会有以下发现。

- 成己成物本就是儒家思想中理想品格的呈现，更是理想的生活方式，因此我们会想象，成己成物在 AEDP 的临床应用会是什么样。
- 对于 AEDP 治疗师来说，成物包括成就来访者的生命成长，而 AEDP 四个状态的进程最终到达的真我呈现的境界，便是对成物的落实。有趣的是，来访者在状态四中，可以包含呈现怜悯自己与怜悯他者的特质，换言之，这也是成己成物的重要元素。
- 关于 AEDP 治疗师成己的临床应用，除上文描述的诚的三个层次外，还包括适当的自我照顾。

再从 AEDP 的转化现象角度来理解，"成"应该蕴藏着两股驱动力。回顾 AEDP 的理论发现，来访者的转化力是由治疗师的养育力唤醒和激发的。从《易经》智慧的角度来看，"成"是由乾的自强不息（阳）力与坤的厚德载物（阴）力无休止地环回互动所驱动的。值得再思与强调的是，我们印象中的太极阴阳图通常都是静止的画面，这个不难理解，古代哪会呈现动画效果！不过，据我揣测，太极阴阳图的原意与精粹，是象征着宇宙这两股阴阳力是无休止、无穷无尽的循环螺旋形的互动，这便是（动态的）"成"。

要想进一步探讨与反思"成"的养育力是如何呈现的，我认为，养育力的呈现便是"情"。儒家文化熏陶下的"情"，不仅包含甚至超越了西方文化中的"爱"。上述关于东西方文化的比较，无论是我的主观体验还是客观的文化研究论述，都有相近的结论。

可以说，儒家思想早已刻入中国人的骨子里。早在我来国内工作时，第一个体验就是，人们彼此都非常有礼地称呼"老师"。每年教师节，我都会收到很多国内同学的真诚与暖心的祝福。还有一次，我在国内做培训，下课后，同学中一位当医院院长的，坚持帮我拿随身的行李，把我吓了一跳！他是尊贵的院长级领导，我只是一个小医生，可见他们的盛情与人情味是芬芳洋溢的！①

有趣的是，我发现韩国也很重视儒家思想，并认为"情"是他们的三大精神之一。

为什么我要强调"情"？

如今，无论是在身、家、国的层次，还是在天下的层次，人们都沉浸于自恋化的气场中，呈现的是疏离、异化、空心、孤独、仇恨，这些都是"情"的严重枯萎的迹象。

我们必须复兴"情"！必须恢复情的养育力！

西方文化不强调"情"。西方文化从希腊时代开始，视分裂为正常；相反，中国文化则视统一为正常。就如美国政治学者、著名汉学家白鲁恂（Lucian W. Pye）的分析：

中国其实不是一个位于民族国家体系中的民族国家，而是一种伪装成国家的文明（*China: Erratic State*，*Frustrated Society*. p.58）。

举一个简单的例子，我的名字为杨兆前，为首的"杨"是家族姓氏，居中的"兆"是家族这一辈的兄弟姐妹的共同称谓，最后的"前"是个人的名称。这是先姓后名，表明集体的家族为重，个体的自我为轻。然而，西方文化则与之相反，是先名后姓的，即个体的自我为重，集体的家族为轻。

在视统一为正常的中国历史文化中，人与人之间的融合是必要条件，而"情"是从这个文化土壤中孕育出来的。

什么是"情"？简单地说，"情"不仅有个人内部的起源与感觉，还有外部的人与人之间的关系感觉。"情"的关系现象，最高境界是感通，就如"身无彩凤双飞翼，心有灵犀一点通"这种知己之情。以下将从三个范畴阐述"情"为何物。②

- 情感性大脑神经科学：情源于大脑的八大情感网络之一的关怀系统，其核心功能是养育。③

---

① 请注意，无论是盛"情"还是人"情"味，都没有说出它们的名称，也不一定与任何类别性情感有关系。不过，对于听者来说，都能体会到这些形容词的含义指向什么体验。

② 我将会在本书第15章详细探讨"情"对当代文化的应用。

③ 潘克塞普，比文. 心智考古：人类情绪的神经演化起源 [M]. 王森，译. 杭州：浙江大学出版社，2023.

- **中国文化哲学中的情**：情的本质是关心、顾念与珍惜。
- **韩国文化心理中的情**：情是人际关系中呈现的深情、关怀、联结、依恋。

上述例子说明了从本质与现象的层次来看，"情"的含义都指向关怀与养育的内蕴心态与外现功能。更重要的是，"情"的动态表现是离心性的（即"情"最终关注的是趋向他者），"爱"的动态表现则是向心性的（即爱最终关注的是趋向自体）。

西方文化中"爱"的观念，源于希伯来文化与其后来结合希罗文化而演化形成的基督教。在希伯来文化传统中，犹太人必须遵守的最大戒律是"爱上帝"。"爱"在希伯来语中是"ahab"，而"ahab"的本意是带有"对食物、饮料、睡眠、智慧等事物的强烈欲望"。爱，含有欲望的元素，如吃饭、喝水，自然有向心性的动态倾向。

"情"则是以他者为重的。典型的例子是，孕妇对胎儿的情。从生物学现象的角度来看，孕妇是单向地给胎儿提供氧与营养。情感理论告诉我们，情感是身体信息的概念化，因此孕妇对胎儿单向的滋养是既具体性又象征性地体现了情。换言之，孕妇对胎儿的滋养完全是单向的，是她全然地为了他者（胎儿），也是绝对离心性的动态倾向。

因此，情，也只有情，才能转化与救赎严重的自恋文化。

当代的自恋文化会引发仇恨、动物绝种、植物绝种、空气污染、海洋污染、整个地球生态的污染。人类甚至想迁至月球、火星，要向宇宙进军！

当代文化需要的，不单是爱，更是情！是人对人的情，人对动物的情，人对花草树木的情，人对天空与海洋的情，人对整个地球生态的情，人对宇宙的情！

再深入地说，还有一种情，我们也要把它变成一种生活方式，让它融为我们的品格特质。这种情，就是接下来要说的敬。

"敬"的探讨

我对"敬"的理解，受益于中国文化、心理学理论，以及阿尔伯特·史怀哲、马丁·布伯、伊曼努尔·列维纳斯的理论。

中国文化的"敬"

新儒家代表人物徐复观指出，"敬"的观念出现在约 3000 年前的周朝。与商朝文化相比，周朝的核心精神发生了改变。主导商朝的，是面对天灾人祸的无能感而激发的恐惧意识；而主导周朝的，则是忧患意识。徐复观在《中国人性论史》[①]一书中，阐释了恐惧意识与忧患意识的关键区分：

---

① 本书中关于此书的引文，均援引自由九州出版社于 2014 年出版的版本。

忧患心理的形成，乃是从当事者对吉凶成败的深思熟考而来的远见；在这种远见中，主要发现了吉凶成败与当事者行为的密切关系，及当事者在行为上所应负的责任。忧患正是由这种责任感来的要以己力突破困难而尚未突破时的心理状态。……一个"敬"字，实贯穿于周初人的一切生活之中，这是直承忧患意识的警惕性而来的精神敛抑、集中及对事的谨慎、认真的心理状态。这是人在时时反省自己的行为，规整自己的行为的心理状态。

"敬"的心理状态源于忧患意识。敬，又如《释名·释言语》中言，"敬，警也"；又如《诗经·大雅·常武》中道，"敬之言警也"；甚至带有"以手执杖或执鞭"表示敲打之意。既然敬的原义是警惕感，甚至有被敲打而激发的谨慎与认真；而忧、警惕其实是少量的恐惧，那么若用 AEDP 的语境来表达，敬是焦虑的信号，带有负面的感觉与因素。这种"敬"的心态，依然是由负面的焦虑驱动的。如何解释带有谦虚感与正面因素的"敬"？

容我引述韩剧《智异山》中的一段剧情，也许会有助于理解。智异山是韩国内陆最高的山，海拔 1915 米，本剧展示了智异山的宏伟感与神秘感。在第三集中，描述了一群当代（2018—2020 年）的韩国人依然以萨满（即巫觋）的方式向山灵祭祀。这一幕令我想起商朝关于"殷人尚巫"的历史，当时人们在面对大自然时因被激发了大而可畏的恐惧感，故认为乞求能够通灵的男觋女巫便能操控大自然，从而改变他们的命运。

不过，面对着同样的场景，除了大而可畏的恐惧感外，还可能有惊叹感。接下来，我将试着探讨惊叹的心理学，这将有助于我们理解原本是含有警惕元素的"敬"，与今天我们带有谦虚元素的"敬"有什么关系。

惊叹感激发的心理现象

我在本书中经常强调情感的体验，意思是当情感被激发时，身体会产生相应的感觉。惊叹感也不例外，相应的身体反应是会产生不同程度的发麻感，这很像电流感或起鸡皮疙瘩的感觉。

能够引发惊叹感的场景，包括一切来自大自然、音乐或艺术等范畴的富含大量信息的刺激，尤其是感知上广阔宏大的体验。比如，仰望繁星点点的夜空、聆听《悲惨世界》（ Les Miserable ）音乐剧、观摩大卫雕像，都曾激发了我的惊叹感。

在我们被激发惊叹感后，可能产生很多心理反应 [1]。对于我来说，其中有两项尤为突显。

---

[1] 惊叹感被激发之后，可能出现的心理效应，包括自我渺小感、谦虚心态、世界观修正、广阔的时间感、联结感、积极情绪与幸福感、生活满意感、唯物主义弱化、精神性情感、激发科学思维与学习、转化体验、利社会效应。请参考 Summer Allen, *The Science of Awe*, John Templeton Foundation, 2018.

一是自我渺小感。惊叹感激发的自我渺小感，有别于恐惧意识激发的自我渺小感，与其连带的无能无助感。惊叹感连带的自我渺小感是正面的。我认为，恐惧意识激发的自我渺小感是聚焦自我生存的迫切急速需要，惊叹感激发的自我渺小感则是聚焦他者的伟大，并能促使我们慢慢品味。

二是谦虚心态。惊叹感激发的自我渺小感和谦虚心，是我们目前所了解的关于"敬"的特征。对于治疗师来说，谦虚感能消解自己可能会居高临下地拯救来访者的优越感，还有助于推动其聆听治疗室内外的他者的心声。

惊叹感连带的心理现象，恰好可以解释为什么古代人在面对大自然时，除了出现无助的恐惧感外，还可能会出现"敬"中带有警示性和居安思危性的忧患意识，并演化为如今我们所理解的"敬"的谦虚心态。

神圣无限感的呈现

谦虚心态推到极致，是他者的神圣无限感的呈现。必须强调的是，这是一种感觉，是一种有如神圣无限的感觉。感觉属现象层次，而不是本体层次。无限感分别在史怀哲的"敬畏生命（reverence for life）哲学"、布伯的"我与你（I–Thou）哲学"，以及列维纳斯的"他者（The other）哲学"中出现。

史怀哲在《文明的哲学》（*Kulturphilosophie*）一书中写道："一个人唯有在顺着助人的推动力去帮助他能帮助的所有生命，并避免伤害任何生物时，他才是真正符合伦理的。他从不过问每一个生命值得一个人付出多少同情。他也不去注意每一个生命是否感受到了他的同情，以及感受有多少。如此，生命对他才是神圣的。"也正是因为生命呈现了神圣感，所以当我们面对有神圣在场感的各种生命时，必然会被激发出敬畏或崇敬感。

布伯认为，世界上所有的互相关系，比如，与自然相处的层次、与人相处的层次，甚至是与精神相处的层次，都可以令人意识到背后的神圣气息："每种情况，按照其不同的形态，我们都会借着每一个'你'与永恒的'你'交谈。"然而，面对每一个人，甚至是一棵树，只要我们把他们从物化的"它"变为主体性的"你"时，我们同时也是你背后的永恒的"你"的在场。永恒的"你"，更是时间维度的无限感的呈现。

惨遭纳粹德军灭门的列维纳斯，恳切地奉劝世人复兴他者的重要，以免重演悲剧。列维纳斯强调，在我们与他者之间的是一个"主体间空间的曲度"，意思是他者永远在我之上，以至于当我们处于任何主体间的关系中时，我们对他者的责任都是无限的。

以上"敬"所连带的警示感、谦虚感、惊叹感，以及神圣无限感，都可以有临床内外的应用。

临床内外的应用

在很多次的 AEDP 治疗过程中，如在本书第 7 章提到的"脱离凶恶"的个案，当来访者以超乎常人的勇气面对生命的创伤经历时，我见证了来访者从极深的困苦黑洞中冒上来，这很自然地激发了我的惊叹感。那一刻，我认为唯一适切的表达就是我对来访者的"崇敬"。这种发自我内心的情感，来访者是百分之百地带着微笑接纳的。

也许你认为这里提倡的"敬"，等同于罗杰斯所说的"无条件的积极尊重"。不过，罗杰斯核心自觉的"我给他（来访者）的是存在的允许"心态，有治疗师自我无限化的危险。然而，敬的心态并不是治疗师的自我无限化，而是把他者无限化。因此，倘若一位有自我无限倾向的治疗师秉承"无条件的积极尊重"的原则，他就会产生内在冲突，而感到自相矛盾。

诚的心态和敬的心态均源于治疗室之外，都属于修养的心态。当我们身处自恋的文化中时，我们就已经是目中无人无物了，认为只有自我，因此才产生了一切他者的存在价值被消亡的灾难。

因此，当代文化需要的，不单是爱，更是敬！是人对人的敬，人对动物的敬，人对花草树木的敬，人对天空与海洋的敬，人对整个地球生态的敬，人对宇宙的敬！

简言之，当下我们共同迫切的需要，是复兴与培养诚敬的心态！

小 结

诚敬心，源于儒家的文化，再整合当代的情感大脑神经科学与西方的伦理哲学。既可将诚敬心应用于 AEDP 的临床治疗心态中，又可以将其延伸应用至当下的文化中。

但愿我们能重新复兴与培养源于东方的诚敬心，以疗愈源于西方的个人主义，甚至能疗愈已病入膏肓的自恋病毒迅速扩散的世纪级的精神性的大流行病。

The Instinct to Heal

Practice Awakening the Power of Transformance

第三部分

生命篇

第 13 章

爱与治愈

> "如何去爱"落实到 AEDP 的治疗过程中，体现在治疗师时时刻刻地追踪来访者的情感需要并适切地回应他。

谁在治愈谁

谁在治愈谁？是我在治愈来访者，还是来访者在治愈我？

身为心理治疗师，这个疑问经常浮现在我的脑海中。

2003 年秋，戴安娜老师举办了第一届核心培训课程。在培训期间的一个星期六的下午，我们在纽约曼哈顿的一个小餐馆举办午餐联谊会。戴安娜老师的好友、心理治疗前辈马里恩·所罗门（Marion Solomon）坐在我的对面。我们好奇地追问马里恩老师她当时最新的心理治疗心得，她的回答我至今清楚地记得。马里恩老师说："我已经退休了，因为我已经被治愈了！既然我都已经被治愈了，那么我就不再需要治疗其他人了！"

我有点当头棒喝的感觉。

什么？！我以为自己听错了。事后再次反思，我渐渐理解了马里恩老师想表达的意思——身为心理治疗师，我们表面上看是要帮助来访者获得疗愈，但同时在潜意识层面，我们也是在这个过程中疗愈自己。也许，更深入地说，治疗师的来访者，亦是治疗师的治疗师。换句话说，所谓的"治疗师"与"来访者"，都是在人世间的风雨同路人。

这个观点，与当代心理治疗大师欧文·亚隆（Irvin Yalom）的观点类似。亚隆在《给心理治疗师的礼物：给新一代治疗师及其病人的公开信》（*The Gift of Therapy: An Open Letter to a New Generation of Therapists and Their Patients*）一书中写道：

　　我最喜欢的治疗小说是黑塞的《卢迪老师》（*Magister Ludi*），里面有两位生活在圣经时代的著名医治者约瑟夫和戴恩。虽然他们的工作都十分有效，但是两个人的工作方式却大有不同。年轻的治疗者约瑟夫通过安静的、充满神感召的倾听治疗帮助人们。朝圣者们信任约瑟夫。痛苦和焦虑倾入他的耳内之后就像谁消失在沙漠中一样，悔过者在离开的时候觉得倾空了、平静了。另一方面，年长的医治者戴恩积极地面对那些来寻求帮助的人。他能洞察他们没有忏悔过的罪恶。他是一位伟大的法官、惩戒者、斥责者和矫正者。他通过积极的干预给来访者以帮助。他像对待儿童一样对待悔过者：提供建议，指导人们以苦行赎罪，要求人们去朝圣，或者要求敌人彼此和解。

　　这两位医治者从来没有见过面，他们作为竞争者工作了许多年，直到约瑟夫的心灵开始烦恼，坠入了黑暗的绝望，经常为自杀的念头困扰。他用自己的治疗方式不能治愈自己，于是他出发去南方找戴恩寻求帮助。

　　在朝圣的路上，一天晚上，约瑟夫走到一片绿洲休息，在那里他和一位年长的旅行者交谈。当约瑟夫描述了他此行的目的之后，年长的旅行者自荐作为他的向导帮助他寻找戴恩。后来，在长长的旅途中，年长的旅行者把自己的身份告诉了约瑟夫，他就是戴恩——约瑟夫寻找的人。

　　戴恩毫不犹豫地邀请年轻的、陷入绝望的竞争者到他家去。在那里，他们一起生活和工作了许多年。戴恩开始时请约瑟夫做一个仆佣，之后让他做学生，最后两人成为同事。多年以后，戴恩病得很重，就要死去了，他把年轻同事约瑟夫叫到窗前聆听忏悔。他谈到了约瑟夫早先经历的可怕的心灵疾病以及他去找年长的戴恩寻求帮助的旅程。他谈到当约瑟夫发现他的旅伴和向导竟然就是戴恩时，感到这件事就像一个奇迹。

　　现在他就要死了，到了说出关于这个契机的真相的时候了。戴恩承认，在那个时候与约瑟夫的相遇对他来说也是一个奇迹，因为他当时也陷入了绝望之中。他也感到空虚和心灵的死亡，他也无法帮助自己，于是动身去寻求帮助。两人在绿洲相遇的那一晚，他正在寻找一个叫作约瑟夫的伟大医治者的路上。

　　在这个故事中，我认为约瑟夫比戴恩更有勇气，因为他先向戴恩至真至诚地承认自己的脆弱与绝望；相反，戴恩在临终前才向约瑟夫忏悔，承认自己的空虚和心灵的死亡，以及他也无法帮助自己。

　　直面承认自己的脆弱，是在脆弱中体现出来的勇气。

　　在我意识到这一点后，我更加钦佩我们的来访者了。在治疗的过程中，来访者都是被引导、被邀请，将自己的内心世界，自己感觉最痛苦、最害怕、最羞耻的经历，赤裸裸地展露在我们面前。我们可以躲在"治疗师"这个身份后，把自己最痛苦、最害怕、最羞耻的经历，以专业的名义隐藏起来。

再深入地说，我们的来访者还要肩负一个被诊断后的标签。他们是有着无限丰富的生命故事的人，在经过诊断后却被标记为"精神病患者"。从这个角度来说，是来访者救了我们，因为有他们的"精神病"，才让我们显得是"正常人"。

到底谁是精神病患者，谁是正常人？是治疗师在治愈来访者，还是来访者在治愈治疗师？

到底是谁在治愈谁？

也许，更深入地讲，是谁在救赎谁？

关于这个问题，韩剧《虽然是精神病，但没关系》（以下简称"《没关系》"）为我们提供了深入又精细的探索途径。

最初看《没关系》的宣传片时，我以为这只是一部很普通的浪漫爱情剧，并没有过多关注。然而，这部剧却被《纽约时报》评为"2020 年最佳国际节目"之一，并被《福布斯》杂志评为"2020 年最具视觉吸引力的戏剧"之一，并称"不仅演员漂亮，而且戏剧的图像、摄影和服装也很华丽"。这些正面评语激发了我的好奇心，于是我便想看看这部韩剧到底有什么特别之处。

在我看完第一集后，我在心中惊叹："嚯！何等的内心深度！"接着，我用了一个星期的时间追完了全部的 16 集，更是不禁赞叹："天呀！何等的疗愈深度！"更重要的是，《没关系》中关于心理治愈过程的描述，与 AEDP 形容的转化现象的产生出奇地相似！

《没关系》的主线，是讲述被认为有反社会人格的童话故事作家高文英（徐睿知饰）与当护工的文康泰（金秀贤饰）的故事。我认为文英与康泰的爱情故事只是一个吸引观众的切入点，但这部剧最终要探讨的，其实是爱与救赎。

爱与救赎，亦是 AEDP 的核心！

AEDP 与《没关系》共通与共鸣之处，至少有三个方面：治愈性的视角、无法承受的孤独、爱的治愈能力。接下来，我将逐一探讨这三个方面。

治愈性的视角

《没关系》被归类为奇幻浪漫的疗愈爱情剧。所谓"疗愈剧"，本是指观众在看完这部剧后，心理困扰能得到缓解，焦虑得到抚慰，进而强化希望、温情、感动等正向情感。不过，对《没关系》来说，疗愈还有一层更深入的含义：疗愈便是这部剧的核心主题！

无论是海报宣传还是在整部剧中，都反复出现了蝴蝶。

• 在海报中，位于中央的是康泰从背后拥抱着文英的侧面特写，旁边有很多颇具梦幻感的白色小蝴蝶。

- 在序幕短片中，有一处特写突显了一只拥有一双白色翅膀带黑色斑点的美丽蝴蝶。
- 春季时，因为康泰的哥哥尚泰（男配角）对蝴蝶的恐惧，兄弟俩只好为了避之而被迫无奈地搬家。尚泰经常做噩梦，梦见他被一群蝴蝶追杀，因为他在年少时曾目击了母亲被杀，凶手的衣襟上有一枚带有银色的、有三双翅膀的突变种蝴蝶图案的胸针。
- 康泰运用经典的创伤治疗法中的蝴蝶拥抱（butterfly hug）教文英缓解压力。
- 文英的黑色太阳眼镜呈蝴蝶形状。
- 文英的母亲都熙才（女配角）的大衣上，经常别着一只她自己设计的带有银色的、有三双翅膀的突变种蝴蝶图案的胸针。康泰后来在文英的家庭照中看到了都熙才衣襟上的这枚胸针，由此推断出她是杀死自己母亲的凶手。
- 没关系精神病医院（重复出现的场景）的花园里，经常出现蝴蝶。
- 没关系精神病医院的院长吴志旺（男配角）治疗尚泰因看见蝴蝶的创伤记忆，采用的疗方是引导尚泰把蝴蝶绘制在精神病医院大厅的墙壁上。
- 《没关系》最终的关键象征，是尚泰在没关系精神病医院大厅的墙壁上绘制的壁画，以"好的蝴蝶"覆盖"杀死母亲的蝴蝶"。

由于《没关系》的重要部分采用了童话故事的方式，因此，我们可以通过解读这部剧的情节中的象征，来了解这些象征指向或代表的信息含义。[1]

蝴蝶的象征指向或代表了什么含义？

在《没关系》中，蝴蝶象征了两个主要的含义，其中一个含义是负面的，另一个含义是正面的。以下是《没关系》第16集中，文英前往看守所的会客室，最后一次见被捕的母亲都熙才，她们在临别前的一段对话。[2]

文英：蝴蝶。

熙才：？

文英：（转过身，冷静地）以前你对我说……蝴蝶代表精神病，但是……对我们而言，蝴蝶……是治愈……

熙才：！

文英：灵魂的治愈……铭记在心吧。

熙才：（治愈……？）

---

① 严格地说，从整体上来看，《没关系》是蕴藏了至少16个童话的超级（成人）童话。
② 关于《没关系》这部剧的部分台词引用，摘自《虽然是精神病，但没关系：原著剧本》一书。

　　文英与都熙才以上总结性的对活，极精简地把蝴蝶在这部剧中的象征的重要性凝练了出来——蝴蝶的负面象征是精神病，正面象征的是治愈。全剧以蝴蝶象征着的治愈结束，这也是这部剧的编剧赵容期待我们铭记在心的信息。

　　容许我更推进多一点，我们也可以从治愈性的视角来看这部剧中所有的人物，以及这些人物之间的互动过程。

　　《没关系》中的人物大多是没关系精神病医院中的患者，他们都被视为"不正常"的人。他们身上贴着经过诊断后的"标签"，包括：反社会人格、高功能孤独症、器质性痴呆、创伤后应激障碍、酒精滥用、抑郁症、精神病性抑郁、边缘型人格障碍、多重人格（分离性身份障碍）等。在被贴上这些诊断标签后，就意味着他们被病态化了，人们往往会用病态性的视角来看待他们。所谓"病态性的视角"，用通俗的话来说，就是在问"这个人哪里出问题了"。相较而言，《没关系》则是在召唤我们用治愈性的视角来观看剧中那些"不正常"的、被病态化的人。也就是说，是让我们去问"这个人哪里是对劲的"。

　　这个治愈性的视角，不正是 AEDP 的基础特色吗？

　　治愈性的视角包括两个方面。

　　治愈性的视角的第一方面，是关于面前这个"不正常"的人，可以找到治愈的种子吗（对应 AEDP 中的转化力的微光与发现）？例如：

- 文英被认为有反社会人格（问题、"不正常"），却是写治愈性童话故事的天才（对劲、治愈的种子、转化力的微光与发现）。
- 尚泰被诊断为有高功能孤独症（问题、"不正常"），却是天生的画画天才（对劲、治愈的种子、转化力的微光）。

　　更进一步讲，《没关系》的核心是人文主义的智慧，并且是通过人们普遍对"不正常"人的看法，重现人性的价值与美善。就像我们初看"不正常"的文英在剧中第一次的出场。

- 在餐厅吃午餐的文英，涂着黑黑的指甲，吃着渗出鲜血的牛排，身着华贵的黑色衣服。
- 文英不顾小女孩粉丝的感受，明明可以让小女孩与她好好地合影，而且这张合影很可能会让小女孩终生难忘，文英却故意把她吓哭。
- 文英故意用利刀在盘子边缘划割，发出令人难以忍受的刺耳声，而且她很享受地用刀锋划破手指上的皮肤，向旁人炫耀渗出鲜血的手指。

　　可见，文英不仅是"不正常"的，甚至可以说是"极度不正常、生人勿近的魔女"。观众初见被魔女化的文英时，想必也会产生强烈的抗拒感。

　　但正如剧中吴志旺院长智慧的洞见，我们每个人都是善恶混合体，是天使与恶魔的混合体。[①]那么，文英人性中美善的证据在哪里？只要我们细心观察，就能从一些细节中找到。

- 《没关系》中关键的一幕，是年幼的文英目睹年幼的康泰在冰河里求救。当时，年幼的文英拔着冻结的花瓣，细数着："救……不救……救……不救……"最后停在"不救"，此时的康泰已经看不见了。然而，文英向河中抛了一块能浮在水上的泡沫，救了康泰！

- 在鸣盛大学医院演讲厅的后台，文英营救将要被父亲先抓后杀的小女孩，以致她险些被小女孩的父亲掐颈窒息而死。

- 在出版社的签书会中，尚泰被一位小孩的父亲抓住头发欺负，康泰冲上去保护被打倒在地的尚泰。文英在远处目睹他们俩被欺负的情景，细数着："救……不救……救……不救……"[②]随后，文英也抓住了小孩父亲的头发，表面是要求这个小孩的父亲为搞砸签书会而道歉，实质是营救文氏兄弟俩。

- 当抑郁症患者李雅凛在没关系精神病医院的花园里，即将被前夫再次挥手虐打时，文英抱不平，用一个空罐朝着雅凛前夫的头扔去，以至于她被雅凛前夫狠狠地扇了耳光。

由此可见，当遇到别人挨欺负或是有危险时，外表如魔女般的文英都是择善的。也就是说，文英是个有着魔女脸、天使心的人。

因此，赵容在《虽然是精神病，但没关系：原著剧本》一书的序中，开篇便说：

别轻言断定他人的不正常
别因奇特就指指点点
别因恼羞成怒就排挤对方
他们只是比较特别
因此孤僻难解
请温柔地伸出双手……

赵容这番语重深长的话，使我回忆起戴安娜老师在 2003 年第一届 AEDP 沉浸课程中说的一句话："你永远都可以从你的来访者身上找到你可以爱他的东西。"

此外，心理治疗前辈莫林·莱泽兹（Molyn Leszez）也经常教导我们，必须学着从被诊断为有长期严重精神病的人的身上寻找他们人性的内核。

赵容说的"别轻言断定他人的不正常"，戴安娜老师说的"从来访者身上找到你可以

---

① 值得一提的是，《没关系》中重复出现的场景，是一间名为"我们内在的天使"（Angel-in-us）的咖啡厅。

② 文英此处的细数在剧本中未曾出现，但在剧中加上了。

爱他的东西"，与莱泽兹说的"寻找人性的内核"，都采用了治愈性的视角。

　　治愈性的视角的第二方面，有关治愈创伤与痛苦回忆的过程是什么样的。答案藏在高文英写的童话故事《啖食噩梦长大的少年》中。这个童话故事讲述了一位经常被噩梦折磨的少年，以自己的灵魂交易，哀求魔女消除他的痛苦记忆，最后发现无法感到幸福。这个童话故事暗含了治愈的原理：

　　令人痛苦难受的回忆、令人深感后悔的回忆、伤害别人或被伤害的回忆、被抛弃的回忆……必须要拥抱这些痛苦，才能成为坚强的人，才能再次感受温度，内心才会变得温暖、丰盈。只有接纳回忆的人，才能拥有幸福。因此，要努力去克服这些痛苦，如果无法克服，你的灵魂就不会长大，你就永远都只能做小孩。

　　现在，请你停下来，回味《啖食噩梦长大的少年》的故事情节和它暗含的治愈的原理。你是否发现了这个童话故事与 AEDP 的共通点？提示请见表 13–1。

表 13–1　　　　　　　《啖食噩梦长大的少年》暗含的治愈原理与 AEDP 的共通点

《啖食噩梦长大的少年》	AEDP
灵魂不会长大，做永远的小孩	最差自我
（灵魂长大，小孩成长）	最佳自我
令人痛苦难受的回忆、令人深感后悔的回忆、伤害别人或被伤害的回忆、被抛弃的回忆	激动场景
消除痛苦记忆	状态一：防御，目的是逃避痛苦记忆
拥抱这些痛苦（记忆）	状态二：抱持、体验与表达痛苦记忆激发的核心情感
成为坚强的人	状态二与状态三的临界：呈现韧性，感觉更强大
再次感受温度	状态三：生命活力的情感
接纳回忆（过去），拥有幸福（当下与将来）	状态四：呈现幸福感的种种现象，改写自主性叙事
克服（痛苦记忆）	状态一至状态四的内心转化

　　值得强调的是，童话故事《啖食噩梦长大的少年》是《没关系》整部剧的总纲，我们可以运用它暗含的治愈原理解读剧中大部分人物的生命转化过程，也就是说，他们都是在努力地拥抱与克服个人的痛苦记忆。

　　不过，尽管《啖食噩梦长大的少年》暗含了治愈原理，但是这个童话故事的细节并没有明示克服痛苦记忆时的一个关键因素。这个关键因素，在第一集文英与康泰在鸣盛大学医院顶楼花园重遇时，文英向他说的话中有所暗示："就是在我需要的时候，你出现在我面前，这就是命运。"

这个"我需要，你出现"的互动现象，反复地呈现在全剧各人物组合的互动中，成全了每个人克服痛苦记忆的过程。这个在"我需要（克服痛苦记忆）的时候，你出现在我面前（陪伴着我）"的现象，被戏剧性地命名为"命运"。这个二元互动相当于 AEDP 的来访者与真他的互动，是治愈的关键因素。

这个"我需要，你出现"的治愈过程，反复又特别鲜明地呈现在剧中人物的"我"无法承受的孤独心境中。

到底是《没关系》在说明 AEDP，还是 AEDP 在说明《没关系》？

无法承受的孤独

我曾经自问，《没关系》只是一部韩剧而已，尽管有娱乐价值，但它值得我在 AEDP 学术性的专文中大费周章去讨论吗？

《没关系》的珍贵之处在于，它深入地探讨了如今人类共同面对的内心问题——孤独。什么是孤独？

罗伯特·韦斯（Robert Weiss）写了一部关于孤独的经典著作，将孤独分为情感性的孤独（emotional loneliness）和社交性的孤独（social loneliness）。[①]情感性的孤独，源于体验这个状态的人缺乏亲密的情感纽带；社交性的孤独，则源于体验这个状态的人缺乏社交网络的支援，他们往往缺乏亲密依恋的对象（比如，父母为孩子提供的依恋对象，或是配偶或亲密朋友为成年人提供的依恋对象）。

孤独并不是局限在某个人群或是某个地区的困扰，而是一个普适性的问题，甚至被提升至所谓的"孤独流行病"（loneliness epidemic）的现象：

- 倘若我们以英文"loneliness epidemic"作为关键词在网络上搜寻，就会发现至少有 5000 个网页讨论了这个话题。
- 美国前卫生部长维韦克·穆尔蒂（Vivek Murphy）宣称，孤独是一种公共健康危机，也是一种隐形的流行病。
- 由于社交孤立和孤独在欧洲多国，以及美国和中国等地广泛存在，因此可将其视为一种行为流行病。[②]

---

① 在 AEDP 的语境中用的是"aloneness"，意思等同"loneliness"。

② Dilip V. Jeste, Ellen E. Lee, & Stephanie Cacioppo. *Battling the Modern Behavioral Epidemic of Loneliness: Suggestions for Research and Interventions*. JAMA Psychiatry. 2020 Jun 1;77(6): 553–554. doi：10.1001/jamapsychiatry.2020.0027.

- 在美国、加拿大和英国等西方国家,老年人的孤独不仅仅是一个健康问题。在中国,老年人的孤独感可能不亚于上述国家。[①]

由此可见,孤独作为具有普适性的广泛存在的现象,是我们必须携手共同面对与化解的危机。《没关系》初看只是一部简短的韩剧,但深入细看竟然能具备普适性的应用价值,真是难能可贵。

《没关系》中的两位主角——文英与康泰,他们自年幼起,都各自体验与经历着难以承受的孤独和歧视。在李湘仁(男配角)与南珠丽(女配角)的一段对话中,我们可以体会到文英与康泰的内心世界。

湘仁:但其实不是文英跟着我……而是我跟着她的。

珠丽:(停下脚步)……为什么呢?

湘仁:(真挚)她是个让人无法丢下不管的孩子。[②]

珠丽:……

湘仁:她的内心明明很孤寂……却想极力掩饰……把身边的一切都推开的奇怪孩子……

珠丽:(就像形容着康泰……眼泪不自觉地流下)真像呢……他们两个……

以上对话说明文英与康泰都是天涯沦落的孤独者,只不过在《没关系》中,文英的孤独感是被突显的,康泰的孤独感则是被暗藏的。文英的孤独体验兼具社交性的孤独和情感性的孤独。

- **社交性的孤独**。文英自出生起就居住在父亲设计并建造的城堡中。母亲把文英当作自己的作品,禁止文英与外人来往。表面上是童话式的城堡,对文英来说,这城堡是禁锢她身体的监狱。
- **情感性的孤独**。文英自幼便被母亲视为另一个自己,是她创作的完美作品。对于母亲对文英的情感虐待,文英的父亲视若无睹,这促使文英将母亲的形象内化为禁锢自己内心的监狱。

康泰的孤独则只是情感性的孤独。哪怕走到天涯海角,康泰也还有哥哥尚泰的相伴。无论康泰离开老家多远,甚至每 10 个月搬一次家,总有一个来自老家时常惦记与单恋他的南珠丽。

康泰的情感性的孤独是如何形成的呢?

---

① Nicholas Pimlott. *The ministry of loneliness*. Canadian Family Physician. 2018 Mar; 64(3): 166.

② 在剧中,李湘仁虽然是文英童话书的出版人,但他像哥哥与父亲般疼惜文英。

容许我通过 AEDP 理论框架的视角，观察《没关系》有关康泰的情节，便有助于我们找到原因了。在剧中，康泰被塑造成了一个从未为自己而活的人。康泰在《没关系》第一次出场时的情景如下。

尚泰在职业技术学校，因为受刺激引发创伤后应激障碍发作而大吵大闹，被学校开除。在学校办公室内，康泰不仅被校方传召带走尚泰，还被老师教训了一顿。尚泰透过办公室门的玻璃窗，偷看康泰的表情。

尚泰：（与康泰四目相交后喃喃自语）看表情我就了解你……

康泰打开了置物柜，懊恼地收拾哥哥的物件。明明是不悦的康泰，通过置物柜的小镜子看到了哥哥的焦虑。收拾完毕后，又蹲下来，转脸看向不安的哥哥。

康泰：（从面无表情转为笑容）

尚泰：（害怕）

康泰：（温柔地）哥，肚子饿了吗？

一叶知秋，见微知著，剧中这不足两分钟的场景，便道出康泰的情感性的孤独的心理动力根源。[1] 我们现在用 AEDP 中的体验三角来把康泰的情感体验概念化。

- **激动场景**。康泰长期肩负着照顾患孤独症和创伤后应激障碍的哥哥这个担子。这一次他不仅要被迫替哥哥收拾残局，还被老师训话一番。照顾哥哥并非康泰自愿的选择，而是他自幼便被母亲嘱托，必须接受的使命。康泰感到命运不公，所以此时面对这个情景，必定会激发复杂的情感。

- **依恋关系**。年幼丧父的康泰，跟着母亲（依恋对象）与哥哥一起生活。虽然母亲很慈祥，但无奈家境贫寒，大儿子又有孤独症，所以她将大部分的精力都用于照顾大儿子，相对地[2]忽略了小儿子的感受与需要。母亲甚至还明确地告诉过康泰："康泰，你到死之前都要陪在哥哥身边……妈妈会负责养育你们，你就专心照顾哥哥……妈妈……就是因为这样才生你的……"

还有一幕是在一个下雨天，尚泰、康泰与母亲在吃完海鲜面后离开餐馆，母亲本是撑起雨伞遮着他们仨，但她渐渐不自觉地把伞向哥哥尚泰靠拢，剩下弟弟康泰在雨淋下无奈地呆望。

---

① 在两分钟的互动中呈现一叶知秋的动力心理评估，绝不是纯粹演戏情节的虚构。尽管剧中互动的内容纯属虚构，但互动的过程却能反映现实。请参考本书第 5 章的临床案例中，治疗师在不足两分钟内所做的动力心理评估。

② 之所以说康泰的被忽略是相对的，是因为随着剧情的发展，康泰的母亲为自己对他的忽略感到内疚。母亲甚至在康泰熟睡时亲吻他，并哀伤哽咽地说"妈妈……对不起你"。

康泰淋雨，需要被母亲撑伞保护，却相对地被忽略，这个微动作也在其他情景中不断地出现,最终演化成康泰的（几乎任何）需要都被母亲相对忽略了,这是一种无意的被拒绝。康泰所体验到的是一种社交性的排斥，他会因此感到痛楚。在这个过程中，康泰的感受或需要被激发，然后自动感觉被排斥或被拒绝，从而自动感觉痛楚。因此，"被拒绝而自觉心碎"不只是一种语言式的比喻，而是一种实质性的身体感觉。这个过程相当于（被激发的自体）"需要 [①] > 痛楚"，存储在康泰的潜隐记忆中。

接下来，我们再从 AEDP 的角度来分析康泰的内心世界。

红色信号情感

红色信号情感是康泰（被激发的自体）"需要 > 痛楚"中的"痛楚"。康泰会恐惧痛楚的出现，这是很正常的。最终，康泰自体的需要因被母亲拒绝而激起羞耻的感觉。换句话说，康泰（被激发的自体）"需要 > 痛楚 + 恐惧 + 羞耻"。

防御

康泰为了逃避红色信号情感（痛楚 + 恐惧 + 羞耻）的出现，比如，他在办公室被老师训话，即使哥哥观察到了康泰的生气（轻度的愤怒），康泰也必须用且惯用笑容来掩饰。

核心情感

康泰为了逃避红色信号情感（痛楚 + 恐惧 + 羞耻）的出现所采取的另一个策略是，压抑一切自体的需要或（真实）核心情感，或是逃避一切激发自体的需要或（真实）核心情感的可能。

从另一个角度看，压抑自体的需要或核心情感，目的是预防红色信号情感（痛楚 + 恐惧 + 羞耻）的出现。相应地，防御是在红色信号情感（痛楚 + 恐惧 + 羞耻）出现之后的补救，是变相的内心止痛剂。

这种压抑自体的需要或（真实）核心情感，再加上用各种防御机制来遮掩，形成了一个假我的虚象。

呈现假我（AEDP 的语境）的康泰，便是《没关系》（赵容的语境）中，具有总结性的童话《寻找最真实的面孔》中的面具少年。

强烈的孤独感

根据 AEDP 的框架，长期戴着面具用假我生活的人，必然会出现强烈的（情感性）孤

---

① 自体的需要，包括自体被激发的核心情感。

独感。这种孤独感会强烈到令人无法承受，以至于形成种种自体与人际的困扰，最终表现为精神病的症状。

概括来说，从 AEDP 体验三角的视角来看，康泰的情感图式可分上下路理解。

- **体验三角下路**：自体需要（或情感）被激发 > 内隐记忆自动预测将会被（依恋对象）忽略（或拒绝）> 呈现红色信号情感（痛楚 + 恐惧 + 羞耻）>（下路）必然呈现无法承受的孤独 > 掩盖真实面孔。

- **体验三角上路**：自体需要（或情感）被激发 > 内隐记忆自动预测将会被（依恋对象）忽略（或拒绝）> 呈现红色信号情感（痛楚 + 恐惧 + 羞耻）>（上路）自动启动防御系统 > 呈现假我面孔。

假我与孤独的关系，有如一枚硬币的两面——一面是假我，另一面是孤独；又如露出水面一部分的冰山——水面以上看得见的部分是假我，水面以下看不见的部分是孤独。

倘若我们再深入反思《没关系》的普适性含义，除了广泛的孤独现象外，还有假我现象的普适性。

当代社会学大师安东尼·吉登斯（Anthony Giddens）在《现代性与自我认同：晚期现代中的自我与社会》（*Modernity and Self-Identity: Self and Society in the Late Modern Age*）一书中，阐释了我们身处当下的后现代（或晚期现代）文化的洪流中，世上每个人的自我都在体验着深重的苦难。

当我们身处两难的困境中时，我们会体验到困难。这些困境，也可以理解为我们的自我必须面对的两股对立的张力。与我们当下探讨的假我议题有关的两股张力为统一的张力和破碎的张力。前者是向心的，后者是离心的。[①]我们之所以会经历离心的破碎的张力，是因为我们生活在一个史无前例的多元化文化中。我们的自我生活在这种文化中，不同的场景要求我们以不同的角色身份适应。在这个适应的过程中，最佳的情景是以积极的方式把不同场景的元素融合成一个整体性的叙事，最差的情景则会形成虚假自我。吉登斯在书中写道：

我们认为，在这样的情景中，虚假自我压倒并遮蔽了体现个体真实动机的原初的思考、感觉和意愿。真实自我所剩下的便是空虚和不真实，但这种空虚却不能以个体在不同场景中所扮演的虚假自我来填充。

既然孤独与假我是一枚硬币的两面，而我们正面对着普适性的甚至是整个文明的孤独流行病，那么这是否意味着整个文明都患了假我流行病，呼应了吉登斯的洞见呢？

---

① 唐君毅老师有近似的讲法，称这互相对立的张力为凝聚与流荡。

对于吉登斯的洞见，我们同样可以用 AEDP 的体验三角将其概念化。我们只需用"社会性的接纳与拒绝"取代"依恋对象的接纳与拒绝"，便会发现推演出来的结果是一样的。

- **体验三角下路**：自体需要（或情感）被激发 > 内隐记忆自动预测将会被（社会群体）忽略（或拒绝）> 呈现红色信号情感（痛楚 + 恐惧 + 羞耻）>（下路）必然呈现无法承受的孤独 > 掩盖真实面孔。
- **体验三角上路**：自体需要（或情感）被激发 > 内隐记忆自动预测将会被（社会群体）忽略（或拒绝）> 呈现红色信号情感（痛楚 + 恐惧 + 羞耻）>（上路）自动启动防御系统 > 呈现假我面孔。

吉登斯形容的假我（外在）与真空（内心）现象，早在 20 世纪初，就被艾略特在其名诗《空心人》（*Hollow Men*）中描述出来了。艾略特曾说"伟大的诗人，在写自己的时候，也在写自己的时代"，面对着如荒原又如死亡的梦幻国土般的西方文明，艾略特在《空心人》中感叹道："让我也穿上／这种故意的伪装。"这"故意的伪装"便是假我。只可惜，这假我的伪装，都是老鼠衫和乌鸦皮。

中国当代诗人罗雨，在她的诗集《空心人》中收录了《心狱》一诗。对于国内人的精神困境，她也发出了艾略特式的叹谓：

也许每个人的心都是一座监狱
自己是自己的囚犯
当你对镜子望
镜里的不是自己
真正的那个自己
隐匿在镜子背后

心狱里的孤独、镜里的假我，都是罗雨的悲鸣。这悲鸣让我感受到，她以及她代表着的这一代人，从心底里释放出来的真实情怀。

倘若我们把普适性的研究数据、《没关系》中的治愈智慧、吉登斯的社会学论述，以及艾略特与罗雨的诗汇聚一起，再借助 AEDP 框架的解读，就会发现它们都指向同一个事实：我们生活在这个文明中，是被假我与孤独渗透了的空心文明，这也是当今人们面临的精神困境！

这个精神困境的出路在哪儿？心狱的门在哪儿？我们拥有从这个门踏出去的动力与勇气吗？我们可以仅凭自力完成，还是要借助他力的陪伴？

让我们再回到《没关系》这部剧，看看有什么启发与洞见。

爱的治愈能力

《没关系》的寓意，不仅只呈现于童话比喻、剧中情节、演员的对白和微表情等中，还呈现在《没关系》的插曲中。

关于康泰孤独悲痛的心境，在《没关系》的第四集《丧尸小孩》中有着鲜明、细致、感人催泪的演绎。这个场景描述了康泰拥有孤独心境的原生家庭根源，以及这心境在当下的内心世界是如何呈现的，更重要的是表现出了他的悲痛、核心需要与期盼（对应的是AEDP的状态二）。

在剧本中，是这样描述这一幕的：

母亲面向着熟睡的哥哥，轻拍他的背，还不时确认尚泰有没有盖好棉被……康泰静静地看着这一切，面向母亲的背影，试图获取点温暖，他将头靠在母亲的背上，眼泪不自觉地流下。

为了加强并配合这一幕的气氛与情绪，剧中播放了插曲《在沉默中》。这首插曲是由男性歌手用童声以悲哀的情绪演绎的，似乎是在象征着康泰孤独悲痛的内在小孩的心声。

细心感受与聆听，这首歌好像包含了一呼一应的两个角色：孤独悲痛的康泰在呼唤，母亲或文英（依恋对象）在回应。

以下是整首歌的歌词，让我们一起留意"呼"的表达，更重要的是，我们还要用自己的身体内部感应"呼"者的心声。

（呼）
在沉默中，没有人回答……但我仍然能听到你的声音，
如果你能来抱住我，如果你能来。

（应）
眼泪流了，对不起我又迟到了，
让它们掉下来吧，对不起我又迟到了。

（呼）
在黑暗中，它变得越来越难，变得难以忍受，
如果你听到我说的话，如果你看到我，你会不会走近一点？

（呼）

你能不能告诉我一次，你永远不会离开我，我害怕失去你，

你愿意和我躺在一起吗？

只要你和我在一起，

就不会有恐惧。

（应）

向我袒露你的心，我站在这里支持你，停止你哭泣的心，

日子将为你而来，为我们而来。

在这一幕中，年幼的康泰是生活在当下这个世界中所有孤独悲痛者的象征。"呼"者悲哀的召唤，是年幼的康泰的心声；"呼"者悲哀的召唤，亦是生活在当下空心文明中所有孤独悲痛者的召唤！

康泰的召唤是什么？当下这个世界孤独悲痛者的召唤又是什么？

赵容的回应——也是《没关系》的核心课题是："世界起初，人类就是孤独的存在，因此填满孤独成为人类的本能之一，唯一的解答就是'爱'。人因他人的疏离而感到痛苦；也因他人的温度而感到喜悦。""爱"？！又是"爱"？！陈腔滥调？！老生常谈？！

人类都听过"爱"。因此，听闻与否，从来都不是问题。生活在当下世界的每个人，都认知什么是"爱"。可见，认知与否，也从来都不是问题。

那么，为什么会出现孤独流行病？为什么会出现空心文明？

答案是，我们根本就不懂得如何去爱！

无论是我初次聆听戴安娜老师传授 AEDP 理论，还是多年来见证这个理论如何落实到治疗过程中，我都体会到，戴安娜老师教我们的，就是如何去爱！

"如何去爱"落实到 AEDP 的治疗过程中，体现在"治疗师时时刻刻地追踪来访者的情感需要，并做出适切的回应"。这与《没关系》中反复出现的"我需要，你出现"的互动现象又具有强烈的共鸣！

"如何去爱"，意味着当他者有需要，尤其是袒露内心世界的一刻，我出现，与他者在一起，支持他。

"如何去爱"？成全他者！爱是成全！

这是 AEDP 的治愈模式，也是《没关系》的治愈模式。这个治愈模式的例子在《没关系》中，除了在与文英和康泰相关的情节中可见，还在多位角色间的互动中可见。我们以吴院长的举动为例：

- 邀请尚泰在医院大厅绘制壁画，成全他画画的天赋。
- 邀请文英在医院里开设童话讲座，不仅尝试成全文英与父亲的复和，亦尝试成全文英与其他人社交关系的需要，更成全了康泰内心天天都能见到文英的希望。
- 临退休时，送一双新鞋给不敢离开医院的患者，寓意鼓励他出院，尝试成全他找到治愈的出路。
- 临退休时，送给尚泰一辆全新的游行车，成全他与康泰及文英出外旅游的梦想。

AEDP 落实这个治愈模式，虽然不至于夸张如戏剧化般地赠送贵重物品，但在专业的界限所许可的范围下，我曾鼓励来访者发挥他们的天赋——写诗、写书、写文章、演奏风琴等。

重回《没关系》里充满"爱"的气场的背景中，赵容论述的"爱"的高峰，是呈现于童话故事《丧尸小孩》中：

很久很久以前，有一个小男孩出生在村子里，他皮肤苍白，有一双巨大的双眼。随着孩子一天天长大，母亲发现他是一个没有感情只有食欲的孩子，就像丧尸一般。因此，母亲趁村里的人不注意时，将孩子锁在地下室。每天深夜，母亲都会偷村民的家畜来喂养孩子——有时候是鸡，有时候是猪。就这样过了几年，村里的家畜因为瘟疫大量死亡，也死了很多人，剩下的村民纷纷离开村子。舍不得丢下孩子的母亲，最后只好将自己的腿砍下给孩子食用。过了一天，她又将自己的手砍了下来。就这样，母亲只剩下躯干了，因此她最后将自己的剩余部分喂给孩子吃。

孩子用双手抱住只剩躯干的母亲，第一次开口说话："妈妈……真温暖……"

孩子想要的，究竟是食物，还是母亲的温度？

孩子想要的，究竟是食物，还是母亲的温度？

童话中反复地提问"孩子想要的，究竟是食物，还是母亲的温度"，这亦是寓意的关键所在。赵容又是如何解读"温度"的寓意的呢？在《没关系》的最后一集，文英前往看守所的会客室，最后一次见被捕的母亲都熙才，临别前与母亲还有另一段对话：

文英：李雅凛，那个患者对我说，人类最伟大的力量就是爱情……崇高的爱能够包容、改变一切。[1]

熙才：噗……（抱着肚子哈哈大笑）哈哈哈哈！（笑到流泪）

文英：（等到她笑完）我原本不相信的……但我现在……觉得你很可悲。

熙才：……（收起笑容）

---

[1] 不知为何，这句关键性的话在剧本中是有的，但在剧中被删掉了，很可惜。

　　文英：而不知道自己可悲的你……更可悲。

　　熙才：高文英！

　　文英：你只有食欲，根本没有感受过温度……也无从得知……从今以后也没有人能让你知道……所以，我跟你不一样，我已经感受到了，打从心底里感受到了那有多么温暖和美好。

　　熙才：（似笑非笑）温度？

　　在童话故事《丧尸小孩》中，"温度"的寓意是"崇高的爱"。在剧本的中文译本中，"崇高的爱"所包含的重要元素之一是"包容一切"。那么，"包容"除了有"容纳"之意外，是否还有其他含义？虽然我无法找到韩文原文的用词，但倘若我们以中文的"包容"及希腊文"stego"（有忍耐、保护、遮盖之意）来解释，就能发现它极丰富的含义。

　　倘若我们通过"包容"与"stego"的这三个含义的视角来看，就能感悟到《没关系》的主线（即康泰与文英的互动）是如何呈现这能够"包容、改变一切"的"崇高的爱"的。尽管康泰与文英的情感有恋爱的成分，且恋爱有私欲的成分（包括性的冲动与满足等）[1]，但是以下的例子体现出了康泰对文英的仁爱[2]，这带有无私的成分。

- 在鸣盛大学医院花园，长大后的康泰重遇文英。在舞台后侧，康泰喝停了正要掐死文英的患者，保护了她。随后，当文英要用尖刀刺向刚刚要掐死她的患者时，康泰紧握文英手中的尖刀。康泰的这个举动不仅保护了可能被刺的人，还保护了文英，让她避免犯下故意伤人甚至杀人罪。爱并不代表让被爱的人为所欲为，而是促使被爱者成为更完全的人。[3]

- 有一天早上，文英来探望父亲时险些被他掐死。当天深夜，她茫然又孤独地沿着临海的公路行走。当天早上，不知情的康泰在公交车里目睹了这一幕，傍晚才从挚友的口中获知早上在医院发生的事故。康泰担心文英的安危，急忙冒着滂沱大雨（象征困苦的洗涤），终于在深夜（象征死荫[4]的幽黑）于临海的公路上找到了精疲力竭的文英。当两人相遇时，海旁的灯塔以明亮的强光（象征希望）照耀着他们。看到全身湿透的文英，康泰立刻脱下外衣遮盖在颤抖的文英的身上。精疲力竭却带着喜悦微笑的文英，抱紧康泰说："真温暖……"此刻，文英身体感受到

---

① 康泰与文英并非医患关系，所以他们俩的交往互动不受专业伦理限制。

② 包容、忍耐、保护、遮盖 = 无私的爱 = "崇高的爱" = 仁爱。

③ 等同 AEDP 的最佳自我。

④ 死荫（shadow of death），字面意义为死亡的荫影，实指死亡的威胁或死亡。带有幽暗、忧郁、凄惨的意味。

了被爱，更关键的是，她也接纳这份爱。[①]

- 尚泰和康泰入住城堡的第一晚，兄弟俩讨论有关童话《蓝胡子》的寓意。蓝胡子之所以被人排斥，是因为他胡子的颜色跟别人不一样。尚泰好奇，是否因为自己也和别人不一样，他们便要住在城堡里（象征与众人疏离）？康泰（想着文英）："无论有没有蓝色的胡子（文英的不一样）都没关系……一定会有一位理解他、接纳他的妻子（康泰）出现……"此时，文英在门外欣喜微笑地听着。[②]

- 文英在尚泰、康泰兄弟俩入住城堡后，半夜在关于母亲的噩梦中惊醒，并因此浑身无法动弹，不断痛苦低吟。在另一个房间，尚未入睡的康泰听到了这好似动物受伤的悲鸣，发现来自文英房内。康泰打开文英的房门，突然看到她悲鸣痛苦的样子，冲到床边一手把她拥入怀中，安抚她。康泰的不离不弃抚慰了文英，让她从陷入绝境的恐惧中重新感到了安全，继而慢慢在康泰的保护下再次入睡。[③]

- 文英在医院花园替被欺负的李雅凛出头，被雅凛的前夫狠狠地扇了耳光。正当雅凛的前夫向前，抓着跌在地上的文英的衣襟想要再次动粗时，康泰闪现在他的身后侧，重拳出击，保护了文英。康泰扶起文英（剧中开始缓缓播放宛如梦幻的插曲，"看见你的心"这一句被反复吟唱，这是在催眠观众啊），满脸温柔心疼地问："你受伤了吗？"文英凝望着康泰，缓缓地说："好痛……"康泰伸手轻抚（温暖地盖着）文英受伤的脸。文英与康泰深情凝望，尽在不言中。（剧中特写）文英放下藏在背后的石头。[④]这一瞬间，文英第一次自发性地控制住了攻击的冲动：她改变了！

　　由于篇幅关系，我只能在此列举少数的例子。实质上，康泰对文英体现出仁爱的举动贯穿全剧。以下，我想强调两点，为"不正常"的文英平反。

- 康泰与文英确实是绝配，他们是彼此的镜映，直至剧终，他们潜移默化了对方的最佳自我：康泰确认并满足自我的需要（随心所欲原本是文英的性格特点），而文英为保护康泰不再因她受伤而还（成全而非占有）他自由（满足他者需要原本是康泰的性格特征）。

- 康泰与文英，谁爱谁更深？我认为，文英爱康泰更深。起初，是年幼的文英拒绝花瓣轮到"不救"的宿命而救了年幼的康泰。之后，剧情暗示年幼的文英拒绝年幼的康泰献花，以保护他不会被她的母亲杀死。然而，成年的康泰在亲吻了文英后，

---

① 相当于 AEDP 理论中的接纳性情感。这情感的关键性将在下文详述。
② 文英的微笑暗示心中的接纳（接纳性情感），即自己被康泰理解与接纳。
③ 这个过程相当于 AEDP 理论中的二元情感调节。康泰对文英的拥抱，对应的是 AEDP 中的横向功夫（比如，用语调、语速与眼神做情感抱持）。
④ 这是对应的 AEDP 中的放下防御。

因哥哥害怕失去他，令他优柔寡断，甚至出言伤害了文英并要离开她，使文英心痛欲绝。所谓"爱得越深，伤得越痛"。习惯于长期麻木冷漠的康泰，一直处于被文英"追"的优势，因此从未体验过被文英遗弃的伤痛。

到这里，你可能会好奇，我介绍了这么多关于《没关系》中的"崇高的爱"（即仁爱），跟 AEDP 有什么关系？

我们追溯"爱"在精神分析学派，尤其是在后来演化出来的心理动力传统中所扮演的角色。曾几何时，明示治疗师对来访者的"爱"作为治愈元素是一种禁忌。这禁忌是可以理解的，因为这"爱"极容易被扭曲为性爱，尤其是在精神分析发展的历史中，不乏治疗师与来访者的边界被逾越而发生性关系。这包括殿堂级前辈卡尔·荣格（Carl Jung）与来访者萨宾娜·斯皮勒林（Sabina Spielrein）建立了带有性爱的亲密关系，他们的事迹甚至被拍成电影《芳名萨宾娜》（Ich heisse Sabina Spielrein）。还有一个例子是精神分析师马苏德·汗（Masud Khan），他不仅与女性来访者有性关系，还与男性来访者们的妻子有性关系。[①]

要知道，这些案例绝不是历史上的偶发事件。哪怕是现在，我隶属的医生公会的期刊中还常常公开刊登通告，说某某医生被病人投诉性骚扰成立，行医执照被吊销。这些公告合情、合理、合法地保障了来访者免遭治疗师利用和虐待。

现在，让我们带着历史的负面鉴诫，来探讨治疗师对来访者正面的"爱"。

弗洛伊德的学生桑多尔·费伦齐（Sándor Ferenczi）认为：

如果我们不能真正地爱患者，那么任何分析都不可能成功。每个患者都有权被视为一个受虐待的、不快乐的孩子，并得到照顾。（Dupont, 1995）

费伦齐强调，治疗师不只要"爱"，更要真正地"爱"向自己求助的患者！

有这样一个（假设的）必然：每一位来访者出生时都是一个天真无邪的孩子。他们从昔日无心理病患的孩子到今日有心理病患（不快乐）的来访者，必然会经历一个病态化的过程。这个病态化的过程不能归咎于孩子的缺憾，而与孩子内在的因素和受到的外在环境因素（比如，遭受他人有意的虐待，或是被他人无意地忽略）有关。基于这个（假设的）必然，我在临床治疗中会把来访者想象成他童年的模样，这样就自然会流露出对他的怜爱了。

有关医生对患者的"爱"，苏格兰裔的精神科医生伊恩·萨蒂（Ian Suttie）的论述是：

医生的爱能治愈患者，其本质属情感回应，而非对性欲的压抑。（Suttie，1994）

[①] 琳达·霍普金斯（Linda Hopkins），《虚假自体：马苏德·汗的生平》（False Self: The Life of Masud Khan），纽约：他者出版社（New York：Other Press），2008 年。

也就是说，医生对患者的爱属于治愈式的爱，萨蒂对其本质的澄清带有关键的重要性。这治愈式的爱绝不是性爱，而是适切地回应来访者情感需要的仁爱。而且，治疗师对来访者的治愈式的爱，还被高调且正面地收入《关系精神分析中的核心职能：实践、学习和研究指南》（*Core Competencies of Relational Psychoanalysis: A Guide to Practice, Study and Research*）中，作为精神分析师的核心职能之一：

> 精神分析师的爱和尊重，鼓励了那些因被剥夺了爱或没有受到足够尊重的爱的经历而被压倒性地挫败的被分析者。我希望我们最主要的情感包括尊重、理解、接受、同情、钦佩、关心，真诚地希望对方幸福和满足，还有爱。（Shaw, 2018）

以上列出的治愈式的爱的各项特征，如果你重读本书中各个临床案例，便会发现这爱是贯穿于整个 AEDP 的疗程中的。

那么，治疗师给予的爱足以让来访者产生转化吗？为什么这爱好像时灵时不灵呢？主张治疗师要给予来访者"勇猛的爱"（fierce love）的苏安妮·皮列罗（SueAnne Piliero）有如下洞见：

> 在 AEDP 中，我们寻求恢复所有来访者与生俱来的爱的权利。不过，我们并不认为仅凭治疗师的爱就能治愈；相反，正是治疗师的爱和来访者能够完全接受治疗师发自内心的爱和关怀，才能实现最深层次的治愈。（Pilero in Fosha, 2021）

治愈的关键是来访者全然接受治疗师的爱，甚至是勇猛的爱！这勇猛的爱，就像成熟的成年人保护脆弱的小孩那样（如《没关系》），替受虐待的小孩咆哮，为被忽略的小孩发声！

通过上述简短的追溯，我们可以发现，治疗师对来访者的爱，已经从昔日被禁闭在治疗舞台的幕后，如今已高调地走到治疗舞台的幕前，成为主角之一！

《没关系》中的"崇高的爱"，便是 AEDP 治愈式的"爱"！

综上，《没关系》与 AEDP 共通与共鸣的三个方面（治愈性的视角、无法承受的孤独、爱的治愈能力）都指向同一个治愈模式：崇高与治愈式的爱能消解孤独，并将苦难转化为幸福！

小　结

到底是谁在治疗谁？

是我在治愈来访者，还是来访者在治愈我？

是谁在救赎谁？

对于上述问题，赵容在《没关系》中是这样回答的："这个世界上，还有许多尚未遇见'康泰'的'文英'和'尚泰'，但是也唯有'文英'和'尚泰'的存在，才能造就如此坚定、丰盛的'康泰'。因此，千万别逃避，去接纳并理解他人，才能使彼此真正地幸福。"

我也曾对来访者说过一番与之相似的话，如今我依然保持这份初心：

我们从心底里感谢一群朋友，是你们容许我们伴你走过一段人生路。

是你们的创伤，唤醒了我们体恤人间疾苦。

是你们的信任，使我们感受任重道远、不敢轻率。

是你们的奋斗，让我们分享到疗愈的喜乐。

是你们的勇气，使我们对人性乐观。

是你们的不放弃，使我们不忍放弃、锲而不舍。

是你们的努力，激发我们不停地学习，一生以终为始。

在彼此之间，我们发现了价值。

第 14 章

从空心人到有心人

> 生命时间、地域天下、天地心这三个向度构成了立体的生命意义、绵绵不绝的贯穿，演化为开前启后、远近中外、天人感通的涟漪效应。能够亲身经历这三个向度的贯穿及涟漪，是生命莫大的震撼，也是上天恩赐的福气。

AEDP 原本是一套整合性的及针对个人心理治疗而创建的模式。我们不仅可将 AEDP 应用于存在主义的心理治疗学派、以静观为基础的心理治疗学派，还可以与道家庄子哲学整合，甚至可作为一种生活方式。本章从空心人这种社会现象与自我困境的无意义感入手，尝试借助 AEDP 的路径寻找出口，转化为重现生命意义的有心人。①

空心人

在拜读罗雨的诗集《空心人》时，惊叹她竟然能够在短短的篇幅内，从第一人称的角度，道出一代人的悲鸣与期盼。容我引述这本诗集中的一首——《我的心如此空着》，我们共同品味其中的苦涩：

我的心如此空着
来来往往的记忆
早已将爱情束之高阁
亲情，在遥远的远方漂泊着
一如母亲眼神的苍凉无助

---

① "空心人"与"有心人"这两个词，出自罗雨诗集《空心人》。

冰冷的面具，漂浮在别人的城市里
友情晾在发霉的墙角

我的心如此空着
双人床策划着夜夜冰凉的梦
它在暗示什么，或是讽刺
它或许最心知肚明
在婚姻那张薄纸上
写满的是谎言、虚伪、背叛和厌倦
他们说：
爱错了，就等于投错了胎

我的心如此空着
我在每夜的梦里寻找出口
在投错胎的路上
迎接我的
除了墙壁就是悬崖

我的心如此空着
了无尘土，甚至空气
自己一步步在自我的陷阱里坠落
是窒息，还是新生
我只有将手伸向一把陈旧的竹签
占卜今生和来世的命运

我慢读精研这首诗，体会到爱情、亲情、友情、婚姻、生命、自我的幻灭。我的胸腔感到沉重，沉重的下面是无底的空洞感。也许"空心"是一种诗化的比喻与描绘，人们能借此共情到罗雨的情怀——"空心"是当下具体可体验的身体感觉！

什么是"空心"？

罗雨在诗集的后记中说：

我感觉我们都已是"空心"的，我们的理想被社会和时代绑架，自我被彻底抽空，我们完全成为"另一个我"，我们连自己都不认识自己，而前途又是什么？或许，只是自己的另一个影子。我们，永远被时代搁置，被命运架空，没有停下点，没有根。

可见，从罗雨的角度来看，"心"既指"理想"、生命意义，又指"自我"（真我）。"空心"，指在功利主义意识形态的社会文化中被异化的自我，就像她在《出走》这首诗中所写的，"漂浮在别人的城市里 / 什么都可以出租：/ 灵魂、肉体、幸福、尊严……"的"异乡人"，是"影子"，是假我。

当我仔细品味《我的心如此空着》这首诗时，我感觉罗雨仿佛是治疗室中坐在我面前的来访者。罗雨的眉毛头总是皱着，真诚地流露着内心的苍凉与忧郁。当下，罗雨已不仅仅是罗雨，她的脸是无数空心人的脸，她的声音是一代无数空心人的声音，难怪我感觉到了一种不能承受之重。

以下，是我与一位疑似空心人的来访者的真实个案。

临床案例 14.1　　　　　　　　**"父亲不懂我的需要"**

来访者背景

李勤（化名），华裔男性，22 岁，重点大学物理学专业本科毕业生，准备越过硕士级报考博士班，因受心理困扰而向我求助。

来访者的感受为情绪低落、有孤独感、感到生命缺乏意义感，驱使他向我求助的关键原因是他觉察到自己萌生了厌世与不想活下去的念头。我用 AEDP 理论与来访者做心理治疗，在 16 个月内做了 "8+1" 节，除第 1 节外，之后每节约 1 个小时。之所以说 "8+1" 节，是因为治疗原本可以在第 8 节结束，但我的习惯是在疗程大体完成后，即来访者初来时的心理症状完全消失后，过 6 个月左右再做跟进，待一切正常后才做圆满与正式的告别。

我需要先来交代一下我的专业背景。我本科时读家庭及社区医学专业，读研究生时精研两个方向：一是家庭医学，照顾整个家庭的健康；二是心理治疗，虽然也曾经参考其他心理治疗的学派，但主打的是 AEDP。因此，我的患者与来访者亦相应地被分为家庭医学组和心理治疗组，二者通常会保持边界、互不相通，即心理治疗组的来访者通常不会变成我家庭医学组的患者，反之亦然。话虽如此，家庭医生也要照顾患者的心理困扰，所以我偶尔也要帮家庭医学组的患者做短期的心理治疗。李勤便是这样的一个例子，他和他的家人（包括他的父母和祖父母）都是我家庭医学组的患者。

接下来，我将会交代与李勤 "8+1" 节的 AEDP 治疗的过程重点，从他因受外在物质与数字支配的功利层次而感到痛苦开始，以他内心被滋养、提升至精神与生命意义的层次结束。

第1节：抑郁了

李勤约我做了短短 15 分钟的家庭医学组的诊症，主要问题是他抑郁了，无法集中精力读书，记忆力也变差了，更令他担心的是，他萌生了轻生的念头。再加上他很快就要报考博士班了，他感到焦急和焦虑——他很害怕考不上，觉得要是考不上，生命就没有价值了。在李勤描述自己的状态时，他的语速缓慢、无精打采，呈无力感。他也不敢正眼望我，属羞耻感的迹象。经我评估，由于他轻生的念头十分短暂，因此没有当下的自杀危险。经贝克抑郁量表测量后，他的得分为 29 分，属中度抑郁现象。

我也替李勤担心，在这样的状态下怎能考上博士班呢？我也好奇，他的成绩怎么样，是很差、不合格吗？李勤说，他觉得自己的平均成绩还不够好，只有 97.5 分！我心想：天啊！这成绩已经很不错了，他还觉得不够好，竟然为此抑郁！这到底是怎么一回事？

我对他的干预属 AEDP 的横向功夫：充满真诚与认真的关怀，特地安排一个星期后为他预留一个小时，好好跟他聊聊。

第2节：轻生的念头消失了

一个星期后，李勤回来复诊。贝克抑郁量表的数据回落至 19 分，属轻度抑郁现象。这很神奇：一方面，我不敢相信；另一方面，我也因李勤的轻生念头消失而松了口气。经过与李勤深入探讨后，我发现，他的父亲从来没有肯定过他，更是从未以他为傲。李勤记起上小学三年级时，他在一次数学考试中得了 97 分，父亲严肃地问他，没得到的 3 分丢哪儿了？经证实，这一幕的互动场景并非李勤幻想出来的，因为他的父亲也是我家庭医学组的患者。他的父亲多年来与我有多次的医患互动，而且在每次的互动中我都有被蔑视的感觉。因此，李勤的体验可信度极高。父亲让李勤有不够好的感觉，久而久之，形成了他对自我评估的核心信念。我心想，无论是李勤昔日时得的 97 分，还是今日准备报考博士班的 97.5 分，都挑起了他核心信念的自我批判，真是难为了这孩子。

幸好，在短短的一个星期内，李勤的抑郁现象就有了显著的改善，而且轻生念头消失了。我不敢确定这种良性的改变能否持续，我也不是很清楚产生这种疗效的原因是什么。真的是 AEDP 的横向功夫吗？这些疑问都有待时间的观察。

第3节："父亲不懂我的需要"

两个星期后，李勤回来复诊。贝克抑郁量表的数据稍微回升至 22 分，属中度抑郁现象。还好，李勤依然没有轻生念头。李勤与我共同揣测，这可能是因为他在过去的两个星期受了点打击：他最近发现自己多年的挚友能够感受到幸福快乐，自己却不仅感受不到，还感到很抑郁，因此需要寻求帮助。

我对他的主要干预属 AEDP 的纵向功夫：在我的陪同下，李勤在想象世界中向父亲表达内心的痛苦。比如："父亲，我感到很孤独，我想讨好你，但在你的眼中，我做得总是不够。我内心感到很悲哀，但我又不能告诉你。父亲，你不懂我的需要！"李勤的真情流露得到我横向的确认。

第 4 节："我正在慢慢好转"

两个星期后，李勤回来复诊。贝克抑郁量表的数据再回落至 17 分，属轻度抑郁现象，甚至他也觉察到自己正在慢慢好转。过去的两个星期，李勤向他的两位挚友暴露内心的困扰与挣扎，得到了他们的十分支持。李勤有一个关键突破：他不允许用自己的不足感来界定自己和操控自己。这个现象表明，李勤的那个"我不够好"的自我核心信念开始转化。

我对他的主要干预属 AEDP 的纵向功夫：李勤接受我的引导，开始学习留意身体感觉。李勤揣测自己的心理状态既受到了父母的影响，又得到了我横向的确认。同时，李勤也将参加大学里在课余时间免费开设的正念减压课程。

第 5 节：欣喜与开心

六个星期后，李勤回来复诊。贝克抑郁量表的数据持续回落至 13 分，尽管仍属轻度抑郁现象，但开始接近正常。李勤自觉内心虽然还有点纳闷，但他已产生了欣喜与开心的感觉，并在同时体会到内心的平静感与光亮感。李勤每天积极地做 20 分钟的正念练习，并允许自己去感受自己的情感——既不堵塞，也不执着，只是学习观照内心情感的起灭。李勤含泪与感恩地明言他并不怪责父母，因为父母都是第一代的移民，通过辛勤劳动把他养大，这表明了他对父母的怜悯心。我听后面露兴奋，心想：无论是在学术方面还是在情智方面，这孩子都是一学便懂，真是个绝顶聪明的奇才。李勤看到我的兴奋后，开始为他自己流泪，说他很希望父亲也能为他流露这样的表情。遗憾的是，李勤的父亲依然质疑他是否能够以此分数，在本科毕业后越级直入博士班。复诊当日，李勤已收到大学通知，倘若他的成绩能继续保持下去，便会录取他进入博士班。

我对他的主要干预既有 AEDP 的横向功夫，又有纵向功夫：横向的功夫是为李勤而兴奋，情感自我暴露，从而引发他纵向的悲悼自我。

第 6 节：与父亲和解

六个星期后，李勤回来复诊。贝克抑郁量表的数据持续回落至 8 分，抑郁现象消失，属正常。李勤讲述最近与父亲深情对话，告诉父亲自己的心理困扰，包括抑郁情绪、生命缺乏意义等现象。父亲流泪向李勤道歉，表示懊悔，明言自己不懂用情感与言语表达关爱，只是用生活中的衣食住行等行动向他表达关爱。

我对他的主要干预既有 AEDP 的纵向功夫，又有横向功夫：我们一起庆祝李勤有勇气向父亲真情流露，促成了与父亲和解。同时，我们亦庆祝李勤以 97 分的成绩正式被博士班录取！

第 7 节：精读《沉思录》

九个星期后，李勤回来复诊，自我感觉良好，我决定他不用再做贝克抑郁量表测试了。李勤每个星期健身两次，每次 45 分钟，身材健硕了不少。虽然李勤的情感表达依然含蓄，但他明显变得开心了。李勤还告诉我，他在核心期刊上发表了两篇论文，尽管父母不太懂发表论文的重要性，但总算为他高兴了。我建议李勤回家告诉父母，我在核心期刊上发表第一篇论文时已是 43 岁，他才 22 岁就已有如此成就，显然比我厉害太多！李勤很高兴，因为从来没有人告诉过他原来这般不同凡响。

李勤继续坚持做正念减压练习，而且他在这个课程中了解到了斯多葛学派，最近在精读马可·奥勒留（Marcus Aurelius）的著作《沉思录》（*Meditations*）。我再次表达极度欣赏他这般不同凡响的素质，如今很少有 22 岁的年轻人主动在课余时间精读古希腊哲学，并能将从中获得的启发当作一种生活方式！

我对他的主要干预属 AEDP 的横向功夫：超镜映的回应。

第 8 节：平静安稳

三个月后，李勤回来复诊，自我感觉持续向良好的方向发展。李勤早已放下对自己要求完美的执着，认为考试分数根本不算什么，重点是博士毕业！昔日，李勤在处于压力时，内心会呈现批判的声音；今日，内心批判的声音消失了，呈现出来的是安抚和令他平静安稳的声音。

我对他的主要干预是当下的元处理，让他存养扩充呈现于他内心的平静与安宁的体验。我们一致认为，可以在六个月后再见。

第 9 节：蓬勃成长

六个月后，新冠疫情席卷全球，李勤在网上复诊。尽管他因疫情居家，但他仍能发现自己处于蓬勃成长的状态中。我们探讨到底是什么让他持续地不仅仅是感觉良好，而且是更进一步地蓬勃成长。

李勤说，他除了坚持每天做 20 分钟的正念练习外，他还开始接受我对他的肯定与欣赏。李勤不再为讨好他人而活，尽管父母有点故态复萌，但他也接受了这个现实。李勤学习斯多葛学派的理论，并将其作为他的生活方式与指引。比如，爱比克泰德（Epictetus）的《手册》（*Handbook*）告诉了他什么是在自己的可控范围之内的。这种心态帮助他更好地面对大流行病的冲击与挑战。李勤也接受了我对他找到生命的价值与意义的肯定。

李勤为过去我给他的引导帮助他找回自己而感恩，我们也一致认为疗程至此大功告成，可以圆满结束，如果将来有什么需要，欢迎他回来找我。

有心人：重寻生命的意义

我自 15 岁起就对"生命的意义"这个课题很感兴趣。当时，我上初三。初三上学期，13 门科目中有 7 门不合格！也许，初一、初二时的我只顾吃喝玩乐。那时还没有网络游戏，但已有最原始的大型电子游戏机，机身跟冰箱差不多大。我把几乎所有的课余时间都用于玩电子游戏，荒废了读书的时间。父亲十分疼爱我，并没有说我什么。然而，我看到自己的这个状态，非常不喜欢自己，更无法爱自己。那个年代，社会上推崇三类"师"级状元——医师、律师、工程师。诸如药剂师、会计师都不入流，从整个社会的角度来看，其他职业都是那些成绩不好、属于失败者的学生才会做的。当我意识到自己很可能就是失败者时，心中感到空虚、寂寞，虽然不至于想死，但觉得再这样活下去是不行的，因此隐约意识到自己的困扰与生命缺乏意义有关。现在回想起来，看来我也曾"空心"过。

那么，什么是生命意义？

说来惭愧，我对这个问题的思考需要经过 40 年的体验与实践，过了"知天命"的年纪才对此渐渐有了一些感悟。容我大胆献议：生命意义的最高境界，是一以贯之地融合贯穿三个向度的体验。三个向度从低到高依次为：生命时间的向度、地域天下的向度、天地心的向度。

生命时间的向度

积极心理学家米哈里·契克森米哈赖（Mihaly Csikszentmihalyi）在《心流》（*Flow*）一书中指出，要"化整生命为统一的心流体验"。如果一个人准备达成一个难度较大的目标，那么其他次要目标就由这个大目标主导。如果他花费了所有精力来达成这个目标，那么其行动与感受就能和谐，生命的各个部分都能彼此配合，从而让他感到当下的每一项活动都是有意义的，甚至认为过去和未来的活动都是如此。依循这个途径，是有可能给予生命一个全面的意义的。可将契克森米哈赖这个精彩的洞见视为以生命时间中的片段串联过去、当下及未来的活动，朝向一个大目标去创造生命一脉相承的传奇故事。

从表面上看，这个传奇故事仅限于个人从生到死的短短数十年之间的事。然而，如果换个角度来想，我们一生的大目标都传承着古人先哲的同一大目标，那么这种传承就变成了生命时间向过去的无限延伸。同时，我们也把一生的大目标交付给下一代，继而代代相传，因此又变成了生命时间向未来的无限延伸。生命时间的向度从无限的过去延伸至无限的未来，这岂不是不朽的生命吗？

地域天下的向度

对于同一个生命的大目标，在一个人为这个大目标努力和投入的过程中，不仅能正面地影响他自己，甚至还能对他的周围、本地乃至全世界造成影响，实现身修、家齐、国治、天下平的理想。

人生在世的大目标能够贯穿生命时间的向度已属难能可贵的大工程，倘若再加上可以贯穿地域天下的向度，则实属难上加难。不过，最难的还是终极的贯穿天地心的向度。

天地心的向度

所谓"天地心"，是向上达到精神境界、向内达到至真至诚的境界。这是贯穿内心世界，坦然无惧地面对天地，内外通透、天人感应的终极境界。到了这个境界，生命的意义不再是"打好这份工"的温饱功利心态，而进升至顺应天命的感召心态。

这三个向度构成了立体的生命意义 ①、绵绵不绝的贯穿，演化为开前启后、远近中外、天人感通的涟漪效应。能够亲身经历这三个向度的贯穿及涟漪，是生命莫大的震撼，也是上天恩赐的福气。

如何创造生命的意义

每个人的生命意义都是独一无二的，并由自己创造出来的！这是哲学家与心理学家的共识。不过，人的生命意义是否存在着超越常规的境界，可以由上向下贯注、由外向内收入至心中？其实，这是孔子所说的"知天命"的体验，各位可以在此体味一下。

我们暂且聚焦生命意义感都是纯粹自我创造的现象，再加上徐复观对中国文化的智慧中的体知模式为借鉴，来探讨如何创造生命的意义。徐复观在《中国思想史论集》②一书中写道：

研究中国文化，应在工夫、体验、实践方面下手，但不是要抹煞思辨的意义。思辨必须以前三者为前提，然后思辨的作用才可把体验与实践加以反省、贯通、扩充，否则思辨只能是空想。

---

① 这个立体的生命意义体验，验证了北宋大家张载的横渠四句的境界：为天地立心，为生民立命，为往圣继绝学，为万世开太平。

② 本书中关于此书的引文，均援引自由九州出版社于 2014 年出版的版本。

我们虽然不是在研究中国文化，却是在探讨有中国文化特色的生命意义观，以及创建有中国文化特色的心理治疗模式。在我深入了解了 AEDP 的认识论后，深刻地体会到了 AEDP 与其共鸣着"先体验、后认知"的体知途径。再反省临床案例中来访者李勤的生命意义的呈现，以及我的立体生命意义观，都是体知过程的果实。换句话说，身为治疗师或老师，我们在国内引导来访者或学生发现自己的生命意义，都被要求在工夫、体验、实践上有生命意义的经历。比如，近代意义治疗法（Logotherapy）的开山祖师维克多·弗兰克（Victor Frankl）提出的一些观点，都是他在被囚于纳粹的集中营时，在体验磨难中获得的反省。

有这体知路径为背景，关于"如何创造生命的意义"这个问题，唐君毅在《人生三书之一：人生之体验》[①]一书中开篇的论述简而精，且一语中的：

> 人生之目的 [②]，不外由自己了解自己，而实现真实的自己。

由于我有过创造生命意义的体知，因此当看到唐老师提出的这个"公式总纲"时，立刻体会到了这个公式的普及性。同时，如果我们把"人生的目的"改为"AEDP 的目的"，那么同样适用于"自己了解自己，而实现真实的自己"这个答案。然而，若是换作其他心理治疗法，就不一定适用于这个答案。尤其是 AEDP 刻意地处理"实现真实的自己"，让人整体地由状态一的重建安全境进入状态二的真情流露境，再进入状态三的内心转化境，最终进入状态四的真我呈现境，便是由自己了解自己到实现真实的自己的过程。李勤的临床案例便是一个好例子，他原本被社会通过父亲的功利主义意识形态桎梏至抑郁甚至不想活了。功利主义意识形态在哪儿？在李勤内心世界的自我批判声中！导致他自己认为这个"我"不够好。

如何理解"由自己了解自己，而实现真实的自己"？这其中有三个"自己"：第一个"自己"与第二个"自己"不同，也与第三个"自己"不同。没有体验过的人可能会对此充满疑问，但在体验过后，再借助 AEDP 的框架，便能理解了。

三个"自己"

第一个"自己"：自觉的能力

第一个"自己"的重点为培养自我的觉察能力，并学习慢下来。人在急躁、焦虑、紧张的状态下所觉察到的都是噪声，无法真正地了解自己。戴安娜老师说，AEDP 是始于并

---

① 本书中关于此书的引文，均援引自由中国社会科学出版社于 2005 年出版的版本。
② 自亚里士多德的《伦理学》开始，"生命的意义"与"生命的目的"便被视为同义词。

终于二元正念的心态，就像我引导李勤学习观照、觉察自己的身体感觉。这个正念的修炼，便是了解自己的过程了。因此，当我知道李勤每天做正念练习时，便能确认并肯定他在"自己了解自己"。需要强调的是，这是一个永远在路上的修炼。

第二个"自己"：真我与假我的混合体

第二个"自己"是真我与假我的混合体。假我是为了在功利主义意识形态下生存的产物。假我像是戴了面具或是穿了戏服的社会角色的"我"。假我之所以会形成，是因为它不仅要以戴面具来保护脆弱的"我"，还需要为符合社会要求自己扮演的角色而穿上戏服。

在日常社交中，我们都容易戴着面具与人相处。也许有人会认为，戴面具做人有些虚伪。不过，这又未必全对，因为戴面具并非全是坏事，把面具假扮成真面目才是坏事。人们戴面具、化装、穿衣打扮，为的是要把自己脆弱的一面遮掩起来，因为每个人都不愿意向别人显示自己脆弱的一面。脆弱往往与羞耻感相联，这会让人产生痛苦的体验，因此会出现心理学中讲的自我防御现象。防御现象存在久了，会经过潜移默化让人搞不清几时是真的"我"，几时是戴着面具、穿了戏服、扮演角色的"我"。

李勤多年顺应社会功利主义意识形态，根据父亲对他的要求，把自己的真性情埋藏了，这情与理的割裂、解离便是他的防御。尤其是他在父亲面前扮演着一切都正常的角色，就算自己抑郁了，起初也不敢告诉父母。

第三个"自己"：真实的自己

真实的自己，简称"真我"，这是我在少年时代就已听过的名词。那时，我只知真我是个好东西，但不知道什么才是真我，也不知道真我是如何出现的。这些有关真我的论述直到开始学习心理治疗时，尤其是精神分析和动力心理治疗时才接触较多。其中，讲解相对鲜明的是温尼科特，可惜在他的论述中，真我的概念被应用于了解假我的形成过程。不过，温尼科特也提出，真我是一切与生命力、创造力、自发性的行动有关的现象。比如，李勤自发性地做正念练习，课余时间研读斯多葛学派哲学的名著并将其理论作为自己的一种生活方式等，这都是真我的表现。

在我精读了戴安娜老师的论述并见证了 AEDP 临床个案后，我终于深刻理解了有关真我最精彩的论述和体悟。戴安娜老师认为，真我并非实体性的存在，但真我体验是实际存在的。换句话说，真我只存在于现象层次，而不存在于本体层次。[①]戴安娜老师对真我的论述最可贵之处，是针对状态四（即真我呈现境）的内心现象做出了精准的描述。凭借 AEDP 的框架，我们知道了真我体验是什么——是状态四！我们也知道了只要顺着 AEDP

---

① 坦白讲，对于这一点我并不完全认可。

四个状态的转化过程，就能找到状态四，即真我体验。

如果我们回顾李勤的临床案例，就会留意到自第 5 节治疗起他便渐渐呈现了状态四的现象。比如，自发性地对父母怜悯，与父母和解来改写自己与他们的生命故事，以斯多葛学派哲学作为一种精神修炼，提升生命的修养与价值，内心呈现平静与安宁的体验，最终以找回自己（真我）和体验蓬勃成长完成疗程。

李勤的临床案例中的有趣之处在于，从第 1 节以提及生命缺乏意义开始，到最后一节以他找到自己生命的价值与意义圆满结束。此外，李勤生命的意义这个议题好像被隐藏在幕后，而不是作为台前的疗程重点。在整个疗程中，我都是借助 AEDP 理论来帮助他了解自己的。从立体的生命意义角度来看，李勤已经算是从空心的体验转化至内外至真至诚的有心体验，亦开始实现真实的自己了。

继三个"自己"的公式总纲后，唐老师在《人生三书之一：人生之体验》一书中提供了开展与详细落实这个公式总纲的修炼建议。

五个修炼建议

修炼一：观照呈现于内心的真理

人首应使自己心灵光辉，在自己生命之流本身映照，以求发现人生的真理。

人生的真理，比如真善美等，似乎是很伟大的课题，超越了平常人生活的层次，但我们不必要求自己有唐老师这般博大精深的体验与见识，反观李勤的体验，发现父母不懂得如何满足自己的需要已经是很重要的真相，是"真"呈现于内心了。又如罗雨对自然景物的情，哪怕是雪或雨，经过她诗化的表达，亦是美的呈现。换句话说，我们需要的是修炼再修炼、不断地修炼，且关键是在修炼中观照日常生活中呈现于内心的境与物，便会发现"一沙一世界，一花一天堂。双手握无限，刹那是永恒"①的真相和价值。这个发现与自己有关的真理现象，往往可以在 AEDP 状态四中的真相感中体验到。

修炼二：培养内心的宁静

其次便当有内心的宁静，与现实世界，宛若有一距离，由是而自日常的苦痛烦恼中超拔，而感一种内在的幸福。

内心的宁静，是发现自己生命意义的必要条件。每一个人在急躁的情况下，脑中都会

---

① 这几句话出自英国浪漫主义诗人威廉·布莱克（William Blake）《天真的预言》（*Auguries of innocence*）一诗。

充满乱糟糟的信息、意念与图画。我们的大脑好像一只透明的玻璃杯，里面既有清水，也有沙石。苦痛烦恼的刺激会不断搅动这杯水，让水变得混浊，使人无法看清。只有修炼"慢"的工夫，才能让沙石沉淀下来，让水处于"静"止的状态，并再度清晰，这样我们才能看得通透。

我在本书的不同地方——无论是理论讲解还是临床案例，都强调把疗程的节奏放慢，这其实也是 AEDP 的基本功。放慢的修炼也是体验内心宁静的必要条件，而内心的宁静是状态四的现象，因此 AEDP 的疗程其实就是不断修炼"慢"与"静"的过程。需要强调的是：

- 先"慢"后"静"，即"慢"是因，"静"是果；
- "慢"的修炼，有助于我们到达"静"的心境；
- "慢"并非到达"静"的唯一途径，其他的方法将在专门讨论有关"静"的心境时再详细交代。

回顾李勤的临床案例，是沉浸在"慢"与"静"的修炼中，这包括一元（李勤自己一人）的正念练习与 AEDP 二元正念（来访者与治疗师二人）的互动过程。这一元正念与二元正念的修炼，加速了他在状态四中内心平静与安宁的体验。

我们在本章开始时，已经体会过罗雨通过诗歌表达当代社会因转型而产生的空心人现象。接下来，我们再来细读罗雨的《慢，更慢》一诗，她运用第一人称的自我暴露，试图为自己也为社会这一代探索一个"慢"与"静"的出口，培养内心的宁静。

> 她剪断时间
>
> 那个黄昏
>
> 夕阳弯成岁月的一道皱纹
>
> 就这样，我与她邂逅
>
> 卷帘人不在
>
> 我挽住唐诗宋词的衣角
>
> 头枕绿肥红瘦
>
> 听一场演唱会花开
>
> 看一帘雨走过
>
> 让生命更纤细
>
> 让时间慢，更慢
>
>
> 跟随春风秋月

潜入花蕾的呼吸

云的舞蹈　雨的吟唱

叶的沉默

让它们在生命的七弦琴上

合奏。慢

更慢

诗歌起首的"剪断时间",中段的"让时间慢,更慢",与结尾的"慢/更慢",重复且鲜明地体现了罗雨对"慢"的向往。而且,"剪断时间"这几个字营造了一个浪漫的镜头、一个诗意的画面,在一刹那间就呈现了美的境界!而且,我在细读这首诗时还有一个特别的启发:不能够快读,必须"慢"读,并且要"更慢"地再读,反反复复地,"慢,更慢"地重读。这种"慢,更慢"的读法,让我感受到精神的凝聚、心态的宁谧,静观夕阳、绿肥红瘦、花开、一帘雨、春风秋月、花蕾、云、叶,从而体悟"生命更纤细"的境界,这似乎离天人合一的境界不远了。这种"慢,更慢"的读法,本质上便是一种精神的修炼,是一种修"静"的工夫——入静、守静与恒静。

我建议你不要用西方逻辑推理的思维去分析以上论述,而要试着用中国文化的体验路径,以"慢,更慢"的读法去品味这首诗。在这个过程中,向内留意,感受体内中央的空间,从空洞无底的感觉渐渐呈现宁静踏实的感觉,进而感悟我们不再受日常生活的忧虑和各种苦厄所黏着。一旦我们的注意力不被负面情绪黏着堵塞,内心的视野就会因此摆脱烦恼,我们会变得开阔,继而更灵活地聚焦于"生命更纤细"、更美的环境和景物上。

修炼三:实现真我的体验

再进一层,便是由此确立自我之重要,知如何建立信仰与工作之方向,自强不息地开辟自己之理想,丰富生活之内容。

这个过程应该是唐老师论述的"实现真实的自己",即实现真我的体验,包括信仰、方向、理想、生活。我必须强调,这个"实现"是一个无休止的进程,呈螺旋状上升。就像《易经》卦六十三与卦六十四的智慧,正当我们以为卦六十三的"既济"指向事情完美到位、可大功告成地结束之时,卦六十四的"未济"则指向还未结束,需再次自强不息地开辟新理想,心意不断更新转化,生命才能更丰盛地蓬勃成长。

所谓"信仰",并不一定是指皈依某个宗教,还可以指信念,甚至是我们对人生、宇宙等的一种终极探究。在这个过程中,信念与探究主导着我们的生命,并由内至外地转化着我们的生活方式。这种信念与探究最终往往存在于状态四中。

仍以李勤的体验为例。在疗程的后期，尤其是在第 7 节至第 9 节，他常常会在治疗室内呈现状态四。我们甚至可以推断，在治疗室外，李勤极可能经常进入状态四。我们凭什么线索做出这个推断？第一，李勤每天都做正念练习。从表面来看，这项练习能够帮助修炼者减压；若深入地看，恒久地练习甚至可能会引导修炼者探究宇宙的真实面目！①第二，李勤自发并主动地在课余时间精读马可·奥里略的《沉思录》与爱比克泰德的《手册》，二者都是古希腊斯多葛学派哲学的经典。它们并不是思辨的产物，而是作者在体验生命后呈现出来的智慧与结晶，是精神的修炼，共鸣着有中国文化背景的个人修养的培育，是真我在确立信念与对宇宙、人生终极的探究，主导着人们的生活方式并创建自己的理想，是一种实现真我的体验。

我曾在上文邀请你体味，个人的生命意义到底有没有超越的境界。这是孔子的"知天命"的体验，心理学上属超个人（transpersonal）的范畴。接下来，容许我做简短的自我暴露。

2003 年 1 月初，我从《环球邮报》上看到专访上海精神卫生中心的报道，发现国内心理治疗的庞大需要。同年 2 月中旬，我初遇戴安娜老师，从她的视频教学中，我体验到了 AEDP 的转化力量。我至今还清晰地记得，上课当日午餐时，我坐在戴安娜老师身旁，大胆地问她学成 AEDP 后，是否可以把这套疗法传至国内，她说当然可以！这一刹那，《环球邮报》的报道仿佛成了对我的一种呼唤，我对这呼唤的俯首接受构成了感召的过程，亦提升转化成我个人知命之旅的开始。自感召的一刹那起，我回顾自己人生经历的一些片段：出生于中西文化汇聚的城市，成长于复杂的家庭的经历，令我学会聆听并接收别人的倾诉，并用语言艺术去安慰他们；小学考入以英语教学的学校，音乐课表现优等且不怕独自上台面对观众，参加合唱团练习与他人同频；中学因受中文老师的启蒙而爱上中国文化，英语口语成绩优等；移民后每月在观众面前担当中英文同声传译，并在同时了解了精彩演讲的精髓，以及如何影响台下观众的情绪。这些片段的共通点，仿佛均指向各种能力的锻炼和提升，帮助我为迎接 2003 年的呼唤做准备。我承认，这个仿佛是一脉贯穿的故事，也许是我在踏上知命之旅回望时的一厢情愿创建的意义。

是人意，还是天意？

是我选择了这旅程，还是这旅程选择了我？

是创建，还是冥冥？

2003 年 7 月中，我参加了戴安娜老师在纽约曼哈顿市举办的 AEDP 第一届沉浸课程，入住宾夕法尼亚酒店。接下来，有趣的事情出现了：酒店安排我入住的房间号竟然是 319 号！这个号码对于诸位读者来说可能未必有任何意义，但对我而言却非常有意思：我出生

---

① 关于探究宇宙的真实面目超出了本书探讨的范围。对此议题感兴趣者，可参考任何有关《心经》的研究。

与成长的老家，位于一条小街的 319 号。而且，在我学习 AEDP 这套疗法时，我也产生了一种"回家"的感觉——温暖、兴奋、熟悉、热爱、安全……种种正面的感觉交织在一起。凝望 319 号的门牌，我心想：不会吧？是巧合，还是天启？

从这一年起，每年我都有五个周末参加核心培训，要乘短程飞机来往于多伦多与纽约，亦留意到每次回家搭乘的航班型号都是"空中客车 A319"！又是 319！是巧合，还是天启？

没有绝对的答案，也不敢有绝对的答案！只是一大堆的可能。大脑神经科学家丹尼尔·西格尔把我们的大脑比作手提电话，而我们只是意识到，这是一种超越我们皮肤边界的、与更大世界联结的感觉发问。他在《觉察：临在当下的觉察和实践：开创性的冥想练习》（*Aware: The Science and Practice of Presence: The Groundbreaking Meditation Practice*）一书中写道："我们的精神是否一样？是否有某些导管（conduition）容许某些东西在流动。"

西格尔这段话的重点在于，问这个特殊的"感觉导管"是否存在，以致我们可以感觉到这肉眼看不见却又真实存在的气场。从这个角度来说，人类的大脑有如外来信息的接收与过滤器，在一般的状态下，很多外来信息被过滤了。然而，在 AEDP 的状态四中，大脑的过滤功能调低了，接收外来信息频道的功能开阔了，出现了超越的现象，心理学上属超个人的体验。那么，"319"这个号码的重复出现，便好像手机推出的类似"你好！你有一个提示"这样的信息，是这样吗？

修炼四：心的全方位开放

再进一层，便是在人与人之生活中，人类文化中，体验各种之价值。

初读唐君毅老师提出的这项修炼，即要求我们全方位、无死角地体验人际与文化中各种之价值，使我感觉力不从心，有点永远不达标的泄气感。何来那么多的时间？我们在短暂的生命中，大多是劳苦愁烦，转眼便尘归尘、土归土、灰飞烟灭了。诚然，这项修炼也许是唐老师对自己的要求，而他所有的哲学著作其实都反映了如何具体地落实这全方位的生命体验。然而，身为平凡人，我们每天几乎都要为基本的觅食挣扎，这是否注定了我们永远都无法达到这项修炼的要求？

其实，即使我们身为平凡人，我们也无须气馁。既然是修炼，那么自然不是简单的"有"与"无"的二分法，而是一种循序渐进的现在进行方式。对于这项修炼，我认为关键在于对生命文化全方位地保持开放与好奇的心态。通过 AEDP 状态三与状态四的正向情感体验，呈现我们对生命文化的视野开阔，而这视野开阔的极致，便是对生命文化全方位的探索。

修炼五：以正念实现平凡生活的价值

最后归于对最平凡之日常生活，都能使之实现一种价值，如是而后有对生活之真正肯定。

这里所谓的在"最平凡之日常生活"中体现"价值"（即意义），被唐老师应用在饮食、爱情、名誉、权位、金钱、政治、经济等中，是"我们生活中必需的事实"。经过唐老师的哲学探讨，那些通常被视为"流于庸俗"的活动被提升了价值，变得更崇高了。这里的重要之处是关于唐老师的认识论方法。[①]

二元正念是 AEDP 的治疗心态，也是 AEDP 的临床认识论方法。受这二元正念的影响，我们对在"最平凡之日常生活"中体现"价值"有另一番的演绎与应用。正念的基本功就是以开放的心态留意当下的一切。应用到 AEDP 治疗的过程中，二元正念的含义是指治疗师以开放的心态留意来访者的身体与情感表现，并引导来访者培育开放的心态留意自己的身体与情感表现。

倘若我们把这正念的功能应用在平凡生活的活动中（比如，呼吸、吃饭、走路等，甚至是非常细小的生活细节），我们就会发现一种奇妙的宁静与价值。

容我做一个自我暴露，我可以用正念的方式开车。相信你遇到过很多驾驶者，他们可以在开车的同时做其他事——听音乐、聊天、想事情，甚至是操控手机。不过，这绝不是正念，即他们并不是专注当下自己在开车这件事。我试着以正念的方式开车，即提醒自己正在开车："我正在开车。我与车为一体。车快，我便快；车慢，我便慢。车危险，我便危险；车安全，我便安全。我安全，别人就安全。我安全，家人就放心。"

此外，我在倒垃圾时也会试着用正念的方式去做："我正在倒垃圾。我倒垃圾，家人便不需要去倒了。家人不需要倒垃圾，就不会嗅到异味。我倒了垃圾，家人就可以舒适一些。"

这些例子并不代表我已经得道，或是成圣成佛。既然是修炼，那么这就意味着需要不断地炼，并将其应用于当下最平常的生活细节中，体现利己利他、成己成物的价值。

小 结

我们每时每刻都在选择是过一种空心的生活还是有心的生活，我们在做选择时要基于我们对自己内心的觉醒。以本章关于李勤的临床案例为例，AEDP 的治疗便是治疗师协助来访者从空心人转化成有心人的过程。

---

① 唐君毅的认识论方法超出了本书讨论的范围，感兴趣者可以自行查找资料。

罗雨在诗集《空心人》的后记中，道出了她如何努力地把空心的体验转化为有心的体验：

无论我们出走向何方，无论我们陷于什么样的困境，无论我们为什么样的心狱所缚，无论我们多么绝望、惶恐、虚无，其实我们也一直都在寻找出口，只不过每一个人寻找的"出口"的形式与路径不同而已。我在诗中也试图寻找自己的出口，具体而言，主要是一种"慢"和"静"的心态，是沉浸于自己纯粹的山水、自然之美的自我抚慰。这种"寻找"依然在寻找中。或许就在前方，也或许永远都找不到。

容我大胆地对此演绎一下。从 AEDP 的框架来看，状态一便是"心狱"的现象，在"纯粹的山水"的陪伴下，经过"慢"的过程转进入状态二，即诗中的真情表达——"出口"，状态三便是"自我抚慰"的感觉，状态四是"自然美"与"静"的意识的呈现。无奈的是，如今我们都身处"快"和"躁"的"大染缸"中，因此，这个"寻找"的修炼是没有休止符的奏章。至于"寻找"每人都不同的"心狱"和独特的"出口"，可学习和接受 AEDP 的治疗，以及参考本章提出的五项修炼。

在本章的最后，我想与你分享李玟这首《自己》的歌词，由姚谦创作：

仔细地看着波光中清晰的倒影
是另一个自己
它属于我最真实的表情
不愿意生活中掩饰真心敷衍了
爱我的人的眼睛
我心中的自己每一秒都愿意
为爱放手去追寻
用心去珍惜
隐藏在心中每一个真实的心情
现在释放出去
我想要呈现世界前更有力量的
更有勇气的生命
我眼中的自己
每一天都相信
活得越来越像我爱的自己
我心中的自己

每一秒都愿意

为爱放手去追寻

用心去珍惜

只有爱里才拥有

自由气息

诚实面对自己才有爱的决心

我眼中的自己

每一天都相信

活得越来越像我爱的自己

我心中的自己

每一秒都愿意

为爱放手去追寻

去珍惜去爱

为爱放手去追寻

用心去珍惜

第 15 章

聆听万物，更让万物感觉被聆听到

> 归根结底，自恋性文化这种病态现象的核心是缺乏聆听，更缺乏被聆听到。相
> 应的直接推论是，聆听与被聆听到，是当代自恋性文化的病态现象的解药。

我们将在本章聚焦聆听与被聆听到的议题。可将本章视为第 13 章的延续和进一步探讨，重点聚焦聆听的功夫与聆听的对象。

聆听与被聆听到，包含着看见与被看见、感觉与被感觉到、支撑与感觉被支撑，最终是我们治愈他者，或是他者被我们治愈，甚至是彼此治愈的关系。因此，顺着这思路可知，一切治愈的开端源于聆听；同时，我们也把聆听与疗愈的对象从他者延伸至天地万物。

柳妙儿的镜

柳妙儿（化名）是一位天生有阿斯佩格综合征（Asperger's syndrome）的女性来访者。由于其自幼自我表达有困难，加上在接收别人的语言表达时需要较长时间的反思与消化才能明白，因此她经常在治疗过程中说："糟糕！我不懂得表达。医生 [1]，你可否代我表达？"

正如很多阿斯佩格综合征患者都有特异的天赋一样，柳妙儿在成年后也是一位出色且出名的绘画老师。然而，她在幼年时却总是被父母责骂蠢钝，以致她毫无自尊感。[2] 自幼至今近 60 年，母亲依然以高压的方式强迫柳妙儿做她不想做的事情，且居然在同时又责怪她无主见！

---

[1] 这位佚名的医生是一位认证级的 AEDP 治疗师。
[2] 柳妙儿经常感恩地向这位医生表示，昔日是他点出她的问题不是 "低" 自尊，而是 "无" 自尊。

在治疗的过程中，这位天性顽皮的医生与柳妙儿分享了他与母亲斗嘴的经验。柳妙儿果然有样学样，结果是母亲稍微懂得收敛了一些，且柳妙儿的自信与自尊心也开始增强。话虽如此，母亲难以改变对柳妙儿的强迫习惯。在一次治疗中，柳妙儿渴望能够摆脱母亲的操控，便主动请求得到医生的"训示"！医生的回应是，他给柳妙儿的一直都是温柔的"提示"，因为她的智慧足以让她自己做出选择。

医生进一步以镜为喻，表示母亲反映的柳妙儿与医生反映的柳妙儿截然不同，今天的柳妙儿是可以选择用哪一面镜的。①柳妙儿既不慢也不蠢，她稍微反思了一下，立刻举一反三地肯定说："啊！我需要听自己多一点！给自己多加一些内力！相信上天赋予我的价值！"

在元处理的过程中，柳妙儿感到"正面的震动"（状态三的战栗性情感）。"我母亲从来没有听见过我！医生却能听见我！我要扔掉那些操纵我的人！我要做真正的我！（状态四的真我呈现，重写自主性叙事）""我感到兴奋！（状态三的活力性情感）我会冲破这操控！（适应性的行动倾向）我要维系我的真我！（状态四的真我呈现，改写自主性叙事）"

柳妙儿的顿然转化，重点是源于医生聆听她，但更关键的是，她感觉自己被聆听到了！

为什么聆听与被聆听到很重要？

本书中所有的临床案例都展现了治疗师的聆听与来访者的被聆听到是一以贯之的。什么是聆听？为什么要聆听，而不是一般的听？

每个人都无意识地沉浸在各种声音中，只是我们未必会刻意选择地去听。就像我在电脑中打出这行字的时候，台上钟的嘀嗒声，书房楼下小儿子的口哨声，自己的耳鸣声，从无意识的"听不到"至有意识的"听到了"，是一般的听。

然而，当我倾听时，也许是带有身体前倾的象征，是专注地留意"为什么小儿子在吹口哨？并且吹得那么开心"。啊！他昨天向女朋友求婚成功了！于是，我再次向小儿子欣喜地说："恭喜你啊！订婚了！父亲替你高兴呀！"小儿子甜笑地点头言谢。他被倾听到了！

聆听不仅包含倾听的专注留意，还深入了一个层次。聆听往往存在于与训教或教诲有关的场景中，带有恭敬或尊敬的意义。《说文解字》一书中说："聆者，听之知微者也。"因此，聆听带有觉察细微的含义。换言之，聆听带着恭敬、专注，还有觉察细微的能力。再推而广之，聆听是静观性在场与虚静诚敬心的圆满实践，也是唤醒转化元力的养育力的落实。

① 当然，柳妙儿也明白与接受，母亲的镜映会自动甚至会"抢着"（是创伤的闪回）出现在她的脑海中。不过，基于她很快学会斗嘴的先例，她对镜喻的做法也愿意努力去尝试。

正如柳妙儿在母亲的镜映中是被蔑视的；但在医生的镜映中，她是被尊重的。柳妙儿内心深处的那个"我"（即她的核心需要）被明白，只有这个"唯一"的医生聆听到了！也许，你已经感受到，这个"我"与"唯一"，就是真我与真他的配合了。

充满启示的《开端》

再思聆听，使我想起电视剧《开端》：

在一辆公交车上，加上司机共有 10 人，还有游戏架构师肖鹤云和在校大学生李诗情，他们被离奇地卷入时空的循环，不断地体验公交车的大爆炸。更奇异的是，肖鹤云和李诗情总会在爆炸后"死而复生"或是睡后醒来，再进入下一个循环。而且，车上除肖鹤云和李诗情外，其他所有人都不知道自己处于循环中。最终，肖鹤云与李诗情是如何走出这个循环的？他们是运用什么方式阻止爆炸、寻找真相的呢？

我钦佩这位笔名为"祈祷君"的作者，并大胆地试着把剧情延伸至治愈社会的普遍现象。我是这样解读的：一方面，在同名原著和电视剧中寻找蛛丝马迹，从意象主义的角度了解作者的原本意象；另一方面，试着从价值最大化的角度，把《开端》的剧情推升至普适性的意义。[1]

《开端》的普适性意义，就是我们用很长的篇幅去分析的原因——它强烈共鸣着聆听万物与让万物被聆听到。

我先来试着揣摩作者的原意。[2]

祈祷君在《开端》的原著的前言中很有技巧地说：

对于读者来说，这既是一篇悬念迭起的密室逃脱类小说，也是一篇普通人"一日困"的自救指南，兼具"无限流"先知的爽点和悬疑的刺激感。[3]

身为普通人，我们在生命中不断地、反复地体验如"一日困"的现象，是源于我们好像进入"无限流"的虚拟世界的经历。可是，"一日困"或"无限流"到底是纯粹的虚构现象，还是现实的象征？更使我好奇的是，祈祷君的原意竟然是把《开端》作为我们"一日困"的自救指南？！

---

① 意向主义（intentionalist）与价值最大化理论（value-maximizing）是文学解读理论的不同路径。

② 以下我对《开端》的引述，主要是来自电视剧版的情节，其次是参考原著。

③ 祈祷君从读者的角度表达可能会产生的感觉，这是否意味或暗示着她还想到了读者感觉不到的意义？

什么是"一日困"？

它让我联想起电影《土拨鼠之日》（*Groundhog Day*）的主人公气象播报员菲尔，陷入并困在同一天的循环中！在现实生活中，尤其是身为心理治疗师的我们，就像弗洛伊德形容的"强迫性的重复"（repetition compulsion）现象，常常会遇到来访者在生活中、在不同的人际关系中不断地重演已有的心理创伤。此外，诺贝尔文学奖得主阿尔贝·加缪（Albert Camus）的哲学随笔集《西西弗斯的神话》（*Le Mythe de Sisyphe*），也探讨了我们在这个不断重演痛苦的荒谬世界中如何找到出路。也许，我们都有过身边的人不断重演悲剧的经历，且历史中难忘的荒诞不断重复，已发生的事必将重现。因此，我对祈祷君这个"自救指南"尤为感兴趣。

在未解读《开端》如何引导我们"自救"乃至"他救"之前，以下的观察也许能帮助我们渐渐感悟。

循环的恶性面与良性面

《开端》中一个不断循环的情节是公交车爆炸。无论是公交车撞上汽油车后爆炸，还是公交车上藏着的炸弹爆炸，共计 22 次循环的最后都是爆炸。[①]

伴随着这个不断的循环，还有其他情节。

首先，除了司机大叔之外，肖鹤云和李诗情根据公交车上一些乘客的特征而怀疑他们是爆炸的幕后黑手。比如，背着双肩背包、戴着黑色口罩的男人，经过肖鹤云和李诗情的追查，在第 15 次循环时，他们"看见"[②]"口罩男"包里有一只幼猫。并且，"口罩男"在最后的第 23 次循环中协助制止了爆炸。

还有一位名为阿焦的乘客，因为他带着被迫搬迁后收藏细软的行李箱，在第 9 集中被肖鹤云和李诗情怀疑；稍后在同一次的循环中，阿焦在一旁听到了李诗情想向一位拿着高压锅的大婶借卫生巾，大婶主动打开了行李箱，把收藏的女儿未用的卫生巾主动送给了李诗情。李诗情与肖鹤云"看见"了阿焦隐藏的一面。

无论是"口罩男"、阿焦，还是其他的配角，观众最初会认为也许"这个"是可疑的幕后黑手，是"恶人"。不过，经过每一次新的循环，我们都会"看见"这些嫌疑的"恶人"背后的悲伤故事和他们善良的一面。这是他们表面恶、心里善的真我。

简言之，爆炸是循环的恶性面，真我"被看见""被聆听"到的是良性面！

---

① 根据原著，他们是在第 23 次循环时成功摆脱的。

② 为了强调，我将此处以及以下的几处"看见"都加上了双引号。

自救源于他救：拯救源于聆听与被聆听到

如果《开端》是自救指南，那么作者是如何指点我们"自救"的呢？①

先讲原著中的提示。祈祷君的原意是，用《开端》引导普通人如何从这个无奈的循环中自救。她再次在"作者有话要说"中强调，"开"系列②的每一本，写的都是我们这种普通人如何破除命运桎梏的故事。由此可见，"普通人"就是祈祷君笔下的主人公。③

"普通人"一词在原著中出现的次数不多，但在以下这句话中，"普通人"一词相继出现了两次：④

他们两个（李诗情与肖鹤云）都是再普通不过的普通人，一直以来，靠着互相支撑、互相帮助，跌跌撞撞地才走到这一步，到了这个关节，无论谁出了事，剩下的那个都没有办法坚持下来了。

也许，这是作者的原意，以"互相支撑、互相帮助"来帮助"普通人"，也就是由我们自己破除命运的桎梏！当然，这与 AEDP 中以化解孤独为核心的拯救路径相通！这种同生共死、不离不弃、一起面对、"一起死比一人惊好"⑤的心态，不仅是祈祷君认为的解药，亦是 AEDP 的治愈法宝。⑥

接下来，我来探讨电视剧版给我们的提示。电视剧版似乎更丰富化了原本的"自救"意象，并凸显了"他救"的意识。观众也许都会思考爆炸的幕后黑手是谁，我也不例外，而且我甚至会很厌恶这真凶，巴不得这凶手被干掉，这都是受二元论的黑白分明、正邪不两立的思维所影响。然而，这个思维在第 8 集被挑战、被击破。

第 8 集初，肖鹤云和李诗情"看见""行李箱大叔"阿焦背后的辛酸故事和他的善良，随后"看见"他与拿着出奇沉重高压锅的大婶一同上车……

真凶是高压锅大婶！

---

① 首先，作为普通人"一日困"的自救指南，这是祈祷君在小说版中明示的意象。而且，祈祷君也位列电视剧版中多位编剧之首。因此，我们可以推断这个自救指南的意象也在剧中被暗示，甚至可能会表达得更丰富。我们还可以设定，剧中包括歌曲在内的一切信息都得到了她的首肯。

② 包括《开端》《开盘》《开学》《开奖》。

③ 请参考《开端》原著第 25 章第 19 次循环。

④ 请参考《开端》原著第 23 章第 17 次循环。

⑤ 这是祈祷君在书中的原文。"一起"指并非孤独一人，有人与我们在一起，哪怕是面对死亡，也比孤独一人面对惊怕要好。

⑥ 面对"一日困"与"无限流"的荒谬人生，加缪的救法也是无私的爱。请参考加缪的《鼠疫》《放逐与王国》《第一人》等著作。

接着是肖鹤云在下一个循环狠狠地用刀捅进"高压锅大婶"的腹部与李诗情下车离开，重伤后的大婶依然在公车上引爆炸弹。

轰！

这一轰让我顿悟：祈祷君的铺排，剧中人物（比如阿焦）的背后都有各自的伤心故事。"高压锅大婶"的恨，背后必然有她的痛。哪怕"高压锅大婶"被阻止上车，她也会用别的途径在其他公众场所引爆。"高压锅大婶"的报复行为，源于她心中的恨。她心中的恨，又源于其生命的痛。最终的自救，必须要有他救，包括要救"高压锅大婶"！①

当时我在想，要想救"高压锅大婶"，就要聆听她生命中的痛，更重要的是，要让她感觉被聆听到。这是治愈"高压锅大婶"的恨亦是治愈这世上所有的恨的治愈良方！

后来我们发现，司机大叔王兴德与"高压锅大婶"陶映红是夫妻，他们共同的痛是自己的可爱女儿王萌萌于五年前的 5 月 13 日下午 1 点 45 分在同一路线的公交车上被猥亵，要求在桥上提早下车，结果被货车撞飞身亡。萌萌死后，公交公司草草补偿了事，警察拒绝"聆听"王陶夫妇的冤情。

循环最终是如何终结的呢？李诗情把王萌萌被猥亵的照片证据，给拿着高压锅炸弹要同归于尽的王兴德看，抵达现场的警察亦保证彻查此事。夫妇俩与女儿萌萌的伤痛真相终于"被聆听到"，王兴德这才慢慢放下心中的恨与手上的高压锅炸弹。警察急忙把高压锅炸弹扔到桥下，炸弹在水中爆炸，公交车上和车周围的所有人都得救了，共同走出了这个循环！

聆听与被聆听到，算是对剧情合情合理的解读，但要把《开端》这个信息延伸至社会的范畴，这个解读的根据又在哪里呢？正当我以为自己是在过度解读之际，我留意到《开端》片尾播放主题曲时有点"异样"。

《开端》电视剧的片尾主题曲 *My Only* 的中译歌词是这样的：②

你是那个"唯一"
是唯一能治愈我的"人"
当你看着我的"眼睛"
我知道我"心动了"

你是我的"唯一"
永远信任"我"

---

① 在产生这个顿悟的刹那，还不知道司机大叔原来也是"帮凶"，亦是"苦主"。
② 歌词的原文是英文，中译歌词摘自电视剧版《开端》片尾的字幕。

我变得不再"懦弱"

和你一起我变得更"坚强"

我怎么能放你"离开我"

你是我的"唯一"

总是想起"你"

但是没有"理由的"

每个夜晚都会"梦见你"

但我希望你永远不要"知道" [①]

你是我的"唯一"

总是在静静"等我"

我永远不会"离开"

我会为你"停留"

这看上去是最好的"结局"

对我来说

  My Only 这首歌，无论是词曲编写还是演唱者周深的深情演绎，都让这首歌与电视剧形成绝配。就像《开端》反复地用循环作为象征手法出现在全剧的情节中那样，这首歌编写的曲式结构也会令听者产生循环的感觉，再加上歌词的第一句"你是那个唯一"到最后的一句"对我来说"，是可以重新循环回第一句再唱一次的！换言之，也可以将这首歌视为一个无休止的循环！

  这首歌不仅作为《开端》片尾的主题曲，还作为插曲在剧集中出现。也许你会问：同一首歌既是片尾曲又是插曲，有什么大不了的？！关键是，与这首歌作为片尾曲相比，当它以剧中插曲出现时，字幕中的歌词是没有加引号的！ [②]

  也许，初听这首歌时，我们会以为这是肖鹤云向李诗情唱的情歌，甚至网上的热评也都是有关男女主角的情侣感。炒作剧中男女主角的情侣感能更吸引观众，从而提高收视率，这是无可厚非的。从情歌的角度看，作为剧中插曲的 *My Only* 未加引号，可以算是表

---

① 这句词的原文是 "I wonder why you never know"，我觉得如果翻译为"但我想知道为什么你永远不知道"更贴近原意。

② 请留意第 15 集肖鹤云向李诗情告白的那一幕。

达男女主之间的恋情。①

那么，在片尾曲的歌词字幕加了引号代表了什么？重要吗？②

片尾曲版的歌词，如"永远信任'我'""总是想起'你'"，里面的"我"与"你"，可以推升至剧中其他的角色关系，最终延伸至普适性的全人类，甚至万物！

这个"唯一永远信任我的你"，除了可以指肖鹤云与李诗情之间的互信外，还可以是李诗情对司机大叔有苦衷的信，以及"高压锅大婶"与司机大叔对女儿被冤枉的信！

更关键的是，从 AEDP 对人性的理解来看，尤其是我们与生俱来的依恋需要，就是渴望得到一个唯一永远信任我的你！能够使我心动的你！能够使我从懦弱变得坚强的你！静静等候我的你！能够治愈我的你！

简言之，*My Only* 的片尾曲版，代表着《开端》的主题，是全人类微声的深情呐喊与祈愿！③

而自救与他救、治愈与被治愈，甚至回应全人类微声的深情呐喊与祈愿，祈祷君的"灵感"给我们的启示，就是聆听与被聆听到！④

聆听：自恋性文化的解药

很久很久以前，仙女莱里奥佩（Leiriope）生下一名男婴，取名纳西瑟斯（Narcissus）。纳西瑟斯异常俊美，每个看见他的人都能爱上他。有一天，仙女厄科（Echo）静静地跟随着纳西瑟斯进入森林，希望向他表达爱意。无奈，厄科能做的，只能对别人对她的呼唤发出回声般的回应。⑤无论纳西瑟斯喊什么，厄科都只能发出回声式的回应：

"有人吗？"

"这儿！"

"来！"

"来！"

"为什么你躲避我！"

---

① 在我多次聆听周琛的深情演绎后，总是觉得不对劲。严格来说，原著中没有任何关于肖鹤云与李诗情成为情侣的情节。在电视剧版中，要到第 15 集或他们俩走出循环之后才能看见他们交往，何来周琛般的深情？！

② 以下是我从价值最大化的角度做的解读。

③ 这也是我从价值最大化的角度做的解读。

④ 凡是出色的艺术创造，比如小说或戏剧，都源于作者或编剧的深层的"灵感"。参考乔治·斯坦纳（George Steiner）的《实际的存在》（*Real Presences*）一书。

⑤ "厄科"对应的英文"Echo"，中文字面的翻译就是"回声"。

"为什么你躲避我！"

"我们来一起吧！"

"我们来一起吧！"

厄科终于忍不住了，走出来要拥抱纳西瑟斯。纳西瑟斯认为自己外表俊美，残忍地拒绝了厄科，令她伤痛欲绝，最后形体日渐枯萎。

以上在有关纳西瑟斯与厄科的希腊神话故事中，纳西瑟斯对自己外貌的痴迷，拒绝聆听厄科爱的回声，恰恰是镜喻着当下后现代或晚期现代的文化现象——自恋。如今，我们正沉浸在自恋性文化中（Lasch，1979）。

关于如今的晚期现代性社会中，自恋是如何崛起的，芭芭拉·道兹（Barbara Dowds）《晚期现代性中的抑郁与自我侵蚀：伊卡洛斯的教训》（*Depression and the Erosion of the Self in Late Modernity: The Lesson of Icarus*）一书中有以下精准的诊断。

- 在一个不尊重我们、我们也不能尊重的物质和竞争的社会中，我们缺乏一个能帮助我们为生活带来意义的理想化自体客体。
- 在一个如此多元化的文化中，我们缺少了一个镜像自体客体。呈现在我们面前的宛如一个超市，展示了所有我们"可能是"的东西，却无法反映"我们是谁"。当我们没有选择的基础时，我们该如何选择？
- 在一个如此商品化和轻视化的文化中，我们缺乏对我们真正重要的东西的反映。
- 面对如此不稳定、不公正、不平等和不安全的政治、经济和气候环境，我们退回到了自恋的状态以逃避我们的焦虑。

道兹所说的理想性自体客体与自体客体，源自海因茨·科胡特（Heinz Kohut）创立的自体心理学（self psychology）。它与 AEDP 有何共鸣？

- 理想化自体客体的特征是"理想化的人的平静、力量、智慧和善良"，与 AEDP 的更成熟、更智慧、更仁慈、更温柔的安全依恋对象是相通的。[1]
- 镜像自体客体的"反映出我们是谁"，也与 AEDP 的真他的功能相通。

因此，我们可以把 AEDP 理论中的安全依恋对象（即真他）融入道兹的诊断中，做同样的理解与结论。再推进一些，我们可以试着将道兹的思维和 AEDP 理论加以整合，就可以看到晚期现代的自恋性文化现象的出现源于我们共同缺乏一个真他。这个真他，正如上文柳妙儿案例给我们的启发，是尊重（理想化自体客体）的镜映（镜像自体客体），亦是一位聆听者。

---

① 伯尼斯·摩尔（Burness Moore），伯纳德·费恩（Bernard Fine），《心理分析：主要概念》（*Psychoanalysis: The Major Concepts*），纽黑文市：耶鲁大学出版社（New Haven: Yale University Press），1995 年。

归根结底，自恋性文化这种病态现象的核心是缺乏聆听，更缺乏被聆听到。我们可以据此推论，聆听与被聆听到是当代自恋性文化这种病态现象的解药。

四个维度的聆听

当把聆听落实在生命中，尤其是抵抗自恋性文化冲击时，我们发现聆听的应用分为四个维度：自体对自体、自体对他者、自体对生态、自体对超个人。

自体对自体：聆听自体，让自体被聆听到

聆听自体？这听起来不是很自恋吗？对于自恋现象，尤其是在我们追溯纳西瑟斯神话的结局后便会明白，在纳西瑟斯拒绝了所有的追求者后，其中一位名叫阿梅尼厄斯（Ameinius）的，因求纳西瑟斯的爱不得而自杀。阿梅尼厄斯求众神降罚于纳西瑟斯，阿耳特弥斯（Artemis）听见她的呼求后诅咒了纳西瑟斯，驱使他爱上了自己。有一天，纳西瑟斯在水中看见一张美丽的脸庞，便立刻爱上了那张脸庞——他并不知道令他倾慕的其实是自己的倒影。这张脸庞让他爱慕不已、无法自拔，最终被自己的欲火耗尽而亡。他的血渗入地下，地面生出一些有着黄色花心、白色花瓣的小花，也就是水仙花。[1]

这个倒影，从狭义的角度来说，喻指我们的容貌体态；从广义的角度来说，喻指一切可以提升我们价值感的外物，比如功、名、利、禄、权、势、尊、位等。问题的核心并不在于我们是否拥有仪容外物，而在于我们是否对这些外物执着，即瘾癖性地依赖这些外物产生的虚荣感。我们也可以说，自恋者的自体价值感是固定在自体的外在上的，他们无法满足地抓住（与"执着"同义）外物，试图舒缓自体内在的自体位卑感。[2]

换言之，病态性的自恋性现象与 AEDP 理论中说的"最差自我"颇为相似！即自我的位卑感（红色信号情感的羞耻感），需要抓住仪容外物（假我的防御）来舒缓。

因此，聆听自体，就是要锻炼区分哪些声音（即信息，如浮现于脑海中的图像、意念等）来自最差自我，哪些来自最佳自我？

当然，区分之后的取向选择依然在我们手中。依然抓紧（执着）最差自我的我，便是巩固自恋性的外在假我。放下防御性的外在假我，便是拆解纳西瑟斯（病态性的自恋现象）对我们禁锢的牢笼。

我们如何聆听自体？如何让自体被聆听到？

- 首先，是先有"聆"后有"听"。"聆"者是入、守、恒的三步：先进入，再持守，

---

[1] 还有其他版本称，纳西瑟斯是赴水求欢溺水而亡的。众神出于同情，让他死后化为水仙花。因此，水仙花又被称为纳西瑟斯花。

[2] 这与道兹的观点相同。

最后恒久地保持静观性在场与虚静诚敬的心态。

- 请参考本书第 4 章中介绍的 AEDP 的示范说词，你可以请朋友慢读，引导你聆听内心四个状态呈现的体验与信息；也可以借助录音设备，慢声温柔地将示范说词录下来，然后播放给自己聆听，进行自我引导。

- 来自最差自我（或者说"纳西瑟斯"）的"声音"，总是会带有急促、紧张、刻意、抓紧，有要防止"丢脸"（"纳西瑟斯"的水中倒影）、要"面子"的感觉。

- 要聆听最佳自我的"声音"，聚焦身体的部位，可能是喉咙、胸部、腹部、小腹、下阴等部位。根据临床经验，可以重点留意胸部。

- 来自最佳自我的声音，就像是来自"真我"的信息，都是带着状态四的各种特质，尤其是"真正的我"感，放下顺其自然感、对劲感、平静感，以及智慧、对自己与对他者的怜悯等。

- 当我们呈现状态四时，便可以把这个现象理解为自体被聆听到了。如何理解这句话呢？我们之所以会有最差自我，是因为我们的某些情感或自我的某些部分被抑制了，被抑制的部分是被放逐了、被禁声了。"真我"呈现后，被放逐部分得以回归，被禁声的部分得以发声。状态四的整合便是把被放逐与被禁声的部分重新联结上，这自然是自体被聆听到了。

在我们转向探讨聆听他者、聆听生态与聆听超个人的范畴之前，容我先引述《庄子·齐物论》有关三籁的故事。

庄子借南郭子綦进入虚静忘我的境界，聆听到人籁、地籁、天籁的声音。有关"籁"的含义，陈鼓应在《庄子今注今译》一书中这样解释：

> "籁"，即箫，这里意指空虚地方发出的声响。"人籁"是人吹箫的管发出的声音，譬喻无主观成见的言论；"地籁"是指风吹各种窍孔发出的声音；"天籁"是指各物因其各自的自然状态而自鸣。

> 籁之所以能够发声，是因为背后有可以吹响它的气。深入一些说，大地吐气变成风，吹响地上诸如森林等各种窍孔而发出声音。最后，这气甚至会变成天上的暴风，宛如来自天的怒吼之声。

这个故事意义深远：

- 人籁、地籁、天籁之声，都是由同一的气与万种窍孔互动而产生的。这是"齐一分殊"的概念。可将这个"一"理解为"道"，因为它与宇宙万物散殊的"窍孔"互动，既能产生不同的声音，亦能奏出无限的乐章。

- 从道家的哲学角度来看，宇宙万物都是由"精"产生的，而"精也者，气之精也"，就是说通过气的凝聚而演化出万物。这个气化万物说与庄子三籁说是互通的。[①]
- 气，从西方的角度，被理解为能量。倘若我们接受这种说法，便会发现，庄子的三籁说与量子物理学中的全息弦论是互通的！（下文在聆听超个人范畴会有更详尽的探讨。）
- 庄子人籁、地籁、天籁的比喻，恰恰对应着我们需要聆听的他者之声、生态之声、超个人之声。

自体对他者：聆听他者，让他者被聆听到

聆听他者，尤其是治疗师聆听来访者的治疗过程，原本就是 AEDP 治疗师内修的心态。而且，还可以将聆听他者应用在一般的人际关系上，甚至是文化的层次上，以唤醒人与某个文化中的群体的意识，激活个人与文化群体的转化元力。

接下来，我将试着从元处理的角度，以三个人的声音（人籁）来表达他们是如何被聆听到的。

爱丽丝（化名 / 来访者）：来访者被聆听到

我第一次来见治疗师[②]是为了治疗慢性抑郁症，以及不可被归因于当前生活状况的不安全感。我是第一代移民的孩子。我的父母在第二次世界大战期间，从立陶宛来到了加拿大，重新开始他们的生活。

我在成长过程中找不到自己所属的文化。我相信这是身为第一代移民的子女的共同感受，尤其是我们的父母当时为了逃离政治混乱而被迫移民。我们父母出生地的文化与移民后的地方（也就是我们出生的地方）的文化并不相通；没有人认识我们，我们也没有感到自己受欢迎。

我们的父母在绝大多数时间都为语言和财务而苦恼，他们不太了解新文化。作为他们的孩子，我们试图融入一个可能敌视他人的社会环境，但他们则无法融入进来。不过，我们必须感谢我们在这里能有一个安全的家，这些是大萧条背后的主要问题。我感觉我是一个不被平等对待的人，因此我必须存在于阴影（shadow）中。

治疗师的聆听、强烈的好奇心，以及我在第一次治疗期间所体验到的谦逊让我明白了这一点。他告诉我，他理解人类的苦难。他始终不乏理智、幽默，与我这个痛苦的人对话，使我走出了阴影，找回了自己的声音。

---

① 罗浩.原道：内业与道家神秘主义的基础 [M].北京：学苑出版社，2009.
② 这位治疗师是一位督导级的 AEDP 治疗师。

他的接受对我来说是一种安慰，让我意识到了我的羞耻感，而且随着时间的推移，这种羞耻感变成了自我接纳。

评注

爱丽丝说的"阴影"是荣格心理学的概念，与上文说自体被放逐、被禁声的部分类似。通过治疗师的聆听，爱丽丝"走出了阴影"（放逐的回归），并"找回了自己的声音"。

沙特[①]（化名/实习生）：一般人被聆听到

隋医生是一个睿智、谦逊、仁慈的人。隋医生没有忘记自己的根，隋医生的行动充分表达了他的同情和关怀，通过涟漪治愈（rippling healing）来帮助他人。例如，当我分享我的个人故事时（我在饱受战争蹂躏的阿富汗长大，失去了许多心爱的人，包括我的祖父和最好的朋友），隋医生深受感动。隋医生后来成了我的导师和亲密盟友——一个我可以完全信任的人，一个我可以寻求建议的人。隋医生至今仍激励着我。

我曾请求隋医生帮我写一封推荐信，以支持我的医学院的申请，他义不容辞地答应了。我很感激他对我的支持，他在给我回复的电子邮件中说："这只是我个人对你的欣赏之情。我希望你的祖父与朋友也会认可这一点，他们和你的家人一定为你感到骄傲！坦白说，我觉得你应该根据你的经历写一本回忆录，这一定是一个很震撼的故事！你的经历让我想起了《追风筝的人》（*The Kite Runner*）那本书，没想到西方人对阿富汗人民的印象竟然如此扭曲！你可以代表他们发出有力而动人的声音！"

在我与同学们准备入医学院的面试时，我被问及这个问题："共情和同情是一样的吗？"

我的回应是："不一样，共情和同情代表不同层次的参与。我将'共情'定义为通过表达'我感觉到你的痛苦'来理解某人的痛苦，因为自己也体验过类似的情况，而能理解某人的痛苦；相反，我会将'同情'定义为替他人表达悲伤的能力，这是通过说'我关怀你的痛苦'来表达对某人的痛苦而痛苦，但并不是因为自己也经历过类似的情况而感到痛苦。因此，尽管同情在医学实践中必不可少，但共情对于在更有深层次上与患者的联结是更有必要的，这也是治疗关系中重要的一部分。"

我之所以提到这一点，是因为我受到我的榜样——隋医生——对我的启发而有感而发。他让我看到了共情的本质——以个人/患者为中心的心态。他是我和我的学员们的灵感来源。因此，隋医生一直是一个关键因素，使我能够进入一个新的循环，借此延续并把他的治疗涟漪出去。今年夏天，我将踏上我的医学院之旅。

[①] 沙特是隋医生众多医学实习生中的一位。隋医生是一位督导级的 AEDP 治疗师。

评注

隋医生的感动源于他聆听了沙特的个人故事。尤其是当他细读《追风筝的孩子》时，他感到书中阿富汗的少年与年轻人沙特颇为相似。既然 AEDP 已经成为隋医生的生活方式，那么他通过发现与扩大转化力的视角，很珍惜谦虚有礼、充满上进心的沙特，便推荐他进入医学院，确实是"欣赏之情"。同时，隋医生也聆听到了沙特微声的呐喊，他相信这个年轻人能够为自己的本族、本家、本文化继续发声！

高爱信[①]（化名/治疗师）：**文化群体被聆听到**

在未解释高爱信被聆听到之前，请容许我先来进行自我暴露，谈谈我是如何与高爱信（及其文化层面）相遇的。[②]

2012 年，我因身体不适而安排了几个月的休假。在我休养与复原的过程中，"巧合"地看了韩剧《虽然是精神病，但没关系》。正如我在本书第 13 章所述，韩剧的心理与情感令我大为惊叹！[③]

在看完全剧后，我想："如果能把 AEDP 传到韩国该多好！"可是，立刻有一个念头浮现出来："你疯了吗？是在妄想吧？你以为带着 AEDP 去韩国就行了吗？谁在韩国认识你啊？"因此，虽然我对韩国这个"最佳文化"（类似 AEDP 的最佳自体）念念不忘，但很快就把这个梦想压了下去。

两个月后，我收到一封电子邮件，一名亚裔女性想找我做 AEDP 的督导。我与她约了时间。当我们在网上见面时，她告诉我，她来自韩国！我立即很高兴地告诉她，韩剧文化很有深度！她说："您愿意把 AEDP 带到韩国吗？我们等您一年多了！就是想请您去韩国教 AEDP！"

我心想："天啊！不会吧！？这么巧？！"

这位邀请我去韩国教 AEDP 的亚裔女性就是高爱信。

两个月后，由高爱信提供英韩语翻译帮助，我举行了第一次与韩国精神心理学界交流

---

① 高爱信是韩剧《阳光先生》中女主角的名字。高爱信的角色象征了整个朝鲜的文化与精神。朝鲜（如今的韩国与朝鲜）在历史上是经常被侵略与充满创伤记忆的国家。韩国的崛起，还得到了"汉江奇迹"的美誉。韩国的文化极其重视"我们"的群体团结精神。因此，从元处理的角度来看，我借"高爱信"为这位韩裔治疗师起的化名，亦指向一个文化原型，作为代表了这个文化群体的声音。

② 这个真实故事，不仅为高爱信被聆听到提供背景，还说明了荣格所说的共时性（synchronicity）现象。这共时性现象与下文的聆听超个人范畴有关。

③ 当然，我们不能以偏概全地认定所有的韩剧都具有心理或情感深度，但与其他文化中的某些网剧或电视剧相比，某些韩剧（尤其是有治愈性情节的韩剧）还是有深刻意义的。

的 AEDP 网络视频研讨会，共有 147 位来自韩国不同地区的教授、医生与治疗师等参加。在研讨会中，我借助了很多韩国人熟悉的文化符号来说明 AEDP 的概念与操作。会后，参与者对我最普遍的定位是：他是第一位来自西方（北美）的、会整合韩国本土文化的、教授心理治疗模式的老师！

以上便是我尝试聆听高爱信（及其文化层面）的初步努力，我会在下文更详细地交代如何聆听文化层面的声音。现在，我们先来聆听高爱信的（元处理）声音：

作为一位 AEDP 的老师，杨医生已经在中国东（上海）南（深圳与香港）西（成都）北（北京）中（武汉）的社区传播 AEDP。越来越多的人将 AEDP 作为一种可持续的治疗模式。

他所做的这些，也激励着我将 AEDP 引入韩国。当我问到把 AEDP 引入韩国的可能性时，杨医生崔跃欢喜地愿意与我分享他的知识和经验，尤其是如何努力将 AEDP 扩展到其他地域文化中。自那时起，杨医生从未停止过研究和学习如何把 AEDP 以文化敏感性的这条路径落实在韩国精神心理健康界的应用中。

看到杨医生的努力，尤其是他看到了韩国已被北美以"自上而下"的殖民化的方式传授心理学而造成的影响，我感到很感动。对此，杨医生展示了如何通过"自下而上"的方式与韩国文化相结合，采取非殖民化的方式，建立一个带有韩国特色的 AEDP 理论。我真的相信，欧洲的旅居者在抵达加拿大时，倘若他们知道如何采用这种方法，就不会试图同化原住民，而原住民的社会也会因此与如今截然不同。杨医生打破了西方文化的特权态度，也体现了多样性，通过非殖民化的教学和督导方式实现了包容的心态。

评注

先来看个人心理治疗至文化治愈的路径。

从个人心理治疗的层次推广延伸至文化治愈的层次，并不是我的发明。贾里德·戴蒙德（Jared Diamond）在《剧变：人类社会与国家危机的转折点》（*Upheaval: Turning Points for Nations in Crises*）一书中提出："有些个人危机的影响因素同样适用于国家危机。"

戴蒙德在这本书中说：

个人、团队、企业、国家，乃至世界都有面临危机和压力的时候。……无论是应对外部还是内部的压力，都需要选择性地做出改变，对国家和个人来说都是如此。……

在个人危机的研究方面，人们已经归纳出 12 个因素，从而可以帮助我们理解个人危机的不同处理结果。这些因素为我们提供了一个有利的起点，使我们可以据此理解国家危机的不同处理结果。

换言之，戴蒙德提出的应对危机的解决方式，既适用于个人，亦对在国家层面的应用有启发。因此，我们不难想象，戴蒙德提出的从个人至国家的应对危机的解决方式，与本章的个人心理治疗至文化的治愈路径是相通的。

再来看个人至文化的转化力。

我是如何把聆听的功夫应用在文化层面上的呢？就像本书的核心是在 AEDP 的治疗范畴内，通过聆听，能够发现、唤醒、激发、扩大来访者（个人）的转化力；同样地，通过聆听，我们也能够发现、唤醒、激发、扩大文化的转化力。

我们如何聆听一个文化的转化力？先来回顾"转化力"的概念，它是指一个主体（如个人）呈现的自体治愈或自强不息的现象。因此，我们可以把这主体的单元推升至文化层面，即把文化作为一个整合的主体来看。

当我从这个以文化为主体的角度聆听韩国文化的时候，就是在问："韩国文化中有哪些地方呈现了自体治愈或自强不息的现象？"而我初步发现的，如上文所说，韩剧的深情令我惊叹。

接下来，我必须深入探讨的是，这深情的现象是不是停留在戏剧层面的假象？我发现，研究韩国文化的学者证实了"情"是韩国的关键文化概念之一。值得强调的是，不仅只是概念上，甚至落实到体验层面，"情"也是我们可以亲身感觉到的。例如，我督导的韩裔治疗师及其韩裔来访者，与西方（比如，美国、加拿大、意大利）的治疗师及其来访者相比，都是特别深情。[1]

当我怀着温情与敬意（即诚敬心），在一次 AEDP 视频讲座中把韩国的深情文化肯定地反映给 160 多位韩国心理治疗师时，获得了很多表示点赞的"红心"，并获得了高爱信在上文的回应。

请同我一起再来思考怀着温情与敬意的聆听文化。"聆听文化"并非我的首创，文化学大师钱穆在《国史大纲》[2]一书开篇的"凡读本书请先具下列诸信念"中所说（节选）：

当信任何一国之国民，尤其是自称知识在水平线以上之国民，对其本国已往历史，应该略有所知。

所谓对其本国已往历史略有所知者，尤必附随一种对其本国已往历史之温情与敬意。

---

① 当然，每个文化都是有情文化，只是程度不同。这是我在 30 年的时间里对来自不同文化的来访者的临床观察与参考文化比较后得出的结论。

② 本书关于此书的引文，均援引自由九州出版社于 2011 年出版的版本。

所谓对其本国已往历史有一种温情与敬意者，至少不会对其本国已往历史抱一种偏激的虚无主义……亦至少不会感到现在我们是站在以往历史最高之顶点……而将我们当身种种罪恶与弱点，一切诿卸于古人。

当信每一国家必须待其国民具备上列诸条件者比数渐多，其国家乃再有向前发展之希望。

因此，当我们把戴蒙德和钱穆的论述与 AEDP 的临床观察和验证相结合时，便会发现聆听文化的方法是，先把文化作为个体看，继而以虚静诚敬心，追踪无间这文化的转化力，再以温情与敬意回应这文化中的人或群体，借此让这文化中的人或群体感觉被聆听到，共同重新建构这文化的未来！ ①

自体对生态：聆听生态，让生态被聆听到

你可能会好奇，聆听生态？生态也会发声吗？当然！这便是庄子所说的地籁之声！

在日本参加学术会议期间，我曾与友人一同前往位于东京近郊的高尾山游玩。在我们徒步上山的过程中，有一位地道的登山者从我们身旁经过，十分友善地提示我们，切记在下山时细心聆听高尾山唱歌的声音！我们听后心想：啊？山也会唱歌？

因此，当我们下山时，刻意地"放慢"了脚步，"虚"化自己对"山只是山"（无生命的"它"）的偏见，"静"心专注地倾听，以"诚"的态度打开心扉，加上"静观性在场"的心境，果然听到了小溪流水声、雀鸟唱歌声、风吹树叶声，以及隐约而动人的"萧声"（籁）！当下，"山不再是山"（无生命的"它"）！高尾山是充满生机与生命力的山，整座山的环境生态都有自身生命存在的价值与权利！"山再转化为山"（有生命的"你"②）！这一刹那，高尾山顿然让我肃然起敬，由被倾听深化提升至被聆听！

有关把生态从无生命的"它"（it），转化成有生命的"你"（you），马丁·布伯在《我与你》（*Ich und Du*）一书中，原创性的论述是这样："让我们观察 ③ 一棵树。"我们可以把树视为一幅画、一棵植物，甚至把它单纯地视为自然法则的一种表达。"然而，若我们发自个人意志，带着悲悯的情怀，去端详这棵树，便会融身于人与树的关系之中，树对我们而言就不再是一个'它'。这种一对一的关系，用其深不可测的力量，将我们牢牢定

---

① 在我写到这段文字的时候，已有八位韩国心理治疗师接受了 AEDP 的督导。他们都是教授与前辈级的老师，每个人都有不少自己的学生。换言之，他们将成为韩国第一代的 AEDP 老师，把疗愈涟漪出去。同时，这个涟漪效应自 2015 年起，也通过上海精神卫生中心的线下课程与"林紫心理机构"的线上课程，普及中国的部分地区。

② 甚至可以是让我们带着敬意的"您"！

③ 在英译本中，"观察"一词对应的英文是"contemplate"（静观），接近"冥想"的意思。

摄。"既然布伯认为树在他的眼中不再是"它",那么树便转化成"你"了!

要体悟布伯的诗化语言,是要慢慢揣摩的。布伯的"你"与"它"之间,是什么意思?对此,布伯随后又尝试澄清:"……而是跨越'你'与'它'之间的所有疆土,存在于临在之境与实物对象之间。"① 当我们接受在场是较贴近"你"的含义时,便会很容易地把"你",即一个在场的主体(如高尾山或树)通过另一个聆听的主体(如我们),从无生命的"它"转化成有生命的"你"。

我们如何才会知道生态被聆听到了?这要借助"AEDP的核心是通过化解孤独,把苦难转化为丰盛"的概念。当然,把丰盛的现象应用到心理治疗的过程中,是指来访者生命的丰盛与幸福感。而丰盛的现象亦可应用在生态中,如花草树木的有机生命中! ②

是否有足够多的人聆听到了生态的苦难?我们是否能够早一点达到一个临界质量,以扭转全球变暖的灾难性现象?

在《科学家们刚刚告诉我们如何解决气候危机——世界会倾听吗?》(Scientists Have Told Us How to Solve the Climate Crises—Will the World Listen?)一文中,伦敦大学学院和利兹大学全球变化科学教授西蒙·刘易斯(Simon Lewis)给出了一些劝告。

- 北美和欧洲对我们正在经历的(气候)危机做出了最大的促成作用,它们制造了自工业革命以来最多的二氧化碳排放量。
- 如今,北美平均每年因使用化石燃料而排放 16 吨二氧化碳,非洲平均每年则仅排放 2 吨。
- **我们(气候危机)的过程非常简单:** 我们目前正处于灾难性的加热 3℃ 的轨道上。在一个有一半人口极易受气候危机影响的世界中,这意味着灾难。
- 如果这让人沮丧,那么还是有理由抱有希望的。……使用化石燃料的替代品。解决我们能源需求的首要解决方案是让我们能做的一切都通电,从建筑供暖到交通运输,并使用清洁的可再生能源和储存所有供电的东西。

简言之,刘易斯引述联合国政府间气候变化专门委员会(Intergovernmental Panel on Climate Change,IPCC)2022 年的报告,就是在强调,目前气候变化是非常严峻的,甚至是灾难性的,但如果人类共同努力,就有转机的希望。

---

① 布伯使用的德文单词"gegenwart"被中译为"临在之境",容易被理解为一个时间的观念。不过,它被英译为"presence",具有双重含义:(1)"presence",即"在场"的空间观念;(2)"present",即"临在"的时间观念。诚然,"在场"一词,也是同时指向一个主体(空间)在现在(时间)的意义。

② 我暂时还未想通如何把丰盛的现象应用在沙石的无机体中。尽管有研究结果表明,水凝固成晶体的结构会受人的意识影响,但这项研究背后的科学根据并不具有说服力。请参考江本胜所著的《水知道答案》一书。

那么，有什么实验可以证明，人类共同会对生态产生良性的效果？对此，吹响人籁、地籁与天籁背后的本源，就能听到生态对我们不断发出的呼唤，这很奇妙！

自 2019 年年底至今，一场全球性的大流行病使得当代工业文明接近停摆的状态。与此同时，整个生态发生了良性变化。[①]

- 减少空气污染和温室气体排放：随着工业、交通和公司的关闭，温室气体排放量突然下降。……（据专家）预测，大流行病可能会使二氧化碳排放量减少 1600 吨，相当于 2019 年全球二氧化碳总排放量的 4%。

- 减少水污染：由于印度封锁期间没有工业污染，因此恒河和亚穆纳河的水质获得大幅提升。……意大利大运河清澈见底，许多水生物种重新出现。

- 减少噪声污染：隔离和封控政策要求人们待在家里，减少世界范围内的经济活动和通信，这降低了大多数城市的噪声污染……因此，城市居民可以享受鸟儿的啁啾声。

- 旅游景点的生态恢复与同化：这让大自然有时间消化人类带来的烦恼。由于污染的减少，最近在孟加拉湾（孟加拉国）和威尼斯（意大利）的运河、水道和港口都报告了海豚的回归，此前已有 10 年不见它们的踪影。

换言之，这个生态黑天鹅的微声呐喊，我们聆听到了吗？

自体对超个人：聆听超个人意识，让超个人意识被聆听到

在探讨如何聆听超个人意识之前，让我们先来了解超个人体验是什么。

《超越自我之道：超个人心理学大趋势》（*Paths Beyond Ego: The Transpersonal Vision*）一书中写道："超个人体验可以定义为，感受到自身或自体超越个体或个人，以涵盖人类、生命、精神和宇宙更广泛方面的体验。"对与超个人体验共通的巅峰体验（peak experience）定义为："短暂但极为强烈、极乐、有意义和有益的体验，扩张本体并与宇宙结合。"

简言之，超个人体验是超越个人的边界，或是自体的边界在体验的层次感觉是溶解了，以致自体与原本是自体之外的境物融通，是天人合一的境界！值得强调的是，这天人合一的境界是 AEDP 的状态四的特征之一。

既然超个人体验的终极可能是与宇宙或天之结合融通，那么聆听超个人意识便是聆听来自宇宙或天的信息，亦即聆听天籁了！

这个"宇宙"是从字面角度理解的物理的"宇宙"现象，还是从象征角度理解的心理的"终极意义"现象呢？我想邀请各位保留这个疑问，稍后经过下文的论述，将会发现这

---

① 这项研究结果于 2020 年 9 月发布，相当于在大流行病出现后进行了 6~9 个月的调查。

样的答案：既是物理现象，又是共时 ①，即心理现象。

我们如何聆听超个人意识（或天籁 ② 之声）？

我们需要留意在生命中重复出现的巧合，因为我们遇见的这些巧合的背后都是一种有意义的巧合。这种有意义的巧合，就是荣格形容的共时性现象。荣格提出，共时性现象源于终极的"一元世界"（Unus Mundus）③。荣格认为，这"一元世界"与老庄的道相通。

庄子的天籁，其背后固然是源于道。因此，要聆听天籁之声，我们便要留意生命中的共时性现象。

容许我举一个著名的共时性现象的例子：

《超越的心：意识科学的反思》（Transcendent Mind: Rethinking the science of consciousness）④ 一书中有这样的记载："物理学家沃尔夫冈·保利（Wolfgang Pauli）幽默地被认为在他周围会引发各种事故。当他到达实验室时，机器会停止运转，玻璃仪器会突然破裂，真空系统会出现泄漏，但这些事故都不会伤害他人或给保利本人带来不便。"

以上匪夷所思的现象，被称为"保利效应"（Pauli effect）。请留意，保利的出现与相应的机器离奇事故不是一次，而是多次。同时，二者之间并没有任何经典物理学上的直接因果关系，即二者非因果性关系。

什么是共时性现象？艾伦·库姆斯（Allan Combs）与马克·霍兰德（Mark Holland）就此有精简的形容。他们在《共时性：通过科学、神话和恶作剧者的视角》（Synchronicity: Through the Eyes of Science, Myth, and the Tricker）一书中，提出共时性现象具有以下特征。

- 带有意义的巧合。
- 不能够被还原，或无法用因果关系来解释，因此它们之间是非因果性的关系。
- 由两件事件组成，一是属外在的（物质）世界，二是属内在的（精神）世界。它们之间并非由因果关系联系，而是互相反映一个共同的意义。
- 必然是个人化的事件。
- 经常在生命中重大转折期时发生。
- 反映了一个更深刻、更整全的现实。

倘若共时性现象是天籁之声，那么我们如何理解这声音的信息？这信息对我们个人来说又有什么意义？

---

① 我用"共时"（synchronous）一词，而非"同时"（simultaneous）一词。

② 以下为了简洁，将以"天籁"作为统称，指来自超个人意识或宇宙等。

③ 又被称为"整体世界"或"单一世界"，荣格用这个概念描述经验世界之下多样性结合的超越性假设。

④ 值得强调的是，以科学思维著称的美国心理学协会，竟然愿意出版一本与超越现象有关的专著！

　　库姆斯与霍兰德强调，纵使共时性现象是在向我们发放个人的信息，但这个信息的意思与含义并不明显。现在，容我引述库姆斯与霍兰德在书中提出的众多共时性现象可能意义的其中两项。

　　一是反常的共时性（perverse synchronicity）现象，这与墨菲定律（Murphy's Law）很相似，每一刻都会产生不会是最差只会是更差的可能结果。也是一种"屋漏偏逢连夜雨，船迟又遇打头风"的祸不单行的体验。也许我们都会有类似的经历：某天早上起床时已经觉得不对劲了，上班又遇到堵车，工作中还被领导责难，下班遭遇倾盆大雨，回家又被儿子发脾气大骂等。

　　反常的共时性现象存在的意义，是让我们直面自己内心的阴暗面。从 AEDP 的角度来看，我们内心的阴暗面存在于假我之下，是我们不容外人知晓、被压抑了的自体部分。例如，我不喜欢混乱，因此我把生活安排得井井有条，老天爷却来跟我捣蛋，搞乱我的节奏。又如，既然我在练习聆听他者，那么我就要聆听向我大发脾气的儿子了！当我接纳自己也有愤怒失控的时候，便会接纳儿子了。

　　库姆斯与霍兰德在书中向我们温馨提示："每一个捣蛋之后都会出现另一个巧合，为其提供解决方案。"这便是我们所说的"塞翁失马，焉知非福"的原理。因此，当我们遇到反常的共时性现象时，要先试着放慢，再以虚静诚敬心静观自己的内心世界，看看是否有什么需要调整的地方，有哪些需要紧握的，哪些是可以放下的。

　　二是成长的共时性（growth synchronicity）现象。顾名思义，它的存在意义是协助我们的内心世界获得成长。从 AEDP 的角度来说，内心世界的成长是状态四的真我呈现境，尤其是生命整合的现象；从荣格的心理学角度来说，是使我们的生命更统合与圆满。AEDP 状态四的生命整合与荣格所说的生命统合是融通的，区别在于：前者可以在治疗中的一小时内完成，属短线；后者是指生命不同阶段的贯彻始终，属长线。可以这样理解：生命中不断遇见的事情构成了 AEDP 的短线整合，经过不断反复后，便形成了荣格所说的长线。

　　我想请你重读本书第 14 章中有关"修炼三：实现真我的体验"的部分，我是如何"知天命"，把 AEDP 带到国内的。从"知天命"的 2003 年回望①，自出生起至幼年入学再到学习 AEDP，我可以把生命不同的点连成一条有意义的线。由生命中不起眼的巧合事件变成有意义的统合故事，是我获得的一个令我震撼的感悟！

---

① 2003 年，我刚过不惑之年，属中年，是共时性出现于生命转折期的时间特征之一。

　　我承认，创造意义是人类大脑的功能。因此，我这个解释也许受确认偏误①的影响。然而，这些巧合依然不停地出现，就如上文高爱信（外在世界）的出现，对应着我在幻想（内心世界）把 AEDP 带到韩国后。这些巧合合乎共时性现象，而且更重要的是，共时性现象能够被量子物理学解释。

　　再回上文提及的保利，他可不是一般的物理学家，而是以研究量子物理学而获得诺贝尔奖的奇才。保利曾与荣格合作，提出了保利－荣格推论（Pauli-Jung conjecture）：

　　精神和物质是一种深层的、心理物理上中立的、整全的现实的表现，被称为一元世界。它具有对称性，且对称性必须被分开，才能产生双重的、互补的方面。对于精神来说，中性现实是以荣格的集体无意识（collective unconscious）为路径 [理解] 的，从物质上来说，它是以量子非定域性（quantum nonlocality）为路径 [理解] 的。

　　集体无意识，便是共时性现象呈现的精神区域；而量子的非定域性，是指一种在量子理论中被称为"量子纠缠"（quantum entanglement）②的奇特现象。所谓"量子纠缠"，是指无论相隔有多遥远（比如宇宙的两端），一粒亚原子粒子（比如光子甲）能即时影响与它共生的另一亚原子粒子（比如光子乙）。这就像是有一对孪生姊妹，她们位于宇宙的两端。姐姐穿的是红色外套，通过量子纠缠现象的预测，妹妹穿的也必然是红色外套。如果姐姐换上了绿色外套，妹妹也会立刻换上绿色外套。

　　一开始，爱因斯坦认为量子纠缠现象是不可能的，并在论文《物理实在的量子力学描述能否被认为是完备的？》（*Can Quantum-Mechanical Description of Physical Reality be Considered Complete?*）中驳斥之，甚至在后期讽刺量子纠缠现象为"幽灵般的超距作用"。后来，物理学家约翰·贝尔（John Bell）提出了一种实验的方法，以验证量子纠缠现象的存在。至今，已有不少贝尔实验确认了量子纠缠现象是可被验证的。③

　　那么，量子纠缠现象被验证确认又如何呢？

- 保利－荣格推论猜测，物理学领域的量子纠缠现象镜映着心理学领域的共时性现象。我们不能说量子纠缠现象与共时性现象是因果关系，但二者是存在关联和互补的。
- 量子纠缠现象为共时性现象提供了一种可能性的物理学解释。

---

① 确认偏误（confirmation bias），又被称为肯证偏误、验证性偏见，是个人无论合乎事实与否，都偏好支持自己的成见、猜想的倾向。因此，人们会在脑中选择性地回忆、搜集有利细节，忽略矛盾的信息，并加以片面诠释。简单地说，就是人们总是趋向于看见自己想看见的，相信自己愿意相信的。
② 我在本书第 14 章中曾借西格尔所说的导管来解释这些巧合现象，与下文量子力学的推测是能够融通的。
③ 其中包括可以拍摄到量子纠缠现象的照片，以及借助类星体发出的光协助完成贝尔实验。

- 量子纠缠现象与共时性现象都源于深层的一元世界，是两面一元论（Dual-Aspect Monism），属双面理论（Dual-Aspect Theory）的一种。而双面理论的重要性在于，它被多位知名的哲学家、物理学家、脑神经科学家接受。[1]

总而言之，共时性现象作为天籁之声绝非无稽之谈[2]，它是以量子物理学中的纠缠现象为科学依据的。

那么，共时性现象的出现可以被催化吗？

探讨共时性现象的学者们观察到下列情况，可能会催化共时性现象的出现。

- 冥想。冥想能软化意识与无意识的边界，因此，蕴藏于深层集体无意识区域的共时性现象很容易浮现于意识层面。值得留意的是，AEDP 的二元正念心态，以及静观性在场与虚静诚敬心，都是冥想的状态。

- 旅行。无论是搭乘公交车、火车，还是飞机、轮船等，都是共时性现象的强力催化剂。就像我在上文所说的，在 2003 年学习 AEDP 让我产生了回家的感觉——入住的酒店房间是 319 号，回航的飞机型号是 319 号，这与我出生并度过童年时代的老家地址一致。

- 生命转折点。以中年的转折期为例，它既可以是危，也可以是机。我就是在中年时，在机缘巧合下，在三个月内完成了这一系列的事情：先读完戴安娜老师的书，再读到来自上海的呼唤，最后遇见戴安娜老师并得到她的首肯，鼓励我把 AEDP 带到中国，奠定了我的命运。

- 濒死经历。蒂莫西·德斯蒙德（Timothy Desmond）在《心理与奇点：荣格心理学与全息弦理论》（*Psyche and Singularity: Jungian Psychology and Holographic String Theory*）一书中指出，这是生命的关键转折点与危机。上文有关巧遇高爱信的过程，就是在我濒临死亡、经过大手术的再生之后发生的。[3]

- 写日记。这不是一般的日记，而是一种名为"密集式日记"（intensive journal）的

---

① 哲学家包括斯宾诺莎、戴维·查尔默斯（David Chalmers）、吉尔·德勒兹（Gilles Deleuze）、欧内斯特·内格尔（Ernest Nagel）。物理学家如保利、戴维·玻姆（David Bohm）、约翰·波金霍恩（John Polkinghorne）。脑神经学家如 AEDP 经常引述的安东尼奥·达马西奥（Antonio Damasio）与亚克·潘克塞普等。

② 我想分享一个我自己关于共时性的经历。本书的初稿完成于 2022 年 6 月 22 日，也就是我写完自序的那一天。之后，我在 2022 年 7 月与 9 月底 10 月初，先后为中国内地和韩国的学员在网络上开设了 AEDP 沉浸课程，并反复论述有关共时性现象与量子纠缠的关联。10 月 1 日，我结束了给韩国学员的课程。10 月 4 日得知，荣获当年诺贝尔物理学奖的三位科学家——法国科学家阿兰·阿斯佩（Alain Aspect）、美国科学家约翰·克劳泽（John Clauser）、奥地利科学家安东·塞林格（Anton Zeilinger），通过开创性的实验展示了处于纠缠状态的粒子的潜力。是巧合吗？是天籁吗？

③ 有关我濒死与再生经历，篇幅太长，但愿将来有机会再以文章或公开演讲的形式分享。

方法，能提高共时性现象的概率。自 2000 年起，我有写类似密集式日记（极少部分）的习惯，如先写一些读书的启发，东西哲学家的智慧，后写自己的反思。很巧合地，我把这写日记的过程命名为"回家路上"。

- **遵循内心直觉的喜悦**。这是约瑟夫·坎贝尔（Joseph Campbell）的智慧引导。遵循内心直觉的喜悦（follow your bliss）是改写命运的秘诀。在这一句中，并不是简单的跟随，而是"遵循"，即带有聆听的含义。"内心直觉"，是 AEDP 的静观性在场与虚静诚敬心的功夫，可以基于上文聆听自体的方式修炼。在这个过程中，我们会体会到"喜悦"，这是 AEDP 状态四的特征。反复体验 AEDP 四种状态的转化，再在状态四中感到喜悦，便有如生命有了指南针。与此同时，亦催化了共时性现象的出现。回想 2003 年至今的 AEDP 学习，教学与传承，是我追寻直觉的亲身体验。

尽管上述六种情况并不全面，但都会催化共时性现象的频现，这也是我们聆听到天籁之声的黄金机会。

我们如何才知道这天籁之声被聆听到？

对此，我认为坎贝尔的智慧最贴切。他在《神话的力量》（*The Power of Myth*）一书中提出，我们会感觉有一双看不见的手在帮忙，而且这些感觉不是偶尔发生的，而是……

一直如此，美妙极了。我甚至有个迷信，因为看不见的手一直都助我，所以我相信，如果你循着内心直觉的喜悦而行，你就走上了一条早已等待着你的轨道，你应该过的生活，就是你正在过的生活。当你可以看到这一层时，你便开始遇见你想要遇见的人，而且他们会为你开启心门。遵循你内心直觉的喜悦，不要恐惧，那么这扇门就会为你而开，而你无法预期它会带你到哪里去。

坎贝尔的说法从表面上看，适用于遵循内心直觉的喜悦的路径，但是上文提到的诸如冥想等其他情况，依我的体验，都是在引导我走上这条应走的轨道。我想遇见也需要遇见的人，也是为我开启心门的人，是数不尽的多。

小 结

身处当代文化的我们，沉浸在自恋性文化的困境与苦难中。聆听与被聆听到，能治愈我们个人乃至整体文化因自恋性现象中产生的异化与孤独。聆听，是静观性在场与虚静诚敬心的完美落实。我们可以聆听自体、他者、生态与超个人意识，但更重要的是，让自体、他者、生态与超个人意识被聆听到。通过人籁、地籁与天籁之声的被聆听到，我们能够帮助自体、他者、生态与超个人的存在，甚至整个宇宙到达"天地位焉、万物育焉"的真善美的境界！

最后，谨以北宋张载横渠四句互勉：

为天地立心，
为生民立命，
为往圣继绝学，
为万世开太平。

参考文献

[1] Aristotle. De Anima[M]. New York: Penguin, 1986.

[2] Bollas C. China on the Mind[M]. New York: Routledge, 2013.

[3] D'Sa N S. Self-actualization and its philosophical underpinning[EB/OL]. (2014–11–21) [2014–11–21].https://www.academia.edu/9417978/Self-Actualization_and_its_Philosophical_%20 Underpinnings.

[4] Du F.Du Fu: A life in poetry[M]. New York: Alfred A. Knopf, 2008.

[5] Dupont J. The Clinical Diary of Sandor Ferenczi[M]. Boston: Harvard University Press, 1995.

[6] Faerstein I, Levenson H, Lee A C.Validation of a fidelity scale for accelerated-experiential dynamic psychotherapy[J]. Journal of Psychotherapy Integration, 2016, 26 (2): 172–185.

[7] Fosha D. AEDP: Transformance In Action[J]. Connections & Reflections, 2007.

[8] Fosha D. Transformance, Recognition of Self by Self, and Effective Action[M]//Schneider K J. Existential-Integrative Psychotherapy: Guideposts to the Core of Practice. New York: Routledge, 2008.

[9] Fosha D. Emotion and recognition at work: energy, vitality, pleasure, truth, desire & the emergent phenomenology of transformational experience[M]//Fosha D, Diegel D J S, Solomon M F. The Healing Power of Emotion: Affective neuroscience, development, clinical practice. New York: Norton, 2009: 172–203.

[10] Fosha D.The Transforming Power of Affect: A model of accelerated change[M]. New York: Basic Books, 2000.

[11] Fosha D. Using dyadic mindfulness to enhance receptive affective capacity in both patient and therapist: conference on Healing Moments in Trauma Treatment[R]. Los Angeles: UCLA and the Lifespan Learning Institute, 2011.

[12] Fosha D. Turbocharging the affects of healing and redressing the evolutionary tilt[M]//Siegel D J, arion F Solomon.Healing moments in psychotherapy. Norton, 2013: 129–168.

[13] Fosha D. How to be a transformational therapist: AEDP harnesses innate healing affects to re-wire experience and accelerate transformation[M]// Advances in contemplative psychotherapy: Accelerating healing and transformation. Routledge, 2017.

[14] Fosha D. Undoing Aloneness & the Transformation of Suffering Into Flourishing[M]. Washington DC: American Psychological Association, 2021.

[15] Geller S M.A Practical Guide to Cultivating Therapeutic Presence[M]. Washington DC: American Psychological Association, 2017.

[16] Geller S M, Greenberg L S.Therapeutic Presence: A Mindful Approach to Effective Therapy[M]. Washington DC: American Psychological Association, 2012.

[17] Giddens A. Modernity and Self-Identity: Self and Society in the Late Modern Age[M]. Cambridge: Polity Press, 1991.

[18] Hadot P. Philosophy as a Way of Life: Spiritual exercises from Socrates to Foucault[M]. Malden: Blackwell Publishing, 1995.

[19] Hadot P. The Present Alone is Our Happiness: Conversations with Jeannie Carlier and Arnold I.Davidson[M].Stanford: Stanford University Press, 2009.

[20] Han B C. The Burnout Society[M].Stanford: Stanford University Press, 2015.

[21] Henricks R G. Re-exploring the Analogy of the Dao and the Field[M]//M Csikszentmihalyi, P J Ivanhoe. Religious Philosophical Aspects of the Laozi.Albany: State University of New York Press, 1999.

[22] Hung W. Tu Fu: China's greatest poet[M]. Cambridge: Harvard University Press, 1952.

[23] Huang A.The Complete I Ching: The definitive translation from the Taoist Master[M]. Rochester: Inner Tradition, 1998.

[24] Kirschenbaum H, Henderson V L. The Carl Rogers Reader[M]. New York: Houghton Mifflin, 1979.

[25] Lasch C. The Culture of Narcissism: American Life in an Age of Diminishing Expectations[M]. New York: Norton, 1979.

[26] Lipton B, Fosha D.Attachment as a transformative process in AEDP: Operationalizing the intersection of attachment theory and affective neuroscience[J]. Journal of Psychotherapy Integration, 2011, 21 (3): 253–279.

[27] May G.Will and Spirit: A Contemplative Psychology[M]. New York: HarperCollins, 1982.

[28] May G.The Awakened Heart: Opening Yourself to the Love You Need[M]. New York: Harper Collins, 1991.

[29] Medley B. Recovering the true self: Affirmative therapy, attachment, and AEDP in psychotherapy with gay men[J]. Journal of Psychotherapy Integration, 2018.

[30] Medley B. Portrayals in Work With Emotions in AEDP: Processing Core Affective Experience and Bringing It to Completion[M]//D Fosha. Undoing Alonenes & the Transoformation of Suffering Into Flourishing: AEDP 2.0.Washington DC: American Psychological Association, 2021.

[31] Miller A. The Drama of the Gifted Child[M]. New York: Basic Books, 2008.

[32] Moran D. Introduction to phenomenology[M]. New York: Routledge, 2000.

[33] Mou Z. Nineteen Lectures on Chinese Philosophy: A brief outline of Chinese philosophy and the issues it entails[M]. Foundation for the Study of Chinese Philosophy and Culture, 2015.

[34] Orange, D. M. Nourishing the Inner Life of Clinicians and Humanitarians: The Ethical Turn in Psychoanalysis[M]. New York: Routledge, 2016.

[35] Panksepp J, Biven L.The Archeology of Mind: Neuroevolutionary Origins of Human Emotions [M]. New York: Norton, 2012.

[36] Prenn N C N, Fosha D. Supervision Essentials for Accelerated Experiential Dynamic Psychotherapy [M]. Washington DC: American Psychological Association, 2017.

[37] Porges S W. The Polyvagal Theory: Neurophysiological Foundations of Emotions, Attachment, Communication, and Self-Regulation[M]. New York: W W Norton, 2011.

[38] Shaw D.Core Competency: Love[M]//R E Barsness.Core Competencies of Relational Psychoanalysis: A Guide to Practice, Study, and Research. New York: Routledge, 2018: 201–217.

[39] Siegel D J. The Developing Mind: How Relationships and the Brain Interact to Shape Who We Are. New York: Guildford Press, 1999.

[40] Siegel D J. The Mindful Brain: Reflection and attunement in the cultivation of well-being[M]. New York: W W Norton，2007.

[41] Siegel D J. Neuroplasticity: Clinical implications and applications[EB]. PESI Publishing and Media, 2012.

[42] Suttie I. The Origins of Love and Hate[M]. New York: Routledge, 2014.

[43] Symington J, Symington N.The Clinical Thinking of Wilfred Bion[M]. London: Routledge, 1996.

[44] Tu F. The Selected Poems of Tu Fu[M]. D Hinton Trans.New York: New Directions Books, 1989.

[45] Van de Kolk B A. The body keeps the score: Brain, mind, and the body in the healing of trauma[M]. New York: Penguin, 2014.

[46] Winnicott D W. The Maturational Processes and the Facilitating Environment[M]. London: Karnac, 1990.

[47] Winnicott D W. The Maturational Processes and the Facilitating Environment[M]. London: Karnac Books, 2002.

[48] Yeung D，Fosha D. Accelerated Experiential Dynamic Psychotherapy[M]. In The Sage Encyclopedia of Theory in Counseling and Psychotherapy. New York: Sage Publications, 2015.

[49] Yeung D, Fosha D, Ye Perman J, Xu Y. After Freud meets Zhuangzi: Stance and the dance of the Self-in-transformation with the Other-in-contemplative presence[J]. Psychological Communications, 2019, 2(3): 179–185.

[50] Yeung D, Zhang L. The Inner Power Awakens: Contemplative Presence and AEDP as a Way of Life[J]. Transformance: The AEDP Journal, 2020, Volume 10 Issue 1.

[51] 太宰治 . 人间失格 [M]. 杨伟，译 . 北京：作家出版社，2015.

[52] 牟宗三 . 中国哲学十九讲 [M]. 贵阳：贵州人民出版社，2020.

[53] 杨兆前，张吴国仪 . 雨后天虹：心灵创伤与感动治疗 [M]. 香港：明风出版社，2009.

AEDP 的学习流程

AEDP 的学习流程，类似学生在本科毕业后，成为研究生的训练。

目前，AEDP 学院仍继续优化 AEDP 的学习流程。以下是以耗时最短的流程。

首先，学员需要完成三级训练，流程如下：

- **第一级训练：** 参加第一级"沉浸课程"32 个小时；
- **第二级训练：** 参加第二级"必要技能培训"70 个小时 [1]；
- **第三级训练：** 参加第三级训练，完成个人督导（两位 AEDP 督导师）至少 40 个小时 [2]、来访者咨询临床视频督导。[3]

    在完成三级训练后，级别划分如下。

- **认证 AEDP 治疗师：** 完成第三级训练后，需要与第三级训练中的两位 AEDP 督导完成至少 10 个小时的个人督导，两个（初期及中期咨询）各 30 分钟的两位来访者的临床咨询视频，以及这两个视频的分析逐字稿。经这两位督导认可推荐后，呈交 AEDP 学院审批。如果符合 AEDP 的治疗模式标准，即可被称为"认证 AEDP 治疗师"。[4]

- **认证 AEDP 督导师：** 成为认证 AEDP 治疗师后，需积极应用 AEDP 治疗法至少两年，并积极辅助 AEDP 学院的培训。经两位 AEDP 学院讲师认可推荐后，接受见

---

[1] 国内分两次，每次 5 天，每天 7 个小时，每次共计 35 个小时；国外是利用 5 个周末培训，每个周末 15 个小时，共 75 个小时。

[2] 必须有两位督导，每位个人督导至少 20 小时，共计至少 40 个小时。

[3] "必要技能培训"与督导项目可以对调，也可以同时进行。

[4] 自第一级训练起至完成认证，至少需要 152 个小时的培训。

习督导培训。再由两位讲师督导的见习督导的视频至少 20 个小时后，将复盘文字呈交给 AEDP 学院。审批合格后，可被称为"认证 AEDP 督导师"。

- AEDP 学院讲师 [1]：级别从低到高，分为客席讲师、讲师、高级讲师，经 AEDP 学院高级讲师团与教务长从认证 AEDP 督导师中甄选，评估通过后，发出委任邀请。先委任邀请作为客席讲师，经时日考察并评估后，方可依次晋升为讲师、高级讲师。

---

[1] 讲师类似博士甚至博士后的级别。

后　记

在我准备为本书画上句号之时，我想从以下三个方面做最后的反思，关于 AEDP 的"为什么"（why）、"如何是"（how），以及"又如何"（so what）。

AEDP 的"为什么"：短期、长期都有效

为什么我们可以用 AEDP 来进行心理治疗？一言以蔽之：AEDP 有效！ AEDP 已经被验证，无论是短期还是长期，都是有效的！

短期效力。关于 AEDP 的研究共 62 个案例，每个案例做 16 次治疗，每次都有录像（共计 992 个视频），治疗前后均对来访者进行心理问卷调查。结果表明，AEDP 作为一种治疗模式，可以对来访者的一系列心理症状产生有意义和重要显著的改善。①

长期效力。在 AEDP 的研究中，同一组的 62 个案例，在治疗完毕后的 6 个月与 12 个月分别回访，疗效依然持续。AEDP 对各种心理症状和问题有效，包括抑郁症、情绪失调、消极想法，经验回避和人际问题。AEDP 还能有效地增强积极功能，如自我怜悯、幸福感和自尊感。②

以上的验证论文，都是经同行评议之后被刊登在美国心理学协会的核心期刊《心理治疗》中。

---

① Iwakabe, S., Edlin, E., Fosha, D., Gretton, H., Joseph, A. J., Nunnink, S., Nakamura, K. & Thoma, N. (2020). The effectiveness of accelerated experiential dynamic psychotherapy (AEDP) in private practice settings: A transdiagnostic study conducted within the context of a practice research network. *Psychotherapy*, 57(4), 548–561.

② Iwakabe, S., Edlin, E., Fosha, D., Gretton, H., Joseph, A. J., Nakamura, K. & Thoma, N., (2022, *in press*). The long-term outcome of accelerated experiential dynamic psychotherapy (AEDP): Six and 12-month follow-up results. *Psychotherapy*.

AEDP 的"如何是"：直觉的感与应

AEDP 是一套偏复杂的治疗模式，有谁会在治疗过程中记得那么多的细节？为此，我尽力把 AEDP 的繁复操作进行浓缩，原创了一个关于疗程的口诀：一力，两学，三个抓住，两个追踪无间，十六个纵横转进，一个重视，三个元处理。

不错吧？扔了那么多，已经很难得了！

天啊！可是比昂的要求是"无欲无忆"，那么是否可以再"无"一些？

这个难题使我，尤其是那个"顽皮贪玩"部分的我，想到了以下 24 个字：

足点凌波 轻舒微步 心随意至
指扬六脉 剑随神走 任我纵横

这 24 个字，是一位佚名的前辈在 1995 年送我的对联上的赠言，意在形容我待人处事的表现。说来惭愧，我自觉对这些描述的准确度是懵然的、不知所以的。

现在回想，也许这对联的内容又是一种有意义的巧合，因为上联的"点""轻舒""微""心随意"的心态，共鸣着静观性在场与虚静诚敬心的内在修为；下联的"六脉"到"指扬"、心"神"到"剑"出，都象征着先有内在的修为、后到外在的治愈技巧，最后是以真我的心态，做至小无内与至大无外的终极纵横。

这对联最贴近 AEDP 的是剑随神走！"剑"是指治愈性的干预技能，"神"是指精神的神，落实的应用是直觉，尤其是治愈性的直觉！

哈，还是正经点，我们再来思考以庄子来回应比昂要求的"无欲无忆"。

庖丁解牛的关键是"以神遇而不以目视，官知止而神欲行"。庄子所说的"神"，即直觉，也可理解为治愈性的直觉。换言之，庄子所说的"神遇神行"，是指我们用直觉感与直觉应，即直觉的接收与直觉的干预！

不过，必须慎重与温馨提醒的是，这直觉绝非新手的任意乱来。庄子所讲的庖丁需要经历最少三年的锻炼，而我们则需要最少一万小时的刻意练习——这便是系统的 AEDP 的课程与督导培训了。总之，AEDP 治疗师的神遇神行，是经过至少一万小时的刻意练习后培养出来的直觉感应力。

AEDP 的"又如何"：万物圆诚之路

AEDP 的价值与意义，在于它是催化圆诚之路。[①]引导万物，由自体至他者、至生态、

---

① 圆者，使之周全的含义，是整合的动态过程。诚者，《中庸》的终极理想状态，是统合完美之意。

至超个人的范畴，从被放逐与异化的状态回归至重新整合的境界，便是 AEDP 转化的圆诚路径。当然，圆诚是一个永远在路上的无限过程，是一个忘记背后、努力不懈地向前走的螺旋循环上升路。

最终，万物圆诚之路是聆听万物，更让万物感觉被聆听到的锻炼。在我们走在这圆诚路上时，我们也会感到十分惊讶，因为当代量子纠缠的实验已得出了这样的结论：

我身体的原子是由这样一些粒子来构成的：其中一些曾经与宇宙中的流星靠得很近，而这颗流星现在是一颗遥远的星体的一部分；另一些粒子曾经构成过某个遥远的、未被发现的行星上的某个生物的身体。事实上，构成我身体的这些粒子与构成你身体的那些粒子曾经靠得很近并且发生过相互作用。我们是同一个系统的两个部分，就像在艾斯派克特实验中从中心源飞出的两个光子一样。[①]

如今的量子纠缠现象验证了 2000 多年前庄子的《齐物论》："天地与我并生，而万物与我为一。"

然而，天地万物与我们，由太初至今都是深刻地联结着。这万物齐一的现象，是我自与 AEDP 相遇的刹那开始直至当下所体验到的究竟真实。

你与我，通过这本书的相遇，并非偶然。这个世界没有巧合，因为万事都在互相协调，使我们与万物一起走在圆诚之路上。

致 谢

在本书付梓之时，我心中有诸多感谢。

第一，我要感谢恩师戴安娜·弗霞博士。自 2003 年 2 月相遇至今，她从未停止过对我的全然信任，为我打气，对我悉心栽培，鼓励我创作，才使这本书得以完成。第二，亦感谢徐勇老师与他的同人们，自 2014 年年底起邀约我在上海精神卫生中心讲授 AEDP 课程，帮我实现了将 AEDP 的治疗模式传给中国的感召。第三，感谢吴霞老师、冯倩老师、赵晓薇老师、王明燕老师、张靖老师，经她们的努力，AEDP 得以涟漪至国内的东南西北中的多个地方。第四，感谢叶欢老师，是她最初引荐我与徐勇老师的相识，并协助我讲授 AEDP 的课程，她不仅帮我化解了孤独，还经常帮我翻译。第五，感谢魏陨烁老师，是她把我引荐给中国人民大学出版社的编辑团队，并得到他们的认可，同意出版此书。而且魏老师还充当第一读者，帮助我把并不规范的汉语规范化。第六，感谢这本书的编辑郑悠然老师，我经常感觉惭愧于要她不厌其烦地细读全稿，并提供精准的建议，实在是辛苦了。

[①] 格里宾. 寻找薛定谔的猫：量子物理的奇异世界 [M]. 张广才，译. 海口：海南出版社，2019.

郑老师歉卑地认为，她的付出与劳苦都是"分内事"。倘若每人都能做好分内事，天地人间都会变得更美。第七，感谢这本书的复审和终审老师，尤其是终审老师细心阅读后，建议将书名改为《治愈的本能：用 AEDP 唤醒转化力》。这个书名既一语中的，又画龙点睛，点出了很多咨询师和治疗师对心理治疗的核心疑问：心被治愈的奥秘在哪里？答案是，心本就蕴藏着治愈的本能！通过唤醒我们内心的转化力，就能让心由空心转化为暖心，再转化为新心，最终转化成蓬勃心！

第八，感谢封面设计师汪要军，将全书的神髓表达了出来。白色的背景，呈现出了道家尤其是庄子的空无意境。绿色象征着大地厚德载物的生机，中央的植物是耶利哥玫瑰，是治愈的本能的经典代表。整个设计将全书的信息体现得淋漓尽致，让我佩服得五体投地。

还要感谢两位前辈，英格丽德·德雷舍（Ingrid Dresher）与张吴国仪博士，她们经常在学术上与我进行讨论，让我的思路更清晰与更受启发。还要感谢一些重要的同学，她们悉心地把本书引用的治疗视频对话变成逐字稿，再翻译为中文，包括唐妘、魏琳、黄瑜珊、俞姣佳，她们功不可没。

更重要的是，我要感谢一群佚名与被称为"来访者"的人，他们与我、我与他们，都是彼此的真他。从表面看，是作为治疗师的我治愈了作为来访者的他们，但若深入地看，我在同时亦被他们治愈：他们在创伤苦痛中的自强不息，激发了我对人类生命的希望；他们向我敞开心扉，这样的勇气与信任激发了我对他们的崇敬；他们最后的解放与超越，使我惊叹，并降服于宇宙终极的转化元力之下。

最后要感谢的是，作为读者的你，谢谢你给我机会，借本书整合往圣哲者的绝学与你共享。严格来说，写作的过程同样治愈了我。愿我们一起在这治愈的路上，踏步迈向开创太平万世的旅程。

北京阅想时代文化发展有限责任公司为中国人民大学出版社有限公司下属的商业新知事业部，致力于经管类优秀出版物（外版书为主）的策划及出版，主要涉及经济管理、金融、投资理财、心理学、成功励志、生活等出版领域，下设"阅想·商业""阅想·财富""阅想·新知""阅想·心理""阅想·生活"以及"阅想·人文"等多条产品线。致力于为国内商业人士提供涵盖先进、前沿的管理理念和思想的专业类图书和趋势类图书，同时也为满足商业人士的内心诉求，打造一系列提倡心理和生活健康的心理学图书和生活管理类图书。

《与情绪和解：治愈心理创伤的 AEDP 疗法》

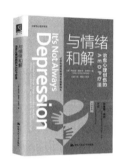

● 这是一本可以改变人们生活的书，探讨了我们可以如何治疗心理问题，如何从防御式生活状态变为自我导向、目的明确且自然本真的生活状态。

● 学会顺应情绪，释放情绪，与情绪和谐相处，让内心重归宁静，让你在受伤的地方变得更强大。

《治愈情绪痛苦：转化心理痛苦的情绪聚焦疗法》

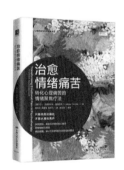

● 第二代 EFT 专家提姆拉克详解情绪转化模型。

● 深入了解情绪痛苦形成的根源和机制，最终通过慈悲和保护性愤怒转化不良情绪。

● 掌握转化情绪痛苦的实用技巧和策略，以及如何处理治疗中可能遇到的典型困难等。

《情绪聚焦疗法的刻意练习》

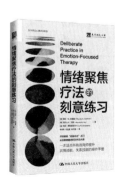

● 开启修炼"咨询内功"之门，从花拳绣腿进阶到内功大师。

● 一本适合所有咨询师提升共情技能、关系技能的操作手册。

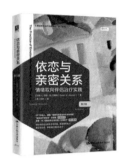

《依恋与亲密关系：情绪取向伴侣治疗实践（第 3 版）》

● EFT 创始人、美国"婚姻与家庭治疗杰出成就奖"获得者扛鼎之作，帮助伴侣走出亲密关系困境、恢复爱的能力，并建立安全感、幸福感和情感和谐力。

● "婚姻教皇"约翰·戈特曼博士倾情推荐。

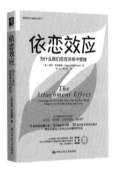

《依恋效应：为什么我们总在关系中受挫》

● 你是哪种依恋风格？安全型、焦虑型，还是回避型、混乱型？

● 11 则真实故事分享，10 项依恋功课，36 道依恋风格测试，带你从根源上改变生活中糟糕的关系。

● 周宗奎、孟馥、侯虹斌联袂推荐。

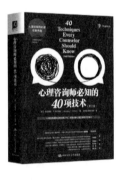

《心理咨询师必知的 40 项技术（第 2 版）》

● 心理咨询实际应用经典之作，全面详解心理咨询基本功技术。

● 涵盖心理咨询 9 大类别 40 项技术解决心理咨询过程中的痛点问题，助力心理咨询师提升专业技能、成为合格的咨询师。

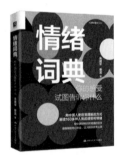

《情绪词典：你的感受试图告诉你什么》

● 用中国人更容易理解的方式解读 160 多种人类的感受和情绪。

● 帮你更好地识别情绪的语言，准确捕捉内心体会，让人际交往更从容。

● 张伯源、贾晓明、丛中、张焱联袂推荐。